U0147427

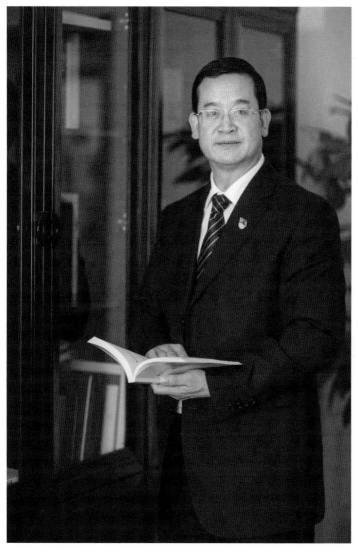

汪龙德教授

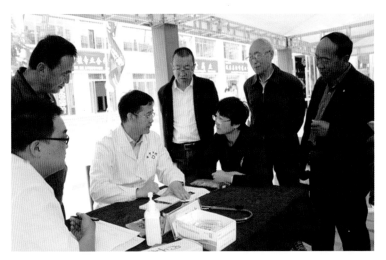

2017 年 8 月参加第一届中国·张掖(西部药都)陇药博览会并进行义诊

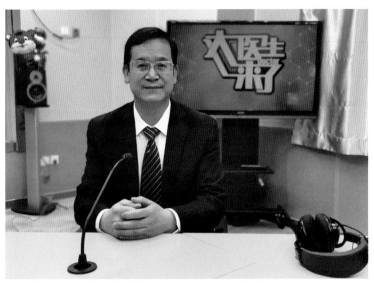

2022 年 2 月 20 日 做客甘肃农村广播电视台《大医生来了》栏目并进行科普讲座

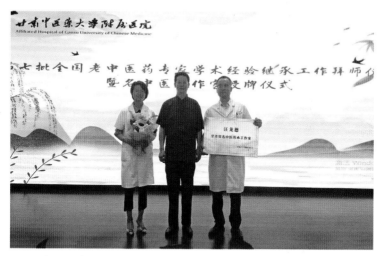

2022年8月参加甘肃中医药大学附属医院第七批全国老中医药专家学术经验继承工作拜师仪礼暨名中医工作室授牌仪式

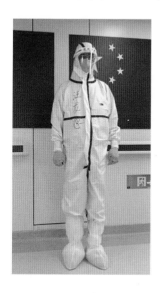

2022年7月带队去兰州重离子医院开展救治工作

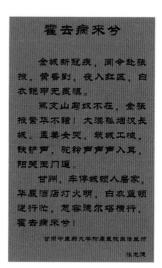

抗疫诗

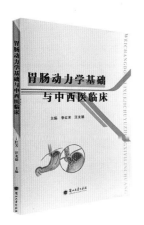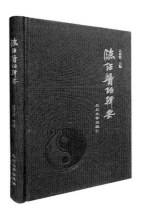

出版的著作

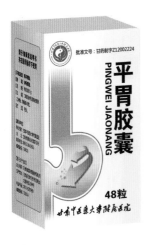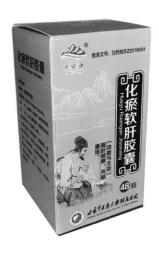

研发的院内制剂

荣誉证书

授予**汪龙德**同志全省医德医风先进个人荣誉称号，特发此证。

甘肃省卫生厅　　甘肃省总工会

二〇〇七年八月

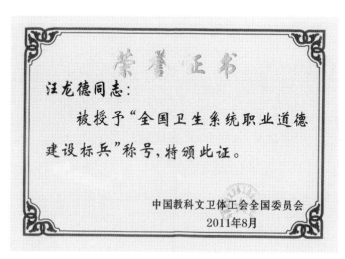

荣誉证书

汪龙德同志：

被授予"全国卫生系统职业道德建设标兵"称号，特颁此证。

中国教科文卫体工会全国委员会

2011年8月

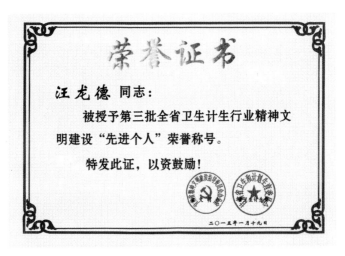

荣誉证书

汪龙德同志被评为：

全国医药卫生系统创先争优活动
指导工作先进个人

特发此证，以资鼓励。

全国医药卫生系统创先争优活动指导小组
二〇一二年八月

荣誉证书

汪龙德 同志：

被授予第三批全省卫生计生行业精神文明建设"先进个人"荣誉称号。

特发此证，以资鼓励！

二〇一五年一月十九日

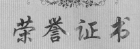

荣誉证书

汪龙德 同志：

    被评为 **2015** 年度兰州市百佳 "兰州好人"，特发此证，以资鼓励。

兰州市精神文明建设指导委员会
2016 年 **1** 月

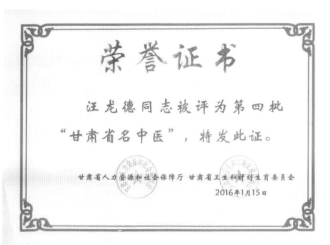

甘肃省皇甫谧中医药科技奖

汪龙德　同志：

由你参与完成的《基于脑肠轴探讨肝郁脾虚证功能性消化不良多肽组学及疏肝健脾法干预的研究　》成果被评为二〇一九年度甘肃省皇甫谧中医药科技　壹　等奖，排名第　壹位。

特授予此证。

甘肃省皇甫谧中医药科技奖评审委员会

二〇一九年七月八日

中国民族医药学会科学技术奖证书

项目名称： 基于脑肠轴探讨肝郁脾虚证功能性消化不良多肽组学及疏肝健脾法干预的研究

奖励等级： 三等

主要完成人： 汪龙德、刘俊宏、李红芳、张晶、付兆媛、程秋实、刘晓燕

获奖年度： 二〇一九年

证书号： 201903-17

中国民族医药学会

2019年11月9日

内科杂病思辨
汪龙德临证医案选

汪龙德 主编

西北大学出版社
·西安·

内容提要

本书集汪龙德主任医师三十余年临证经验，着重介绍其对脾胃系、肝胆系、气血津液系、心系等常见病、多发病及疑难杂病的诊治精粹，见解独到，疗效显著。全书主题鲜明、内容丰富，适用于中医临床工作者、中医药爱好者参考阅读。

图书在版编目（CIP）数据

内科杂病思辨：汪龙德临证医案选／汪龙德主编. — 西安：西北大学出版社，2024.3

ISBN 978 - 7 - 5604 - 5346 - 0

Ⅰ.①内… Ⅱ.①汪… Ⅲ.①中医内科学—医案—汇编—中国—现代 Ⅳ.①R25

中国国家版本馆 CIP 数据核字（2024）第 061584 号

内科杂病思辨——汪龙德临证医案选

NEIKE ZABING SIBIAN——WANG LONGDE LINZHENG YIAN XUAN

主 编	汪龙德
出版发行	西北大学出版社
地 址	西安市太白北路 229 号
邮 编	710069
电 话	029 - 88302590
网 址	http：//nwupress. nwu. edu. cn
电子邮箱	xdpress@ nwu. edu. cn
经 销	新华书店
印 装	陕西龙山海天艺术印务有限公司
开 本	880mm×1230mm 1/32
印 张	12.125 彩插 8 页
字 数	270 千字
版 次	2024 年 3 月第 1 版 2024 年 3 月第 1 次印刷
书 号	ISBN 978 - 7 - 5604 - 5346 - 0
定 价	80.00 元

本版图书如有印装质量问题，请拨打 029 - 88302966 予以调换。

《内科杂病思辨——汪龙德临证医案选》
编委会

主　编　汪龙德

副主编　张　晶　靳三省

编　者　付兆媛　毛兰芳　杜晓娟　吴红莉

　　　　李雪嫣　王庆胜　牛媛媛　李正菊

　　　　陶永彪　吴毓谦　张瑞婷　牛小英

　　　　樊泽坤　王丽娟　汪　霞　刘宗艳

　　　　焦婷红　郭林静　钟可昕　庞　帅

主编简介

汪龙德，汉族，1965 年生，原甘肃中医药大学附属医院常务副院长，消化内科首席专家兼学术带头人，二级主任医师，博士生导师、硕士生导师，甘肃省优秀专家，甘肃省名中医，全国老中医药专家学术经验继承工作指导老师，甘肃省五级中医药师承教育指导老师，曾被授予"全国卫生系统职业道德建设标兵""全国医药卫生系统创先争优指导工作先进个人""全省卫生计生行业精神文明建设先进个人""全省医德医风先进个人""健康扶贫先进个人""新时代最美逆行者""兰州好人"等称号，兼任世界中医药联合会消化病专业委员会常务理事、中国民族医药学会脾胃病分会常务理事、中国研究型医院学会中西医整合脾胃消化病专业委员会常务委员、中华中医药学会脾胃病分会常务委员、中华中医药学会内科分会委员、甘肃省中西医结合消化专业委员会副主任委员、甘肃省中医药学会副秘书长、甘肃省中医药学会内科专业委员会副主任委员、甘肃省中西医结合学会肝胆病专业委员会主任委员、甘肃省中西医结合学会内镜专业委员会副主任委员、甘肃省康复医学会第二届理事会副会长、甘肃省中医药学会脾胃病专业委员会副主任委员等职务。主持国家自然科学基金项目 2 项，省部级科研项目 12 项，厅局级科研项目 3 项，其他院校级课题 4 项；相关科研成果获中国民族医药学会科学技术奖 1 项，甘肃省皇甫谧中医药科技奖 4 项，甘肃省高校科技进步奖 3 项，甘肃医学科技奖 1 项。以第一作者或通讯作者发表学术论文 120 余篇（含 SCI、CSCD）；出版代表性专著 4 部，参编著作 1 部；研发甘肃中医药大学附属医院院内制剂 3 种；注重人才培养与团队建设，先后完成博/硕士研究生、全科医师、师带徒等 50 余名中医药人才带教工作。

从医 30 余载，专于消化系统疾病的中医药防治研究，临床擅长功能性胃肠病、慢性萎缩性胃炎、消化性溃疡、食管炎、胃癌、胆囊炎、胆结石、胰腺炎、胰腺癌、肝炎、肝硬化、肝癌、炎症性肠病、结肠癌、腹泻、便秘等消化系统常见病、多发病及疑难杂病的中西医结合诊治。平日勤于实践，善用药对，重视配伍，认为脾胃病发生无不责之于气机升降，脾之运化有赖于肝之疏泄、肾中阳气的温煦与生化、肾阴的濡润及滋养，提出脾胃病诊断要四诊合参，重视舌脉，在治疗脾胃病时，注重调理气机，用药顺应脏腑升降特点，使脾胃升降如常；注意从肝肾调理，肝脾肾同治，重在健脾运脾；同时重视西医诊断，强调中医辨证，谨守"辨证论治"原则，结合现代医学检查结果，审病因，重病机，分层次，顾脾胃，灵活运用补虚药、理气药、化湿药、活血药，随症配伍，融会贯通，临床疗效显著。

愿我寸草心，报得三春晖

（代自序）

　　我出生在甘肃省甘谷县谢家湾乡谢家湾村老庄组。幼年家贫，兄姊众多，行四。父母以耕地为生，闲暇时父以木匠自傲，常于周边村庄帮邻人建房，无暇过多关注子女教育。幸有慈母，每每教我等好好上学。母虽不识文断字，亦知文化之神圣，常于油灯下，边做针线，边督促吾辈自习。更有高中毕业从教的长兄督促弟妹学习，我才小有成绩。

　　自入校门起，一路跌跌撞撞，幸遇良师益友，得以进入大学，系统专研祖国医学，每有所悟，亦不免沾沾自喜。毕业后留校分配到附属医院，从住院医师做起，一步一步走来，终于成为教授、主任医师、省级名中医、博士及硕士研究生导师。勤求古训，审病求因；博采众长，兢兢业业；亦不故步自封，善于中西医结合，勉强算是不负老师不负父母之夙愿了。

　　我是一名党员，一名大学毕业后一直在附属医院工作的临床医生和行政管理工作者。从20世纪90年代到现在，我也亲眼见证和参与了甘肃中医药大学附属医院的建院和发展，深知单位发展的不易。在那个时代，我们可以说是白手起家，不需要什么创新，按部就班，筹备开院就好长时间。老住院部楼共十三层，各楼层的病房布置包括办公桌椅、被褥，甚至连楼顶的红旗都是当时的年轻医生、现在快要和我一起退休的老同志们准备和悬挂上去的。我当时看管放射科西门子 800mA 的 X 线机。领导强调说 X 线机的电源线怕被老鼠咬坏，怕设备潮湿，又不能太干燥，所以我每天上班的第一件事就是在放射科 X 线机室地面上拖来拖去，把地面拖得干干净净，生怕机子出了故障。

岁月荏苒，往事如梦。转眼间，医院飞速发展，我们也在各自的专业领域取得了一点点成绩。这些成绩的取得离不开单位的支持和培养，也离不开自身的追求和努力。我从 1997 年 1 月开始任院办副主任，后任党办、院办副主任，到党办、院办、纪检办主任一人担任；2001 年 3 月任院长助理；2002 年 12 月任纪委书记；2009 年 4 月任党委副书记；2011 年 3 月任党委副书记兼纪委书记（正处）；2016 年 4 月任党委书记兼纪委书记；2016 年 12 月免去党委书记，转任常务副院长。2023 年 4 月起不再担任行政职务。其间担任过几年消化科主任，同时从事胃镜肠镜的检查诊治。

一路走来，栉风沐雨，压力和动力并存，理想和现实纠缠。我不能说自己有多优秀，但至少，我可以说，我问心无愧！在 2014 年的"联村联户、为民富民"活动中，在陇南康县中医院扎扎实实扶贫两年，在武山县鸳鸯镇牛庄村、天局村、孙堡村三个村的扶贫义诊至今仍历历在目。

2018 年在"组团式援藏"活动中，在甘南州碌曲县医院支援一年，几乎走遍了碌曲县的每个角落，进村入户，建立健康档案，一人一策，健康扶贫。三年新冠疫情期间，从张掖市第二人民医院到兰州重离子医院，只要疫情需要，组织要求我去哪里，我义无反顾，奔赴一线。

2018 年 3 月，为了积极响应医院援藏工作的号召，我主动请缨，与其他队员一同踏上了援藏帮扶的路，在碌曲县人民医院展开了为期一年的援藏帮扶工作。作为省级签约专家队长，在健康扶贫一人一策家庭医生签约中，我努力克服由于缺氧、高原反应造成的头痛、胸闷、失眠等症状以及条件艰苦、语言不通等种种困难，积极参与到碌曲县健康扶贫工作中，先后完成了全县七乡镇四轮入户摸排工作。只有心里装着群众，才能付出自己的真情。在入户询问的过程中，对待每一位患者，我都要详细询问他的病史，不放过任何一个细节，用自己的知识、心血、汗水，凭着自己是一名共产党员和医务人员的责任、专业、胸怀，给予那些有病得不到及时治疗、因病致贫、因病返贫的牧民群众最好的服务，用自己的实际行动树立起了省级签约专家一心为民的群众口碑。

"授人以鱼不如授人以渔"，为了把援藏帮扶工作做实、做细，把碌曲县人民医院的医疗水平提高到新的高度，作为"组团式"援藏专家团队的队长，我定期给援藏帮扶队员们召开例会，要求大家充分发挥传、帮、带的作用，积极为地方培养医疗人才。作为队长，我带头在碌曲县人民医院定期开展多发病专题讲座，采取教学查房等方式对疾病的病因、病理、临床表现、诊断与鉴别诊断，以及治疗方案等进行深入浅出的讲解，使当地医护人员的业务水平有了明显提高。说起家庭医生入户工作，碌曲县阿拉乡田多行政村76岁的村民尕藏智华算是直接受益人。2018年12月10日，尕藏智华在吃了生牛肉后，就感觉身体不舒服。起初还只是能忍受的腹痛腹胀，很快腹胀如鼓，疼痛难忍，还出现了停止排气、大便不通的症状。他的家人一筹莫展，恰巧我当时正在附近入户，被阿拉乡中心卫生院的健康专干带到了尕藏智华家。我看到患者一家人很痛苦的样子，便一边安抚患者家属的情绪，一边了解病情，并仔细查体诊断。当时我诊断是肠梗阻，但是需要住院接受进一步的检查以明确诊断，进行对症治疗。肠梗阻是外科常见的急腹症，发病率仅次于阑尾炎，患者大多病情较重，若治疗不及时，可导致肠坏死、感染、中毒性休克等，甚至会危及生命，刻不容缓，必须马上入院。经过耐心解释，尕藏智华及家人心中的疑虑逐渐消散，决定听从我的建议，前往碌曲县人民医院住院治疗。随后，尕藏智华由阿拉乡中心卫生院救护车送至碌曲县人民医院。经过详细的检查，尕藏智华被确诊为完全性肠梗阻。经过两天的治疗，患者病情好转，大便通畅，肚子不疼了，精气神也恢复了。在康复过程中，我还充分利用中医药的优势，为尕藏智华辨证施治，开具汤药，帮助其调理身体。

2019年2月，我们又去碌曲下乡。我特意前往阿拉乡田多村看望了朵藏智华。身体已经康复的朵藏智华一再表示感谢，说正是由于我的及时诊断及坚持，才挽救了他的生命。他还诚恳地要求和我们合影留念。

我也曾荣幸地被组织授予"全国卫生系统职业道德建设标兵""全国医药卫生系统创先争优指导工作先进个人""全省卫生计生行业精神文明建设先进个人""全省医德医风先进个人""健康扶贫先进个人"等光荣称号。党和人民给了我很高的荣誉，每每思之，我诚惶诚恐。

走在光阴的故事里，青春的花开花谢让我疲惫却不后悔，四季的雨飞雪飞让我心醉却不堪憔悴。想起当初，高原反应、语言、生活习惯，这些让家人和朋友为我担心不已，而今，蓦然回首，却发现一切都值得庆贺、珍藏和骄傲！我们用初心、仁心、爱心战胜了一切，用自己的实际行动完成了自己的心愿，彰显了医生这一职业的神圣和独特。

在《内科杂病思辨——汪龙德临证医案选》即将出版之际，感谢医院领导多年来给予的支持和厚爱，感谢患者拿生命托付的信任，感谢我的学生搜集和整理资料；当然，也感谢自己，始终无怨无悔，不忘初心，牢记医者使命，为这片多情的土地，奉献了自己最美好的青春华年。

汪龙德

2024 年元月于兰州

目　　录

脾胃系病证

肝胆系病证

气血津液系病证

心系病证

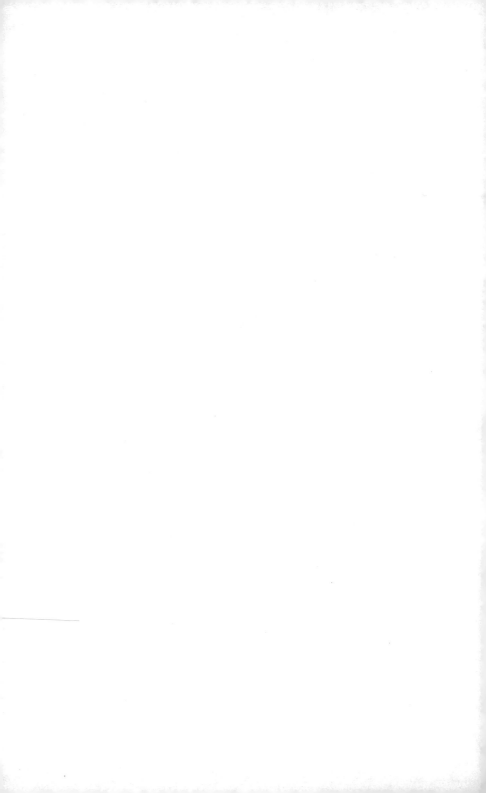

脾胃系病证

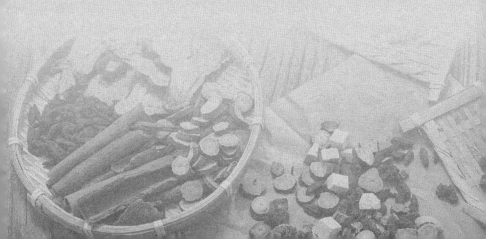

脾胃系病证

胃　痛

医案1　肝胃不和兼脾虚湿阻

梁某某，女，37岁。

初诊：2020年11月10日

主诉：上腹部胀痛1个月，加重伴胁肋部胀痛1周。

临床表现：患者诉1个月前饱餐后胃脘部胀痛，未予及时治疗，1周前因恼怒致胃脘部胀痛加重，伴胁肋部疼痛，嗳气频作，纳呆，眠可，大便干结，两三日一行，小便可。舌淡红，苔白腻，脉弦。既往史：慢性浅表性胃炎病史8个月。幽门螺杆菌检测为阴性。

西医诊断：慢性浅表性胃炎

中医诊断：胃痛

证型：肝胃不和兼脾虚湿阻

治则：疏肝理气止痛，健脾燥湿和胃

处方：自拟"大柴平汤"加味

柴胡12g，麸炒枳实15g，麸炒白芍12g，川芎10g，醋香附10g，陈皮12g，苍术15g，厚朴12g，郁金10g，盐川楝子10g，蜜旋覆花（包煎）15g，赭石（先煎）15g，海螵蛸15g，浙贝母10g，煅瓦楞子（先煎）15g，鸡内金15g，山楂

15g，瓜蒌 15g。

共 7 剂，每日 1 剂，水煎 600mL，分 3 次温服（每次约 200mL，餐后 1 小时口服）。

二诊：2020 年 11 月 17 日

胃脘部胀痛好转，胁肋部阵发性疼痛，善太息，大便仍干结。上方去鸡内金、山楂，加白术 15g、白芷 12g，瓜蒌加至 30g。继服 7 剂，煎服方法同前。

后随诊得知，患者服药后诸症大减。

按语 ✿

《素问·六元正纪大论》云："木郁之发，民病胃脘当心而痛，上支两胁，膈咽不通，食饮不下。"[1]《沈氏尊生·胃痛》谓"胃痛，邪干胃脘病也……唯肝气相乘尤甚，以木性暴，且正克也"，指出胃痛乃木旺克土，或土虚木乘之变。忧思恼怒，情志不遂，肝失疏泄，横逆犯胃，以致胃气失和，气机阻滞，发为胃痛。木旺乘土，脾失健运，津液不归正化，痰湿内生，则困遏脾胃，影响气机之升降，其中痰湿既为病理产物，又为致病因素。因此，当以疏肝理气止痛、健脾燥湿和胃为先，方以自拟"大柴平汤"加味，即柴胡疏肝散合平胃散：柴胡功擅疏肝解郁，苍术健脾燥湿，共为君药；枳实、川芎、香附理气疏肝，陈皮、厚朴行气燥湿，既助柴胡解肝经之郁滞，又增强燥湿和胃之功，共为臣药；白芍养血柔肝，缓急止痛，可防攻伐太过伤及肝

---

①田代华整理.黄帝内经·素问[M].北京：人民卫生出版社，2005：170.

体。方中郁金、川楝子相伍，疏肝泄热，行气止痛。《神农本草经》载："（旋覆花）味咸，温。主结气，胁下满，惊悸。除水，去五脏间寒热，补中，下气。"与赭石相合，降逆除噫。现代药理研究表明，瓦楞子含有碳酸钙成分，可以有效中和胃酸，减轻疼痛，并明显降低溃疡指数，具有保护胃黏膜的作用，其与乌贝散（海螵蛸、浙贝母）相合，制酸止痛。[1]《血证论·脏腑病机论》云："木之性主于疏泄，食气入胃，全赖肝木之气以疏泄之，而水谷乃化。"若肝气郁结，脾失健运，则饮食不化，故加对药鸡内金、山楂运脾消食；配伍瓜蒌润肠通便。诸药合用，共奏疏肝理气止痛、健脾燥湿和胃之功。

医案2　脾虚湿阻兼肝肾阴虚

黄某某，女，57岁。

初诊：2020年11月13日

主诉：间断胃脘部胀痛6年余，加重半年。

临床表现：患者自诉胃脘部胀痛6年余，半年前因饮食不慎疼痛加重。刻下见：胃脘部胀痛不适，恣食生冷后为甚，伴潮热盗汗，头晕头痛，纳呆，眠差，二便调。舌淡胖，苔腻且黄白夹杂，脉沉细。2019年12月21日查胃镜示：萎缩性胃炎。幽门螺杆菌检测为阴性。

---

①方皓，鄢玉芬，陶明宝，等.瓦楞子及不同炮制品对大鼠急性胃溃疡的保护作用比较研究[J].中药药理与临床，2018，34(6)：116-121.

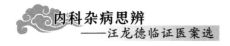

西医诊断：慢性萎缩性胃炎

中医诊断：胃痛

证型：脾虚湿阻兼肝肾阴虚

治则：健脾化湿，滋补肝肾

处方：平胃散合二至丸加味

陈皮 12g，厚朴 12g，白术 12g，姜半夏 12g，广藿香 12g，石菖蒲 12g，佩兰 15g，葛根 10g，丹参 10g，茯神 12g，麸炒枳实 15g，柴胡 12g，女贞子 12g，旱莲草 12g，白芷 10g。

共 7 剂，每日 1 剂，水煎 600mL，分 3 次温服（每次约200mL，餐后 1 小时口服）。

二诊：2020 年 11 月 27 日

诸症减轻，肩背部仍酸困不适，舌红，苔白，脉细。上方加醋香附 12g，盐川楝子 12g。继服 7 剂，煎服方法同前。并嘱患者配合针灸治疗。

三诊：2020 年 12 月 11 日

3 天前因饮食不慎致胃脘部胀满不适，伴口干，舌尖略红有星点，苔白，脉细。上方去石菖蒲、盐川楝子、佩兰，加白芍 12g、黄连 6g。继服 7 剂，煎服方法同前。

后随访得知，患者诸症明显缓解。

按语

《灵枢·经脉》曰："脾足太阴之脉，是动则病舌本强，食则呕，胃脘痛。"[1]《灵枢·胀论》云："六腑胀，胃胀者，

———————————

①田代华，刘更生整理. 灵枢经［M］. 北京：人民卫生出版社，2005：33.

腹满，胃脘痛，鼻闻焦臭，妨于食，大便难。"①《素问·痹论》曰："饮食自倍，肠胃乃伤。"②《东垣试效方》言："夫心胃痛及腹中诸痛，皆因劳役过甚，饮食失节，中气不足，寒邪乘虚而入客之，故卒然而作大痛。"《医学正传》载："致病之由，多由纵恣口腹，喜好辛酸，恣饮热酒煎煿，复食寒凉生冷，朝伤暮损，日积月深……故胃脘疼痛。"该患者平素饮食不节，损伤脾胃，脾失健运，痰湿内生，阻滞气机，胃气壅滞，阻而不通则痛，故治疗上以健脾化湿为主，方用平胃散化裁。平胃散出自《太平惠民和剂局方》，由苍术、厚朴、陈皮、甘草组成，生姜、大枣为引，是治疗湿滞脾胃证的经典方剂。方中苍术苦辛温燥，最擅燥湿健脾，重用为君；厚朴苦温芳香，行气除满，助苍术除湿运脾，是为臣；陈皮理气化滞，合厚朴以复脾胃之升降，是佐使药；甘草、生姜、大枣相合，调补脾胃，和中气以助运化。本方苍术易白术，健运脾气，唯恐苍术温燥伤阴；对药藿香、佩兰、石菖蒲，与半夏相伍，芳香化湿，燥湿化痰；白芷为风药，因风能胜湿，其与葛根相合，醒脾化湿；气机阻滞日久，则瘀血内生，故配伍柴胡、枳实、丹参行气止痛、活血化瘀；茯苓易茯神，可健脾化湿、宁心安神；久病耗伤肝肾，肝肾阴虚则潮热盗汗、头晕头痛，故合用二至丸滋补肝肾。二诊肩背部酸困不适，加香附、川楝子增强行气之功；配合针灸治疗体现"杂合以治"之义。三诊

---

①田代华，刘更生整理．灵枢经［M］．北京：人民卫生出版社，2005：80.

②田代华整理．黄帝内经·素问［M］．北京：人民卫生出版社，2005：85.

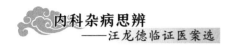

胃脘部胀满不适，加白芍，与柴胡、枳实相合，取"四逆散"之意，疏肝理脾；口干、舌尖略红有星点，加黄连清热燥湿。汪龙德主任医师认为"健脾先运脾，运脾必化湿"，临床中善用平胃散加味治疗脾虚湿阻所致诸症，效如桴鼓。

医案3　少阳枢机不利兼心脾两虚

朱某某，男，64岁。

初诊：2020年12月11日

主诉：胃脘部疼痛2年。

临床表现：患者诉胃脘部疼痛2年，夜间为甚，伴胸胁苦满，口苦咽干，发热汗出，疲乏无力，纳呆，眠差，大便不调，初硬后溏，日三行。舌质淡，边有齿痕，苔白滑，脉沉细。既往冠心病病史1年余。2020年12月9日查胃镜示：贲门失弛缓症；慢性萎缩性胃炎。幽门螺杆菌检测为阴性。

西医诊断：1. 慢性萎缩性胃炎

　　　　　　2. 贲门失弛缓症

中医诊断：胃痛

证型：少阳枢机不利兼心脾两虚

治则：和解少阳，健脾养心

处方：小柴胡汤合归脾汤加味

柴胡12g，黄芩12g，姜半夏12g，麸炒白术15g，太子参15g，黄芪15g，当归12g，龙眼肉10g，茯神15g，海螵蛸15g，煅瓦楞子（先煎）15g，浙贝母10g，醋延胡索12g，郁金10g，丹参10g。

共7剂，每日1剂，水煎600mL，分3次温服（每次约200mL，餐后1小时口服）。

后随访得知，患者诸症减轻。

按语

《素问·六微旨大论》云"出入废则神机化灭，升降息则气立孤危。故非出入，则无以生长壮老已；非升降，则无以生长化收藏。是以升降出入，无器不有"①，意在说明气机逆乱，则百病皆生。《中藏经·论三焦虚实寒热生死顺逆脉证之法》云"三焦者，人之三元之气也，号曰中清之腑。总领五脏六腑，营卫经络，内外左右上下之气也。三焦通，则内外左右上下皆通也。其于周身灌体，和调内外，营左养右，导上宣下，莫大于此者也"②，说明三焦有主持诸气、调节全身气机和气化作用。脾胃者，同居中央，长养万物，属土也；土分戊己，己土属脾，戊土属胃，己土升，戊土降，为人体气机升降出入之枢纽，亦为"后天之本""气血生化之源"。少阳枢机不利，胆气上逆，则胸邪苦满、口苦咽干；手三焦经气机不畅，影响脾胃之气升降失常，胃气壅滞，不通则痛，发为本病。脾胃功能失常，运化失职，则纳呆、大便不调；气血生化乏源，无以濡养脏腑官窍、形体百骸，则疲乏无力；气虚不敛津液，则发热汗出；子病

---

①田代华整理.黄帝内经·素问[M].北京：人民卫生出版社，2005：138.

②于建春，曹晓君，刘云鹤，等.近十年三焦理论研究概述[J].中医杂志，2017，58(19)：1621-1623，1628.

及母，心血不足，则眠差。汪龙德主任医师认为"治病必求于本"，故治以和解少阳、健脾养心，方用小柴胡汤合归脾汤加味。小柴胡汤出自《伤寒论》，本方寒热并用，攻补兼施，集辛开、苦降、甘调于一体，虽治在肝胆，又旁顾脾胃；既清解邪热，又培补正气，而使三焦疏达、脾胃调和、内外宣通、枢机畅利，则痛自消。归脾汤首载于宋代严用和的《济生方》。《续名医类案》云"归脾汤兼补心脾，而意专治脾。观于甘温补养药中，加木香醒脾行气，可以见矣。龙眼、远志虽曰补火，实以培土。盖欲使心火下通脾土而脾益治，五脏受气以其所生也"，意指本方虽然心脾同治，但重在治脾，因为脾为气血化生之源，补脾即可养心，虽气血双补，但重在益气生血。人参、黄芪健脾益气，甘草补益心脾之气，白术健脾燥湿，茯神健脾宁心，且诸药均为甘味，主入脾经，能够起到补脾以养心神的作用。[①] 方中人参易太子参，健脾益气生津；对药海螵蛸、浙贝母、瓦楞子制酸止痛；气机阻滞日久，必有瘀血停留，故加延胡索、郁金、丹参行气活血止痛。

医案4　胃阴亏虚

赵某某，男，52岁。

初诊：2021年1月8日

---

　①康丽杰，许二平，丁娜娜，等.归脾汤治疗失眠的研究进展[J].中华中医药学刊，2022，40（12）：64-69.

主诉：间断胃脘部疼痛 4 年余。

临床表现：患者于 4 年前因饮食不慎出现胃脘部疼痛，未予以重视，之后每于酗酒后疼痛加重，遂前往各医院就诊，但疗效不佳。刻下见：胃脘部隐痛，口干喜饮，疲乏，纳呆，睡差，梦多易醒，二便可。舌红苔少，脉细数。胃镜示：慢性萎缩性胃炎；病理检查示：轻度肠上皮化生；幽门螺杆菌检测为阴性。

西医诊断：慢性萎缩性胃炎

中医诊断：胃痛

证型：胃阴亏虚

治则：养阴益胃，益气健脾

处方：沙参麦冬汤加味

太子参 15g，麦冬 12g，南沙参 12g，天花粉 12g，玉竹 12g，石斛 12g，黄芪 30g，麸炒白术 15g，葛根 15g，鸡内金 15g，山楂 15g，麦芽 15g，炒酸枣仁 12g。

共 7 剂，每日 1 剂，水煎 600mL，分 3 次温服（每次约 200mL，餐后 1 小时口服）。

二诊：2021 年 1 月 17 日

诸症缓解，舌红少苔，脉细数。上方加生地黄 12g，炒柏子仁 12g。继服 7 剂，煎服方法同前。

三诊：2021 年 2 月 1 日

诸症明显减轻，仍疲乏无力，舌淡红，苔薄白，脉沉弱。上方去生地黄、南沙参、山楂、麦芽、葛根、炒酸枣仁，黄芪加至 50g。继服 7 剂，煎服方法同前。

后随访得知，患者诸症皆消。

按语

《素问·五脏别论》云"胃者，水谷之海，六腑之大源也。五味入口，藏于胃以养五脏气"[①]，说明胃气充盛可以化生水谷精微，以养五脏。《素问玄机原病式·热类》言："土为万物之母，胃为一身之本。"《素问气宜保命集·卷上·原脉论第二》载："若土无气，何以生长收藏；若气无土，何以养化万物，是无生灭也。"中州脾胃运化水谷，五脏六腑、四肢百骸皆赖精微滋养，故视脾胃为一身之本。《素问·天元纪大论》曰："阳明之上，燥气主之。"《临证指南医案》云："阳明阳土，得阴始安。以脾喜刚燥，胃喜柔润也。"叶天士首创养胃阴之说，喜用降胃之法，曰："不过甘平，或甘凉濡润，以养胃阴，津液来复，使之通降。"常用麦冬、玉竹、桑叶、天花粉、石斛等滋养胃阴。慢性萎缩性胃炎发病过程中，"阳明燥土"易从阳化热，受到肝郁、湿热、瘀热等影响，皆灼伤胃阴，引起胃阴亏虚证候，影响脾胃之气，进一步加重慢性萎缩性胃炎的发生发展，故治疗上以养阴益胃、益气健脾为重要原则，方宜沙参麦冬汤加味。[②] 沙参麦冬汤出自清代著名医家吴鞠通的《温病条辨》，言"燥伤肺胃阴分，或热或咳者，沙参麦冬汤主之。沙参三钱，玉竹二钱，生甘草一钱，冬桑叶一钱五分，麦

---

①田代华整理. 黄帝内经·素问［M］. 北京：人民卫生出版社，2005：23，130.

②王佳琦，焦娇，禄保平. 基于"阳明燥土，得阴自安"探讨慢性萎缩性胃炎［J］. 中医学报，2021，36(5)：929-932.

冬三钱，生扁豆一钱五分，花粉一钱五分。水五杯，煮取二杯，日再服"，堪称清养肺胃、生津润燥的代表方。该患者嗜酒伤中，酒性辛热易伤胃阴，故见胃脘部隐痛，口干喜饮，舌红苔少，脉细数；虚热扰心则眠差易醒、梦多。方中太子参、黄芪、白术健脾和胃，益气生津；对药鸡内金、山楂、麦芽消食化积，助脾运化；石斛甘润，与葛根相合，生津止渴；酸枣仁养心安神。二诊加生地黄增强养阴生津之功，配伍柏子仁宁心安神。三诊患者诉疲乏无力，舌淡红，苔薄白，脉沉弱，考虑阴虚症状明显改善，气虚症状突出，故去生地黄、南沙参等药以免过于寒凉伤脾，而重用黄芪健脾益气。

医案5　脾胃虚寒

郝某某，男，59岁。

初诊：2019年11月12日

主诉：间断胃脘部疼痛10月余。

临床表现：患者诉10个月前恣食生冷后胃脘部疼痛，夜间及受凉后加重，伴疲乏无力，面色无华，反酸烧心，口干，纳眠可，二便调。舌质淡胖有齿痕，苔薄白，脉沉缓。既往慢性萎缩性胃炎病史1年余。幽门螺杆菌检测为阴性。

西医诊断：慢性萎缩性胃炎

中医诊断：胃痛

证型：脾胃虚寒

治则：温中健脾，和胃止痛

处方：黄芪建中汤加减

黄芪 30g，桂枝 10g，白芍 12g，干姜 10g，姜半夏 12g，制吴茱萸 6g，海螵蛸 15g，煅瓦楞子（先煎）15g，浙贝母 10g，醋乳香 10g，醋延胡索 10g，炙甘草 6g。

共 7 剂，每日 1 剂，水煎 600mL，分 3 次温服（每次约 200mL，餐后 1 小时口服）。

二诊：2019 年 11 月 19 日

服药后症状缓解。上方去浙贝母、醋乳香、醋延胡索。继服 14 剂，煎服方法同前。

后随访得知，患者无不适。

按语

虞抟《医学正传·胃脘痛》言："夫胃为脾之腑，阳先于阴，故脏未病而腑先病也。甚而至于胁下如刀劙之痛者，已连及于脏矣，古方名为脾疼者是也。胃之上口名曰贲门，贲门与心相连，故经所谓胃脘当心而痛，今俗呼为心痛者，未达此又耳。"经文明确指出胃痛非心痛也。《素问·举痛论》云"寒气客于肠胃之间，膜原之下，血不得散，小络急引故痛"[①]，《景岳全书》曰"盖三焦痛证，因寒者常居八九，因热者十惟一二……盖寒则凝滞，凝滞则气逆，气逆则痛胀由生"，说明寒邪为胃痛之病因。患者恣食生冷，损伤中阳，阳虚生寒，失于温养，故胃脘部疼痛，治疗当温中健

---

① 田代华整理. 黄帝内经·素问 [M]. 北京：人民卫生出版社，2005：78.

脾、和胃止痛，方用黄芪建中汤加味。《金匮要略·血痹虚劳病脉证并治》曰："虚劳里急，诸不足，黄芪建中汤主之。"[①]黄芪建中汤由黄芪、桂枝、白芍、甘草、生姜、大枣、饴糖等药物组成，即小建中汤加黄芪。黄芪一药，《药品化义》中言："其性温能升阳，味甘淡，主健脾，故内伤气虚可以补中益气，治脾虚泄泻；因其味轻，能补元阳，补肺健脾。"[②]《长沙药解》论桂枝曰："桂枝入肝家而行血分，走经络而达荣郁，善解风邪，最调木气，升清阳之脱陷，降浊阴之冲逆，舒筋脉之急挛，利关节之壅阻，入肝胆而散遏抑，极止痛楚，通经络而开痹涩，甚去湿寒，能止奔豚，更安惊悸。"[③]《名医别录》论芍药："通顺血脉，缓中，散恶血，逐贼血，去水气，利膀胱、大小肠，消痈肿，时行寒热，中恶，腹痛，腰痛。"[④]诸药配伍不仅体现了桂枝汤平和阴阳、调和营卫之功效，且芍药、甘草相配，合"芍药甘草汤"之意，缓急止痛。此案中生姜易干姜，与吴茱萸、半夏相合，更加强温中散寒止痛之效；对药海螵蛸、浙贝母、瓦楞子制酸止痛，乳香、延胡索理气止痛。诸药相合，温中健脾，化源充足，气血生，营卫调，诸症平。

①（汉）张仲景撰；何任，何若苹整理.金匮要略［M］.北京：人民卫生出版社，2005：23.

②贾所学.药品化义［M］.北京：中国中医药出版社，2015：52.

③黄元御.长沙药解［M］.北京：中国医药科技出版社，2017：13.

④（梁）陶弘景集；尚志钧辑校.名医别录［M］.辑校本.北京：人民卫生出版社，1986：117.

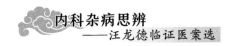

医案6 湿热食积

何某某，女，51岁。

初诊：2021年9月24日

主诉：间断胃脘部疼痛2年余。

临床表现：患者诉胃脘部疼痛2年余，伴反酸烧心，纳眠差，大便干结。舌质红，苔黄腻，脉沉滑数。2021年7月31日于外院查胃镜示：反流性食管炎（LA－B级）；胃窦黏膜隆起；慢性非萎缩性胃炎伴糜烂；十二指肠球部多发黏膜隆起。2021年8月7日于本院行"胃黏膜下肿瘤ESD术；胃多发疣状隆起APC术"。幽门螺杆菌检测为阴性。

西医诊断：1. 胃黏膜下肿瘤ESD术后

2. 胃多发疣状隆起APC术后

3. 反流性食管炎（LA－B级）

4. 慢性非萎缩性胃炎伴糜烂

中医诊断：胃痛

证型：湿热食积

治则：清热祛湿，消食化积

处方：枳实导滞丸加味

麸炒枳实15g，酒大黄6g，黄芩10g，黄连6g，茯苓12g，盐泽泻10g，白术15g，焦六神曲15g，姜半夏12g，海螵蛸15g，煅瓦楞子（先煎）15g，瓜蒌15g，槟榔10g。

共14剂，每日1剂，水煎600mL，分3次温服（每次约200mL，餐后1小时口服）。

二诊： 2021 年 10 月 8 日

胃脘部疼痛明显缓解，大便干结好转，仍眠差，舌质淡红，苔黄腻，脉滑数。上方去盐泽泻、酒大黄、焦六神曲，加炒柏子仁 12g、炒酸枣仁 15g。继服 7 剂，煎服方法同前。

半年后随访得知，患者诸症大减。

按语

湿热一词，最早见于《黄帝内经》。《素问·生气通天论》曰"因于湿，首如裹，湿热不攘，大筋緛短，小筋弛长，緛短为拘，弛长为痿"[1]，说明湿热邪气侵袭人体，不仅可留滞于五脏六腑，还可停聚于肌肤、关节、肌肉之处，发病形式呈多样化。《湿热病篇》曰"湿热之邪，从表伤者，十之一二，由口鼻入者，十之八九。阳明为水谷之海，太阴为湿土之脏，故多阳明、太阴受病"，认为湿热之邪，多由口鼻而入，阳明为必经之路，太阴乃湿土之脏，故病湿热。水饮入胃，脾胃失健，饮食水谷不能被正常运化转输，积滞停留于人体，日久成郁化热；或积食湿热内生，互相搏结，气机阻滞，则出现胃脘部疼痛、纳呆；湿热邪气下行于肠腑，阻塞肠胃腑气，腑气不通，加之脾胃功能失调，故大便秘结难出；舌苔黄腻，脉沉滑数，皆为湿热之象，故治疗以清热祛湿、消食化积为主，方宜枳实导滞丸加味。枳实导滞丸出自李东垣的《内外伤辨惑论》"治伤湿热之物，

---

[1]田代华整理. 黄帝内经·素问[M]. 北京：人民卫生出版社，2005：5.

不得施化，而作痞满，闷乱不安"，由大黄、黄芩、黄连、白术、茯苓、神曲、枳实、泽泻组成。大黄为君药，清热祛湿，使湿热郁积之邪下行而去；黄芩、黄连、枳实、神曲共为臣药，如《柳宝诒医案》载："古人治湿热两感之病，必先通利气机，俾气水两畅，则湿从水化，热从气化，庶几湿热无所凝结。"[①]黄芩、黄连苦寒燥湿，枳实、神曲行气消食，共治湿热；白术、茯苓、泽泻三者为佐药，白术、茯苓性温，既可健脾益胃，又可防寒凉伤胃。方中海螵蛸、瓦楞子抑制胃酸分泌，以达制酸止痛之功；半夏与黄芩、黄连相合，寓"辛开苦降"之意，调畅中焦气机；瓜蒌与槟榔相伍，消食导滞、涤肠通腑。诸药合用，辛温以散结，苦燥以通降，行气以消食，使气机得畅，湿热得除，胃痛则愈。

医案7　脾虚湿阻

郑某某，女，63岁。

初诊： 2021年10月8日

主诉： 胃脘部疼痛伴后背胀痛2月余。

临床表现： 患者诉2个月前无明显诱因出现胃脘部疼痛，食后尤甚，伴后背胀痛，嗳气频作，恶寒，纳呆，眠可，二便调。舌淡，苔白腻，脉濡滑。2021年9月1日于

---

①李明月.基于数据挖掘技术整理刘铁军教授运用枳实导滞丸组方规律研究[D].长春：长春中医药大学，2021.

外院查胃镜示：慢性萎缩性胃炎伴糜烂。腹部彩超示：肝囊肿。幽门螺杆菌检测为阴性。

西医诊断：慢性萎缩性胃炎伴糜烂

中医诊断：胃痛

证型：脾虚湿阻

治则：燥湿健脾，行气止痛

处方：平胃散加味

苍术15g，陈皮12g，厚朴12g，甘草6g，姜半夏12g，鸡内金15g，茯苓12g，麸炒枳壳15g，醋香附12g，盐川楝子10g，海螵蛸15g，煅瓦楞子(先煎)15g，广藿香12g，佩兰15g，石菖蒲15g，白芷10g，干姜10g，炙淫羊藿15g，桂枝10g。

共7剂，每日1剂，水煎600mL，分3次温服（每次约200mL，餐后1小时口服）。

二诊：2021年10月15日

胃脘部疼痛好转，仍恶寒，舌淡红，苔薄白，脉滑。上方去佩兰、石菖蒲、煅瓦楞子。继服14剂，煎服方法同前。

后随访得知，患者无不适。

按语

胃痛，又称"胃脘痛""心下痛"，《黄帝内经》中最早记载了"胃脘痛"，如《灵枢·邪气脏腑病形》中指出："胃病者，腹䐜胀，胃脘当心而痛。"[1]《外台秘要·心痛方》曰：

---

[1] 田代华，刘更生整理．灵枢经[M]．北京：人民卫生出版社，2005：15.

"足阳明为胃之经，气虚逆乘心而痛……谓之胃心痛也。"心痛即胃脘痛。《素问·太阴阳明论》曰："食饮不节，起居不时者，阴受之。"①《寿世保元·心胃痛》云："胃脘痛者，多是纵恣口腹，喜好辛酸，恣饮热酒煎煿，复食寒凉生冷……故胃脘疼痛。"意在说明饮食劳倦与胃痛密切相关。患者系老年女性，素体脾胃虚弱，运化失司，水谷精微不能布散，聚而成湿，阻滞中焦气机，故作胃痛。治疗以燥湿健脾、行气止痛为先，方宜平胃散加味。平胃散首见于宋代的《简要济众方》，可治"胃气不和"。《太平惠民和剂局方（卷三）》曰："平胃散，治脾胃不和，不思饮食，心腹、胁肋胀满刺痛，口苦无味，胸满短气，呕哕恶心，噫气吞酸，面色萎黄，肌体瘦弱，怠惰嗜卧，体重节痛，常多自利，或发霍乱，及五噎八痞，膈气反胃，并宜服之。"苍术为君，温燥脾胃，可增强脾之运化能力，又能使胃中阳气升发，有"止吐泻"的功效；厚朴为臣，芳香苦燥，行气除满，《雷公炮制药性解》言其"去实满而治腹胀，除湿结而和胃气"；陈皮为佐，燥湿醒脾、理气和胃，《本草纲目》云："橘皮，苦能泻、能燥，辛能散，温能和。其治百病，总是取其理气燥湿之功。"生姜、大枣、甘草三药合用，共奏健脾扶正之功。全方合"治湿先顺气，气顺湿自消，治胃在运脾，脾运胃自健"之义，共奏脾升胃降、平运胃气之效。方中对药藿香、佩兰、石菖蒲，与白芷相伍，芳香醒脾化湿；对药海螵蛸、瓦楞子制酸以止痛；枳壳、香附、川楝子相

---

① 田代华整理．黄帝内经·素问[M]．北京：人民卫生出版社，2005：60.

合，调畅中焦气机。《神农本草经》载："干姜，味辛，温。主胸满，咳逆上气，温中，止血……下利。""牡桂，味辛，温。主上气咳逆，结气，喉痹……补中益气。"黄元御曰："淫羊藿，滋益精血，温补肝肾。"此三药"珠联璧合"，振奋三焦疲惫之阳，共奏助阳化气之功；茯苓、半夏相伍，健脾渗湿、温中化饮；鸡内金，原名"肫胵里黄皮"，始载于《神农本草经》，可消食健胃、涩精止遗，具有养胃阴、生胃津、化结石、消瘀积之功。

医案8 脾胃气虚

武某某，男，58 岁。

初诊：2020 年 9 月 18 日

主诉：间断胃脘部疼痛 2 年余，加重 4 天。

临床表现：患者诉 2 年前因受凉后出现胃脘部疼痛，后辗转多处求医，虽可缓解，但未能尽愈。4 天前恣食生冷后胃脘部隐痛，夜间痛甚，伴反酸烧心，疲乏无力，矢气频，纳可，眠差，二便调。舌质淡胖，苔略白腻，脉沉缓。2018 年 12 月 26 日查胃镜示：慢性非萎缩性胃炎。既往幽门螺杆菌检测为阴性。

西医诊断：慢性非萎缩性胃炎

中医诊断：胃痛

证型：脾胃气虚

治则：健脾益气，和胃止痛

处方：香砂六君子汤加减

木香 10g，砂仁（后下）10g，党参 15g，麸炒白术 12g，茯苓 12g，陈皮 12g，姜半夏 12g，瓜蒌皮 15g，海螵蛸 15g，浙贝母 10g，煅瓦楞子（先煎）15g，鸡内金 15g，厚朴 12g，麸炒枳壳 12g。

共 7 剂，每日 1 剂，水煎 600mL，分 3 次温服（每次约 200mL，餐后 1 小时口服）。

二诊：2020 年 9 月 25 日

胃脘部隐痛好转，仍眠差。上方去浙贝母、煅瓦楞子，加炒酸枣仁 12g。继服 7 剂，煎服方法同前。

三诊：2020 年 10 月 9 日

胃脘部隐痛明显缓解。效不更方，继服 14 剂，煎服方法同前。

3 个月后随访得知，患者上述症状未复发。

按语

《素问·阴阳应象大论》云："年四十，而阴气自半也，起居衰矣。"[1]《圣济总录》言："虚劳之人，气弱胃虚，饮食伤动，冷气乘之，邪正相干……故令心腹俱痛也。"本例患者系中年男性，恣食生冷寒凉，损伤中焦脾胃，且久病不愈，耗伤正气，致脾胃气虚，运化失职，痰饮内生，阻滞气机，继而生痛，故治疗当益气健脾、和胃止痛，方用香砂六君子汤加味。香砂六君子汤出自《古今名医方论》卷一："治气虚肿满，痰饮结聚，脾胃不和，变生诸症者"，由人

---

①田代华整理．黄帝内经·素问［M］．北京：人民卫生出版社，2005：11.

参、白术、茯苓、甘草、陈皮、半夏、砂仁、木香组成。人参大补元气、补脾益肺为君药，《神农本草经》言其"补五脏，安精神，定魂魄，止惊悸，除邪气，明目，开心益智"；臣以白术补气健脾，助脾之运化，《本草通玄》言其"补脾胃之药，更无出其右"；佐以茯苓健脾、渗湿，补渗兼施，配白术健运脾气，又使参、术补而不滞，《本草衍义》云"茯苓、茯神，行水之功多，益心脾不可阙也"；陈皮理气健脾、燥湿化痰，李杲曰"夫人以脾胃为主，而治病以调气为先，如欲调气健脾者，橘皮之功居其首焉"；半夏燥湿化痰、和胃止呕，《雷公炮制药性解》载"半夏，味辛平，下气止呕吐，郁散表邪，除湿化痰涎，大和脾胃"；木香行气止痛、温中和胃，《本草纲目》云"木香，乃三焦气分之药，能升降诸气……中气不运，皆属于脾，故中焦气滞宜之者，脾胃喜芳香"；砂仁行气化湿、温中止呕，为醒脾调胃之要药，《本草纲目》言其"补肺醒脾，养胃益肾，理元气，通滞气"。香砂六君子汤诸药合用，补而不滞，温而不燥，祛除痰湿停留，促进脾胃运化，为治疗脾胃气虚证之要方。[1] 方中对药海螵蛸、浙贝母、瓦楞子制酸止痛；瓜蒌皮与陈皮、半夏相合，温中化饮；厚朴、枳壳相伍，增强行气止痛之功；鸡内金消食和胃、健脾助运，《验方新编》载："用鸡内金二钱，瓦上炒枯存性，加砂糖少许调服，治胃中因滞作痛者甚效。"[2]

---

[1]王健.香砂六君子汤之化裁运用[J].中国民间疗法，2008（8）：35-36.

[2]（清）鲍相璈编辑；（清）梅启照增辑.验方新编：下册[M].北京：人民卫生出版社，1990：116.

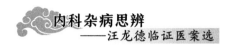

医案9 寒凝血瘀

赵某某，女，34 岁。

初诊：2022 年 9 月 20 日

主诉：胃脘部胀痛 11 月余。

临床表现：患者诉胃脘部胀痛 11 个月，久服中药效不佳，多以理中附子等为主，值天阴雨或饮食不慎疼痛加重，刺痛为主，得热痛减，易发口腔溃疡。舌暗淡，舌底脉络迂曲，苔白厚腻，大便稀溏，日一行。既往慢性萎缩性胃炎病史 1 年。幽门螺杆菌检测为阴性。

西医诊断：慢性萎缩性胃炎

中医诊断：胃痛

证型：寒凝血瘀

治则：温经止痛，活血祛瘀

处方：少腹逐瘀汤加味

盐小茴香 15g，干姜 10g，醋延胡索 10g，醋五灵脂 15g，当归 10g，川芎 10g，盐补骨脂 10g，乌药 30g，炙淫羊藿 10g，丹参 10g，枸杞子 10g，炙黄芪 15g，升麻 10g，广藿香 15g，佩兰 15g，石菖蒲 15g，茯苓 12g。

共 7 剂，每日 1 剂，水煎 600mL，分 3 次温服（每次约 200mL，餐后 1 小时口服）。

二诊：2022 年 9 月 30 日

胃脘部胀痛较前缓解，大便偶见稀溏，舌淡红，苔白腻。效不更方，继服 7 剂，煎服方法同前。

三诊：2022 年 10 月 11 日

胃脘部胀痛明显缓解，大便正常，舌淡，苔薄白，脉沉细。上方去广藿香、佩兰、石菖蒲。继服 7 剂，煎服方法同前。

后随访得知，患者诸症大减，无复发。

按语

胃脘痛首见于《黄帝内经》[①]。《灵枢·邪气脏腑病形》指出，"胃病者，腹䐜胀，胃脘当心而痛"[②]。《灵枢·厥病》曰："厥心痛，腹胀胸满，心尤痛甚，胃心痛也。"[③]《医学正传》载："致病之由，多由纵恣口腹，喜好辛辣，恣饮热酒……复食寒凉生冷，朝伤暮损，日积月深……故胃脘疼痛。"患者平素怕冷，饮食不慎后出现胃脘部疼痛，得热痛减，为脾胃阳虚失养，"不荣则痛"。脾胃阳虚，水谷运化失常，湿邪停聚中焦，气机阻滞，"不通则痛"。气机不畅，血液运化失常，久聚成瘀，进一步导致胃痛的加重，故刺痛反复，舌淡暗，舌底脉络迂曲。《灵枢·经脉》言："脾足太阴之脉……是动则病舌本强，食则呕，胃脘痛，腹

①许婉雯，李紫昕，戈焰，等. 黄芪建中汤加味联合盘龙灸治疗脾胃虚寒型胃脘痛的临床研究［J］. 广州中医药大学学报，2022，39（11）：2576 - 2581.

②田代华，刘更生整理. 灵枢经［M］. 北京：人民卫生出版社，2005：15，65.

③田代华，刘更生整理. 灵枢经［M］. 北京：人民卫生出版社，2005：33.

内科杂病思辨
——汪龙德临证医案选

胀，善噫，得后与气，则快然如衰。"①脾胃为气血生化之源，脾胃功能受损，气血精微生化乏源，机体失于荣养，故见口腔溃疡反复发作。治以温经止痛、活血祛瘀为原则，方用少腹逐瘀汤加味。少腹逐瘀汤出自《医林改错》，方中小茴香、干姜味辛而性温热，入肝肾而归脾，理气活血，温经通脉；当归、蒲黄、五灵脂、丹参、川芎、延胡索，活血理气，气行则血活，气血活畅而痛止；补骨脂补肾壮阳，温补脾胃；枸杞子滋补肝肾；乌药、淫羊藿温养脾阳；藿香、佩兰、石菖蒲，芳香醒脾，运化水湿；茯苓健脾利湿，与藿香、佩兰、石菖蒲相合，加强健脾祛湿之功；黄芪、升麻以补中益气。汪龙德主任医师认为久病必瘀，因此在临床上善用理气活血之品，强调攻补兼施。

胃 痞

医案 10　脾胃阳虚兼肝气郁结

朱某，女，41 岁。

初诊：2020 年 11 月 20 日

①田代华，刘更生整理．灵枢经［M］．北京：人民卫生出版社，2005：65.

主诉：胃脘部胀满不适 1 年余，加重 1 周。

临床表现：患者诉胃脘部胀满不适 1 年余，平素喜温喜按，受凉或恣食生冷后上述症状加重，伴反酸烧心，嗳气频作，心烦易怒，肢倦乏力，纳可，眠差，便溏。舌淡胖，苔水滑，脉弦滑。2019 年查胃镜示：慢性萎缩性胃炎伴胆汁反流。幽门螺杆菌检测为阴性。

西医诊断：慢性萎缩性胃炎伴胆汁反流

中医诊断：胃痞

证型：脾胃阳虚兼肝气郁结

治则：温复中阳，疏肝理气

处方：甘草干姜汤加味

炙甘草 6g，干姜 10g，桂枝 10g，龙眼肉 15g，茯神 15g，丹参 12g，柴胡 12g，盐川楝子 10g，醋香附 12g，当归 10g。

共 7 剂，每日 1 剂，水煎 600mL，分 3 次温服（每次约 200mL，餐后 1 小时口服）。

二诊：2020 年 11 月 27 日

胃脘部胀满减轻，嗳气好转，大便正常，仍反酸、眠差，舌淡胖，苔水滑，脉弦滑。上方加乌药 15g，炙淫羊藿 12g，盐补骨脂 12g，海螵蛸 15g，煅瓦楞子（先煎）15g，炒柏子仁 12g，炒酸枣仁 10g。继服 7 剂，煎服方法同前。

三诊：2020 年 12 月 4 日

胃脘部胀满明显缓解，反酸、嗳气等较前明显改善，舌淡红，苔薄白，脉弦。上方去龙眼肉、炒柏子仁、丹参。继服 7 剂，煎服方法同前。

1 个月后随访得知，患者诸症大减，再无复发。

按语

胃痞病的描述首见于《黄帝内经》，称为"否""否膈""否塞""痞"等。《素问·至真要大论》曰"心胃生寒，胸膈不利，心痛痞满"，《素问·异法方宜论》云"脏寒生满病"，《素问·太阴阳明论》言"饮食不节，起居不时者，阴受之。阳受之则入六腑，阴受之则入五脏……入五脏则䐜满闭塞"。①《兰室秘藏·中满腹胀》载"或多食寒凉，及脾胃久虚之人，胃中寒则胀满，或脏寒生满病"，认为胃痞与饮食不节、起居不时和寒邪内生密切相关。患者恣食生冷寒凉，损伤脾胃，中阳不足，运化失职，气机升降失常，则作痞满，故治疗以温复中阳为主，行气消痞为辅，方用甘草干姜汤加味。甘草干姜汤出自《伤寒论》第29条："伤寒脉浮，自汗出，小便数，心烦，微恶寒，脚挛急……作甘草干姜汤与之，以复其阳。"②《金匮要略·肺痿肺痈咳嗽上气病脉证治第七》又云："肺痿吐涎沫而不咳者，其人不渴，必遗尿，小便数，所以然者，以上虚不能制下故也。此为肺中冷，必眩，多涎唾，甘草干姜汤以温之。若服汤已渴者，属消渴。"③方由甘草、干姜两味药组成。甘草味甘性平，益气补中，《神农本草经》载："主五脏六腑寒热邪气，坚筋

①田代华整理．黄帝内经·素问［M］．北京：人民卫生出版社，2005：24，60，182．

②（汉）张仲景述；（晋）王叔和撰次；钱超尘，郝万山整理．伤寒论［M］．北京：人民卫生出版社，2005：30．

③（汉）张仲景撰；何任，何若苹整理．金匮要略［M］．北京：人民卫生出版社，2005：26．

骨，长肌肉，倍力，金创肿，解毒"；干姜味辛性热，温中回阳，黄元御言其"燥湿温中，行郁降浊，补益火土，消纳饮食，暖脾胃而温手足"，二者相合，寓"辛甘化阳"之意，可温补脾胃，被后世医家广泛应用于临床。方中桂枝辛温，增强温中之力；柴胡与香附、川楝子相合，疏肝理气；茯神、龙眼肉养心安神；久病入络，瘀血内生，故加当归、丹参以活血通络。脾胃阳虚日久则会影响及肾，致脾肾阳虚，故加乌药、淫羊藿、补骨脂以温补脾肾；配伍海螵蛸、瓦楞子以制酸和胃，柏子仁、酸枣仁以宁心安神。

医案 11　中焦湿热

周某某，女，57 岁。

初诊：2020 年 9 月 18 日

主诉：胃脘部胀满不适 1 月余。

临床表现：患者诉胃脘部胀满不适，心中烦热，嗳气频，口燥咽干，渴喜冷饮，眠差，乏力，小便色黄，大便正常。舌红，苔黄厚腻，脉滑数。2020 年 8 月查胃镜示：慢性浅表性胃炎。幽门螺杆菌检测为阴性。

西医诊断：慢性浅表性胃炎

中医诊断：胃痞

证型：中焦湿热

治则：清热燥湿，降逆止嗳

处方：清中汤加味

黄连 6g，栀子 12g，陈皮 10g，姜半夏 12g，茯神 15g，

蜜旋覆花（包煎）15g，赭石（先煎）15g，佩兰 15g，石菖蒲 15g，龙眼肉 12g，葛根 12g，浙贝母 10g，五味子 12g，炙甘草 6g。

共 7 剂，每日 1 剂，水煎 600mL，分 3 次温服（每次约 200mL，餐后 1 小时口服）。

二诊：2020 年 9 月 25 日

胃脘部胀满、嗳气、咽干等症明显减轻，睡眠较前改善，大便干结，两三日一行，舌红，苔略黄腻，脉滑数。上方加枳实 15g，瓜蒌 15g，厚朴 12g。继服 7 剂，煎服方法同前。

三诊：2020 年 10 月 9 日

诸症减轻，舌淡红，苔薄白，脉滑。上方去栀子、黄芩、龙眼肉、浙贝母、炙甘草。继服 7 剂，煎服方法同前。

1 个月后随访得知，患者无不适。

按语

"痞"，首次见于《黄帝内经》，如《素问·五常政大论》云："备化之纪……其病痞""卑监之纪……其病留满痞塞"。[1]《诸病源候论·诸痞候》言："痞者，塞也。言脏腑痞塞不宣通也。"[2]王纶《明医杂著》云："惟饮食不节，起居不时，损伤脾胃，胃损则不能纳，脾损则不能化，脾胃俱损，纳化皆难，元气斯弱，百邪易侵，而饱闷、痞积

---

①田代华整理.黄帝内经·素问[M].北京：人民卫生出版社，2005：146，147.

②丁光迪.诸病源候论校注[M].北京：人民卫生出版社，1991.

等症作也。"《证治汇补·痞满》曰："有湿热太甚，土来心下为痞者，分消上下，与湿同治。"脾胃虚弱，运化失常，痰湿内生，湿阻化热，阻塞气机，中焦痞塞不通，结而不散，发为胃痞，故以清热化湿为主，辅以降逆止嗳，方用清中汤加味。清中汤出自明·王肯堂《证治准绳·类方》卷四引《医学统旨》："清中汤，治火痛。黄连、栀子(炒，各二钱)、陈皮、茯苓(各一钱半)、半夏(一钱，姜汤泡七次)、草豆蔻(捶碎)、甘草(炙，各七分)，水二盅，姜三片，煎八分，食前服。"①功擅清胃热、燥脾湿，使中焦气机之枢纽得以复常而清升浊降，胃痞得愈。黄连、栀子清热燥湿，共为君药；半夏、陈皮、茯苓相合，健脾祛湿、理气和胃，共为臣药；佐以草豆蔻，行气化湿；炙甘草为使，调和诸药。方中茯苓易茯神，健脾渗湿，宁心安神；对药佩兰、石菖蒲芳香化湿，合葛根醒脾开胃；旋覆花、赭石降逆止嗳；五味子与甘草相合，酸甘化阴，生津止渴；配伍龙眼肉，合茯神养心安神。二诊大便干结，故用瓜蒌润肠通便，配伍枳实、厚朴行气除满。三诊诸症减轻，故去栀子、黄芩、龙眼肉、浙贝母、甘草，继服巩固疗效。

---

①王肯堂.证治准绳·类方[M].上海：上海科学技术出版社：1984：267.

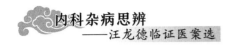

医案 12　肝胃不和兼脾虚湿阻

张某某，男，38 岁。

初诊：2020 年 11 月 10 日

主诉：胃脘部胀满不适 1 月余。

临床表现：患者诉胃脘部胀满不适，伴胁肋部及后背胀痛，恼怒后症状加重，纳呆乏力，反酸嗳气，眠可，二便调，舌淡胖，苔白厚腻，脉弦滑。2020 年 7 月于外院查胃镜示：慢性非萎缩性胃炎。幽门螺杆菌检测为阴性。腹部彩超示：脂肪肝（轻度）。

西医诊断：1. 慢性非萎缩性胃炎

　　　　　2. 脂肪肝（轻度）

中医诊断：胃痞

证型：肝胃不和兼脾虚湿阻

治则：疏肝行气，健脾燥湿，消痞除胀

处方：自拟"柴平汤"加味

柴胡 12g，麸炒枳壳 15g，醋香附 12g，苍术 15g，厚朴 12g，陈皮 12g，党参 15g，丹参 12g，广藿香 12g，佩兰 15g，石菖蒲 15g，白芷 10g，海螵蛸 15g，煅瓦楞子（先煎）15g，浙贝母 10g，麸炒白术 15g，盐川楝子 10g，甘草 6g。

共 7 剂，每日 1 剂，水煎 600mL，分 3 次温服（每次约 200mL，餐后 1 小时口服）。

二诊：2020 年 11 月 17 日

胃脘部胀满减轻，胁肋部及后背胀痛好转，仍反酸嗳气，舌淡胖，苔白腻，脉弦滑。上方加蜜旋覆花（包煎）15g，赭石

（先煎）15g，紫苏梗12g。继服7剂，煎服方法同前。

三诊： 2020年11月24日

诸症大减，舌淡胖，苔白腻，脉弦。上方去麸炒白术、煅瓦楞子、浙贝母、丹参。继服7剂，煎服方法同前。

1个月后随访得知，患者症状基本消失。

按语 ❀

《诸病源候论·诸痞候》云："诸否者……其病之候，但腹内气结胀满，闭塞不通。"[①]明代张景岳首次将痞满分为虚实两端论治，在《景岳全书·痞满》中指出："痞者，痞塞不开之谓；满者，胀满不行之谓，盖满则近胀，而痞则不必胀也。所以痞满一证，大有疑辨，则在虚实二字。凡有邪有滞而痞者，实痞也；无物无滞而痞者，虚痞也……实痞实满者，可散可消；虚痞虚满者，非大加温补不可。"[②]《临症指南医案》曰："肝为起病之源，胃为传病之所"，倘若情志不遂，动辄忧思恼怒，则肝失疏泄，气机失调，进而影响脾胃。《景岳全书·痞满》载"怒气暴伤，肝气未平而痞"，《类证治裁》云"暴怒损伤，气逆而痞"，指出暴怒导致肝气太过，中焦气机不畅，发为痞证，肝气郁滞，肝失疏泄，气机不畅，胃失和降，则胃脘及胁肋部疼痛，正如《素问·六元正纪大论篇》曰："木郁之发，民病胃脘当心而痛，上

---

①丁光迪.诸病源候论校注[M].北京：人民卫生出版社，1991：25.

②（明）张介宾著；赵立勋主校.景岳全书[M].北京：人民卫生出版社，1991：19.

支两胁。"《杂病源流犀烛》曰："痞满，痞病也，本有脾气虚及气郁不能运行，心下痞塞填满。"患者情志不畅，肝气郁结，横犯脾胃，致脾胃运化失职，痰湿内生，中焦气机不利，发为胃痞，故治疗以疏肝行气、健脾燥湿、消痞除胀为主，方用自拟"柴平汤"加味，即柴胡疏肝散合平胃散。柴胡疏肝散是在《伤寒论》中四逆散的基础上加陈皮、香附、川芎而成，《景岳全书·古方八阵　散阵》载"外邪不得解，并气逆于上，两胁引痛，当以柴胡疏肝散治之"[1]，具有疏肝解郁、行气止痛之功。平胃散，首次记载于宋代周应所著《简要众济方》，后经《太平惠民和剂局方》收录，是著名的健脾燥湿、行气和胃之良方，被历代医家称为"祛湿圣方"。方中党参、白术相伍，健脾益气，恢复脾胃运化之职；对药藿香、佩兰、石菖蒲与白芷相合，芳香醒脾化湿；海螵蛸、瓦楞子、浙贝母制酸和胃；久病入络，配伍丹参以活血通络；川楝子与香附、枳壳、厚朴相合，增强消痞除胀之力。二诊嗳气明显，加旋覆花、赭石、紫苏梗降逆止嗳。三诊患者诸症大减，调方继服，巩固疗效。

医案 13　脾胃气虚

闫某某，男，52 岁。

初诊： 2020 年 11 月 13 日

---

① (明) 张介宾著；赵立勋主校. 景岳全书 [M]. 北京：人民卫生出版社，1991：42.

主诉：胃脘部满闷不舒 10 余年，加重 1 周。

临床表现：患者诉胃脘部满闷不舒 10 余年，反复发作，口服健胃消食片、保和丸等药，疗效不佳。刻下见：胃脘部满闷不舒，饱食后尤甚，怕食生冷，肢倦乏力，纳呆，便溏，眠差，舌淡胖，苔白腻，脉沉弱。2014 年 7 月于外院查胃镜示：慢性萎缩性胃炎。幽门螺杆菌检测为阴性。

西医诊断：慢性萎缩性胃炎

中医诊断：胃痞

证型：脾胃气虚

治则：健脾益气，消痞除胀

处方：香砂六君子汤加减

木香 10g，砂仁（后下）6g，党参 15g，麸炒白术 12g，茯苓 12g，陈皮 12g，姜半夏 12g，广藿香 12g，佩兰 15g，石菖蒲 15g，鸡内金 15g，山楂 15g，麦芽 15g，麸炒枳壳 15g，醋香附 12g，盐川楝子 10g。

共 7 剂，每日 1 剂，水煎 600mL，分 3 次温服（每次约 200mL，餐后 1 小时口服）。

二诊：2020 年 11 月 20 日

胃脘部满闷减轻，纳眠好转，微恶寒，舌淡，苔略白腻，脉沉弱。上方加盐小茴香 15g，盐补骨脂 12g，炙淫羊藿 12g。继服 7 剂，煎服方法同前。

三诊：2020 年 11 月 27 日

诸症减轻，舌淡红，苔薄白，脉沉。上方去广藿香、佩兰、石菖蒲、山楂、麦芽，加白芷 10g。继服 7 剂，煎服方法同前。

后随访得知，患者无不适。

按语

《素问·至真要大论》载"太阳之复，厥气上行……心胃生寒，胸膈不利，心痛痞满"[1]，《脾胃论·卷下·饮食伤脾论》云"饮食不化，口不知味，四肢倦困，心腹痞满，兀兀欲吐而恶食，或为飧泄"，《素问·脏气法时论》言"脾病……虚则腹满肠鸣，飧泄食不化"[2]，《证治汇补·痞满》云"大抵心下痞闷，必是脾胃受亏，浊气挟痰，不能运化为患"，意在说明胃痞的发生究其根本在于脾胃，脾胃受损或虚弱导致脾虚不运，气机升降失调，水湿内生，发为痞满，故治疗以健脾益气、消痞除胀为主，方用香砂六君子汤加味。香砂六君子汤出自《古今名医方论》，因其药性平和、组方严谨，被后世医家广泛应用于临床各科辨证为脾胃气虚证的疾病。党参味甘性平，擅补脾肺之气，为君药，《本草正义》载"补脾养胃，润肺生津，健运中气，本与人参不相甚远"，因功效与人参相似，代替了古方中的人参。白术味苦性温，功擅健脾燥湿，被前人誉为"补气健脾第一要药"，又助党参益气健脾，为臣药。茯苓甘淡渗湿、健脾和胃，助党参、白术补益脾气，又加强白术祛湿之力；木香善行脾胃之滞气，为行气止痛之要药；砂仁，辛散温通，

---

①田代华整理.黄帝内经·素问[M].北京：人民卫生出版社，2005：48.

②田代华整理.黄帝内经·素问[M].北京：人民卫生出版社，2005：182.

醒脾化湿，温中止呕，古人言其"为醒脾调胃要药"；陈皮健脾燥湿，既行脾胃之气，又调畅中焦而使升降有序；半夏燥湿化痰、降逆止呕、消痞散结，其燥湿化痰之力强，使脾体干燥而不被痰饮水湿所困，诸药合用，共为佐药。[①] 甘草为使，甘温益气，调和诸药。现代医学研究表明，香砂六君子汤具有解痉和促胃肠运动、抗消化道溃疡、抑制胃黏膜淤血及水肿、利胆、保肝等多种作用，并能减轻炎症细胞浸润、减少肠上皮化生、改善胃肠道的内分泌功能，还能调节细胞免疫及体液免疫功能、促进蛋白质的合成、改善营养状况，使胃肠道并发症明显减少。[②] 方中对药藿香、佩兰、石菖蒲芳香化湿；鸡内金、山楂、麦芽消食和胃，助脾运化；枳壳、香附、川楝子增强行气之力。二诊患者诉微恶寒，加小茴香、补骨脂、淫羊藿以补阳散寒。三诊患者诸症减轻，去藿香、佩兰、石菖蒲、山楂、麦芽等芳香化湿、消食和胃之品，加风药白芷醒脾化湿。

医案 14　湿热壅盛

王某某，男，55 岁。

初诊：2020 年 8 月 11 日

主诉：胃脘部胀满不适 1 月余。

---

①王永红．香砂六君子汤对脾胃气虚证肝胆胰恶性肿瘤患者术前肠内营养疗效的观察［D］．晋中：山西中医药大学，2020．

②吕美君，贾连群，王志丹，等．香砂六君子汤的文献分析研究［J］．中华中医药学刊，2016，34(7)：1620 - 1623．

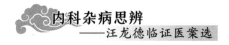
临床表现：患者诉胃脘部胀满不适，饱食后尤甚，伴口干口苦，纳呆，大便黏腻不爽，小便色黄，舌红，苔黄厚腻，脉滑数。2019 年查胃镜示：慢性萎缩性胃炎。幽门螺杆菌检测为阴性。

西医诊断：慢性萎缩性胃炎

中医诊断：胃痞

证型：湿热壅盛

治则：清利湿热，行气消痞

处方：三仁汤加味

苦杏仁 10g，白豆蔻 10g，薏苡仁 20g，姜半夏 12g，厚朴 12g，通草 10g，滑石粉（包煎）20g，淡竹叶 6g，广藿香 12g，佩兰 15g，石菖蒲 15g，柴胡 12g，黄芩 12g，盐川楝子 10g，苍术 15g，陈皮 12g，白芷 10g。

共 7 剂，每日 1 剂，水煎 600mL，分 3 次温服（每次约 200mL，餐后 1 小时口服）。

二诊：2020 年 8 月 18 日

胃脘部胀满减轻，纳佳，口干口苦好转，大便正常，自觉乏力、汗多，舌淡红，苔白腻，脉滑数。上方去通草、淡竹叶、滑石粉，加党参 15g、防风 10g、浮小麦 30g、煅龙骨 30g、煅牡蛎 30g。继服 7 剂，煎服方法同前。

三诊：2020 年 8 月 25 日

诸症明显减轻，舌淡红，苔薄白，脉滑。上方去煅龙骨、煅牡蛎、广藿香、佩兰、石菖蒲，加茯苓 12g。继服 7 剂，煎服方法同前。

后随访得知，患者诸症减轻。

按语

《黄帝内经·生气通天论》曰："因于湿，首如裹，湿热不攘。"①《素问·六元正纪大论》云"湿热相搏……民病黄疸而为胕肿"，其病因为"此肥美之所发也，此人必数食甘美而多肥也"。《太平惠民和剂局方·卷六》曰"脾胃受湿，瘀热在里，或醉饱房劳，湿热相搏"，认为饮酒或饱食等可损伤脾胃，渐成湿热之势。李东垣在《兰室秘藏·中满腹胀论》云"膏粱之人，胃湿热邪于内而生胀满"，认为湿热蕴结中焦，则脾胃升降失职，中焦气机不利，发为痞满，该患者证属湿热内蕴，湿重于热，故治疗以清利湿热、行气消痞为主，方用三仁汤加味。三仁汤首见于《温病条辨》，由清代温病学家吴鞠通依据叶天士《临证指南医案》创立，三仁汤方："杏仁五钱，飞滑石六钱，白通草二钱，白蔻仁二钱，竹叶二钱，厚朴二钱，生薏仁六钱，半夏五钱。甘澜水八碗，煮取三碗，每服一碗，日三服。"②杏仁开宣肺气，使湿邪从上焦宣发；白豆蔻芳香化湿、行气宽中、醒脾和胃，使湿邪从中焦而解；薏苡仁利水渗湿，使邪从下焦而去，三仁合用为君药；滑石清膀胱之湿热、通水道之淋涩，通草行血脉之瘀涩、利水道之淋癃，淡竹叶利水祛湿、泻热除烦，三者同用为臣药，加强下焦渗利之功；《长沙药解》载："半夏，下冲逆而除咳嗽……泻心下之痞满，善调

①田代华整理.黄帝内经·素问[M].北京：人民卫生出版社，2005：5，163.
②吴瑭.温病条辨[M].北京：人民卫生出版社，2012：54.

反胃。"李中梓曰："厚朴之味苦也，惟其苦，故能下气去实满而消腹胀。厚朴之气温也，惟其温，故传益气除湿满而散结滞。"二者合用为佐药，行气燥湿、消痞除满。诸药合用，宣上、畅中、渗下，使湿热之邪从上、中、下三焦分消，共奏宣畅气机、清利湿热之功。方中对药藿香、佩兰、石菖蒲、白芷芳香醒脾化湿；柴胡、黄芩，合"小柴胡汤"之意，伍以川楝子疏肝理气，防止土壅而木郁，并加强行气清热之力；苍术、陈皮与厚朴相伍，合"平胃散"之意，燥湿和中。二诊患者诉乏力、汗多，此乃脾胃气虚，卫外不固，故加党参、防风、浮小麦、龙骨、牡蛎以益气固表止汗。三诊症状明显减轻，调方继服，巩固疗效。

医案 15　湿热食积

王某某，男，86 岁。

初诊：2020 年 11 月 28 日

主诉：胃脘部胀满不适 1 周。

临床表现：患者诉胃脘部胀满不适，按之尤甚，伴嗳腐吞酸，恶心纳呆，疲乏无力，大便干结，两日一行，小便色黄，舌淡胖，苔黄厚腻，脉沉有力。2020 年 7 月查胃镜示：萎缩性胃炎。幽门螺杆菌检测为阴性。

西医诊断：慢性萎缩性胃炎

中医诊断：胃痞

证型：湿热食积

治则：清热祛湿，消食化积，行气消痞

处方：枳实导滞丸加味

麸炒枳实 15g，酒大黄 6g，黄连 6g，黄芩 12g，白术 15g，茯苓 12g，盐泽泻 10g，焦六神曲 15g，鸡内金 15g，山楂 15g，麦芽 15g，广藿香 12g，佩兰 15g，石菖蒲 15g，白芷 10g，姜半夏 12g。

共 7 剂，每日 1 剂，水煎 600mL，分 3 次温服（每次约 200mL，餐后 1 小时口服）。

二诊：2020 年 12 月 5 日

胃脘部胀满减轻，嗳腐吞酸缓解，纳可，仍大便干结，日一行，舌淡胖，苔黄厚腻，脉沉。上方加瓜蒌 30g，槟榔 10g，厚朴 12g。继服 7 剂，煎服方法同前。

三诊：2020 年 12 月 12 日

胃脘部胀满明显减轻，二便调，舌淡红，苔略白腻，脉沉。上方去广藿香、山楂、麦芽，瓜蒌减至 15g，加苍术 15g。继服 7 剂，煎服方法同前。

后随访得知，患者无不适。

按语

《丹溪心法·痞》云"痞者与否同，不通泰也，由阴伏阳蓄，气与血不运而成。处心下，位中央，膜满痞塞者，皆土之病也"，明确描述了胃痞的病位，即"处心下、位中央"。《素问·至真要大论》云"诸湿肿满，皆属于脾"[1]，认为痞满的发生与脾虚运化失常有关。《脾胃论》言"饮食劳倦

---

①田代华整理.黄帝内经·素问[M].北京：人民卫生出版社，2005：188.

则伤脾……胃既伤，则饮食不化……心腹痞满"，认为饮食
不节是伤害脾胃的最多最常见的病因。"饮食自倍，脾胃乃
伤"，嗜酒、过饱、过食肥甘厚味及不洁的饮食、无规律的
饮食均易伤及脾胃，引起食滞、湿阻、气滞等，而食滞、
湿阻、气滞日久均可化热。本例患者系老年男性，脾胃虚
弱，纳运失职，食谷不化，阻滞胃脘，中焦气机升降失司，
则胃脘部胀满、纳呆，脾失健运，痰湿内生，郁久化热，
湿热相搏，则嗳腐吞酸；"六腑以通为用，以降为顺"，中
焦气机不利，致大肠传导失常，则大便干结，故治疗以清
热祛湿、消食化积、行气消痞为先，方用枳实导滞丸加味。
枳实导滞丸载于《内外伤辨惑论》，是金元时期主治饮食积
滞、湿热郁阻的经典方。[①] 方中大黄为君，其性苦寒重浊，
走而不收，直达下焦，导滞气以下行，攻胃肠之积及湿热
之邪，使湿热积滞从大便而下。[②] 枳实行气导滞，除脘腹胀
满疼痛；神曲消食和胃，使食积内化；然积滞日久，生湿
化热，故用黄连、黄芩清热燥湿，共为臣药。茯苓、泽泻
利水渗湿，使燥湿利湿相结合，与大黄、黄芩、黄连相配，
使湿热从二便而消；白术性温，健脾益气，以防寒凉伤胃，
共为佐药。方中大黄易酒大黄，功擅清热祛湿；对药藿香、
佩兰、石菖蒲与白芷、半夏相合，芳香醒脾化湿，燥湿和
胃消痞；对药鸡内金、山楂、麦芽消食和胃，健脾助运。
二诊患者仍大便干结，故加瓜蒌、槟榔、厚朴以润肠通便、

---

①李明月. 基于数据挖掘技术整理刘铁军教授运用枳实导滞丸组方
规律研究[D]. 吉林：长春中医药大学，2021.

②李冠龙. 枳实导滞丸加味治疗慢性非萎缩性胃炎（饮食内停证）的
临床观察[D]. 长春：长春中医药大学，2018.

行气除满。三诊诸症明显减轻，调方继服，巩固疗效。

医案 16　中气下陷

柏某，女，51 岁。

初诊：2020 年 12 月 15 日

主诉：胃脘部坠胀不适 1 月余。

临床表现：患者诉胃脘部坠胀不适，喜温喜按，伴恶心，口中黏腻，气短乏力，纳呆食少，语声低微，入睡困难，多梦易醒，大便干结，舌淡红，苔白腻，脉沉弱。既往史：患者 2 个月前因"肺恶性肿瘤"行"肺大部切除术"，手术顺利，术后进行化疗。

西医诊断：1. 功能性消化不良

　　　　　　2. 肺恶性肿瘤（术后）

中医诊断：胃痞

证型：中气下陷

治则：补中益气，升阳举陷

处方：补中益气汤加味

黄芪 60g，党参 50g，麸炒白术 12g，陈皮 12g，升麻 10g，柴胡 12g，姜半夏 12g，茯神 15g，广藿香 12g，佩兰 15g，石菖蒲 15g，鸡内金 15g，山楂 15g，麦芽 15g，木香 12g，砂仁（后下）6g，丹参 10g，炙甘草 6g。

共 7 剂，每日 1 剂，水煎 600mL，分 3 次温服（每次约 200mL，餐后 1 小时口服）。

二诊：2020 年 12 月 22 日

胃脘部坠胀感减轻，气短乏力较前改善，纳眠可，仍觉恶心，大便干结，舌淡红，苔白腻，脉沉弱。上方加蜜旋覆花 15g、赭石 15g、瓜蒌 15g、炒火麻仁 30g，麸炒白术改为生白术 15g。继服 7 剂，煎服方法同前。

三诊：2020 年 12 月 29 日

胃脘部坠胀明显减轻，无恶心，大便正常，舌淡红，苔薄白，脉沉。上方去广藿香、佩兰、石菖蒲、茯神、丹参、炙甘草，加葛根 12g、茯苓 12g。继服 7 剂，煎服方法同前。

1 个月后随访得知，患者症状基本消失。

按语

《素问·病机气宜保命集》云"脾不能行气于肺胃，结而不散，则为痞"，认为气机失调与痞满密切相关。《四圣心源卷四·劳伤解篇》云："脾为己土，以太阴而主升；胃为戊土，以阳明而主降。升降之权，则在阴阳之交，是谓中气。"[1] 黄元御曰"平人下温而上清者，以中气之善运也""中气衰则升降窒"，认为中气轮转失常，使脏腑之气欲上者不得上，欲下者不得下，欲出者不得出，欲入者不得入，阻塞壅滞于一处，故而作痞。本例患者术后体虚，中气不足，气机升降失司，结于中焦而发为痞满，并有下坠之势，考虑中气下陷，治疗当补中益气、升阳举陷，方用补中益气汤加味。补中益气汤首见于《内外伤辨惑论·卷中·饮食劳

---

[1]（清）黄元御著；菩提医灯主校. 四圣心源[M]. 北京：中国医药科技出版社，2016：41.

倦论》，是李东垣根据《黄帝内经·素问》中"损者益之""劳者温之"之法而创制的，原方为"黄芪一钱，炙甘草五分，人参、升麻、柴胡、橘皮、当归身、白术以上各三分"[①]。观此方，黄芪为君，补益中土，升阳固表，温养脾胃，凡中气不振，脾土虚弱，清气下陷者最宜；人参、白术、甘草为臣，三者甘温益气，补益脾胃；陈皮、当归为佐，调理气机、补血和营；柴胡、升麻为使，升麻可引阳明清气上升，柴胡可引少阳清气上行。综合全方，一则补气健脾，使后天生化有源，脾胃气虚诸证自可痊愈；二则升提中气，恢复中焦升降之功能，使下脱、下垂之症自复常态。方中重用黄芪、党参以健脾益气、升阳举陷；对药藿香、佩兰、石菖蒲芳香化湿，与半夏相合，则湿去脾自运；鸡内金、山楂、麦芽消食和胃；气机不畅，恐瘀血内生，故加木香、丹参行气活血；伍以茯神健脾渗湿、宁心安神。清气得升，浊阴得降，中焦气机和畅，则痞满自除，正如《圆运动的古中医学》中所言："中气如轴，四维如轮，轴运轮行，轮运轴灵"。二诊患者仍觉恶心，故加旋覆花、赭石和胃降逆；大便干结，故加瓜蒌、火麻仁润肠通便。三诊症状明显减轻，调方继服，巩固疗效。

---

①李东垣．内外伤辨惑论［M］．北京：人民卫生出版社，2007：13－16.

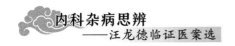

医案 17　气阴两虚

张某某，女，54 岁。

初诊：2020 年 9 月 11 日

主诉：胃脘部满闷不适 1 年余，加重 1 个月。

临床表现：患者胃脘部满闷不适，晨起恶心、干呕，口干喜饮，食欲不振，身倦乏力，少气懒言，眠差，二便调，舌红，少苔，脉虚数。2019 年 7 月于外院查胃镜示：慢性萎缩性胃炎；幽门螺杆菌检测为阴性。

西医诊断：慢性萎缩性胃炎

中医诊断：胃痞

证型：气阴两虚

治则：清热生津，益气和胃

处方：竹叶石膏汤加味

淡竹叶 6g，石膏 20g，姜半夏 12，太子参 15g，麦冬 12g，海螵蛸 15g，煅瓦楞子（先煎）15g，鸡内金 15g，山楂 15g，麦芽 15g，蜜旋覆花（包煎）15g，赭石（先煎）15g，紫苏梗 12g，生姜 10g，白芷 10g，酒大黄 6g。

共 7 剂，每日 1 剂，水煎 600mL，分 3 次温服（每次约 200mL，餐后 1 小时口服）。

二诊：2020 年 9 月 18 日

胃脘部满闷、恶心干呕减轻，饮食、睡眠改善，仍觉乏力，舌淡红，少苔，脉虚数。上方加黄芪 15g，葛根 12g。继服 7 剂，煎服方法同前。

三诊： 2020 年 9 月 25 日

诸症大减，舌淡红，苔薄白，脉沉。效不更方，继服 7 剂，煎服方法同前。

1 个月后随访得知，患者症状基本消失。

按语

叶天士云"肺胃津液枯涩，因燥而痞者"，认为胃痞主要是脾胃升清降浊功能下降，气血津液生化不足，阴液亏虚所致。[①]《类证治裁》言："胃宜降则和者，非辛开苦降，亦非苦寒下夺以损胃气，不过甘平或甘凉濡润，以养胃阴，则津液来复，使之通降而已。"《成方便读》载："阳明主津液，胃者五脏六腑之海。凡人之常气，皆禀于胃，胃中津液一枯，则脏腑皆失其润泽。故以一派甘寒润泽之品，使之饮入胃中，以复其阴，自然输精于脾，脾气散精，上输于肺，通调水道，下输膀胱，五经并行，津自生而形自复耳。"脾胃同居中焦，脾乃阴脏，喜燥恶湿，体阴用阳，胃乃阳腑，喜润恶燥，体阳用阴；二者以膜相连，互为表里，气虚多责之于脾，阴虚多责之于胃，胃病时久，耗伤气阴，气血生化乏源，脏腑失于濡养，胃失和降，发为痞满，故治疗以益气养阴、清热生津为主，使脾胃升降复常，气机运转复健，则津液得复，痞证自消，方用竹叶石膏汤加味。竹叶石膏汤见于《伤寒论·辨阴阳易差后劳复病脉证并治篇》第 397 条："伤寒解后，虚羸少气，气逆欲吐，竹叶石

[①]周丽平．益气养阴方治疗慢性萎缩性胃炎气阴两虚证理论探讨及临床疗效评价［D］．南京：南京中医药大学，2014.

膏汤主之"，原方为"竹叶二把，石膏一斤，人参二两，炙甘草二两，粳米半升，麦冬一升，半夏半升"[①]。《神农本草经》云"竹叶，味苦，平。主咳逆上气，溢筋急，恶疡，杀小虫"，《神农本草经疏》言"主胸中痰热"，功善清热降气；《神农本草经》曰"石膏，味辛，微寒。主中风寒热，心下逆气，惊，喘，口干舌焦，不能息，腹中坚痛"，可清热除烦，生津止渴，竹叶得石膏厮重牵制，不致药轻而过病所；石膏得竹叶轻清之引，可防寒凉伤内太过，二药相须为君，共奏清热生津之效。[②]《神农本草经》中记载人参"主补五脏"，《长沙药解》言"麦冬，清凉润泽，凉金泻热，生津除烦、泽枯润燥之上品"，《本草备要》曰"粳米，和胃补中"，甘草补虚调中，诸药合用，共为臣药，益气养阴，胃阴得复，通降无碍。半夏一药用之甚妙，《伤寒论译释》云"半夏辛散，调补药之滞，以和中降逆"[③]，可和胃降逆，散结消痞，为佐使。方中人参易太子参，补益脾气，养阴生津。现代药理学研究表明，太子参主要化学成分包括多糖、氨基酸、皂苷和挥发油等，其中多糖是最主要的有效成分之一，具有抗疲劳、抗应激、抗感染、增强免疫、抗氧化、健脾、促进胃肠动力等作用；[④] 海螵蛸、瓦楞子制酸和胃；

---

①（汉）张仲景述；（晋）王叔和撰次；钱超尘，郝万山整理. 伤寒论[M]. 北京：人民卫生出版社，2005：106.

②李媛媛. 基于数据分析的竹叶石膏汤应用规律研究[D]. 山东：山东中医药大学，2020.

③南京中医学院伤寒教研组. 伤寒论译释：下册[M]. 2版. 上海：上海科学技术出版社，1980，10：1283－1284.

④马迎莉，王晓容，邹慧超，等. 药用植物太子参化学成分研究进展[J]. 安徽农业大学学报，2016，43（5）：827－833.

对药鸡内金、山楂、麦芽消食和胃；旋覆花、赭石、紫苏梗与生姜相合，和胃降逆。现代药理研究表明，大黄酒制改变了原药性作用趋向(升降浮沉之特点)和原药性作用的脏腑、经络(归经)，突出了清热解毒的功能，具有良好的抑菌、解热、消炎及止血作用，其与淡竹叶、石膏相合，清解热邪；白芷芳香醒脾化湿。[①] 二诊患者乏力，加黄芪、葛根以增强健脾益气、升津止渴之力。脾胃运化如常，气血生化有源，清升浊降，津液得复，胃得濡养，则痞满自除。

医案 18　痰热内蕴

朱某某，女，70岁。

初诊：2020年11月28日

主诉：间断胃脘部胀满不适6年余，加重1周。

临床表现：患者诉6年前无明显诱因出现胃脘部胀满不适，伴有反酸烧心，经口服中药后好转，后反复发作。1周前因饮食不慎后出现胃脘部胀满不适，反酸烧心，口苦，纳呆，眠差，二便调，舌红，苔黄腻，脉滑数。2014年6月查胃镜示：慢性萎缩性胃炎；反流性食管炎。自诉幽门螺杆菌检测为阴性。

西医诊断：1.慢性萎缩性胃炎

---

①陈莉. 生大黄与酒大黄临床功效刍议[J]. 辽宁中医杂志，2005，32(2)：157-157.

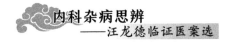

2. 反流性食管炎

中医诊断：胃痞

证型：痰热内蕴

治则：清热燥湿，理气化痰

处方：黄连温胆汤加味

黄连 6g，陈皮 12g，姜半夏 12g，茯苓 12g，麸炒枳实 10g，竹茹 6g，海螵蛸 15g，浙贝母 10g，煅瓦楞子（先煎）15g，瓜蒌 15g，厚朴 12g，胆南星 6g。

共 7 剂，每日 1 剂，水煎 600mL，分 3 次温服（每次约 200mL，餐后 1 小时口服）。

二诊：2020 年 12 月 5 日

胃脘部胀满、反酸烧心减轻，仍口苦，纳眠可，舌淡红，苔黄腻，脉弦滑。上方加柴胡 12g，黄芩 12g。继服 7 剂，煎服方法同前。

三诊：2020 年 12 月 12 日

诸症明显减轻，无口苦。上方去胆南星、竹茹，加鸡内金 15g。继服 7 剂，煎服方法同前。

后随访得知，患者无不适。

按语

《兰室秘藏·中满腹胀论》载"脾湿有余，腹满食不化""亦有膏粱之人，湿热郁于内，而成胀满者""或多食寒凉，及脾胃久虚之人，胃中寒则胀满"，说明湿热长久郁结于脾胃之间，阻碍气机，可致痞满；又云"风寒有余之邪，自表传里，寒变为热，而作胃实腹满"，认为风寒入体化热，蕴结于肠胃之间，日久阻碍气机通畅，则痞满始成。① 脾胃运化不及，痰湿内生，壅遏中焦脾胃，阻滞气机运行，故胃脘部胀满；土壅木郁，肝胆失于疏泄，故口苦；湿邪久郁化热，痰热内扰，故反酸烧心、眠差；痰热熏蒸，上荣于舌，故舌红、苔黄腻，故治疗以清热燥湿、理气化痰为主，方用黄连温胆汤加味。黄连温胆汤源自清代陆廷珍《六因条辨》，由《三因极一病证方论》之温胆汤加黄连演变而来。《六因条辨·中暑》曰："中暑吐泻并作，吐既止而泻不止者，宜胃苓汤泄之，若泻止而吐不止者，宜黄连温胆汤和之""伤暑汗出，身不大热，而舌黄腻，烦闷欲呕，此邪踞肺胃，留恋不解，宜用黄连温胆汤，苦降辛通，为流动之品，仍冀汗解也"。② 分析原文，黄连温胆汤为和解之剂，功擅清热燥湿、理气化痰、利胆和胃，主治低热、痞满、恶心呕吐、口苦泛恶、苔黄腻等痰热内蕴病证。③ 黄连为君，味苦性寒，清热燥湿。半夏最早记载于《神农本草经》，味辛性温，功用燥湿化湿、降逆止呕、消痞散结；竹茹味甘微寒，清热化痰，擅涤痰开郁、止呕除烦，半夏与竹茹配伍，一辛温一微寒，化痰除烦相得益彰；陈皮苦辛性温，理气降逆、燥湿化痰；枳实苦辛性微寒，破气除痞、化痰消积，一温一凉，理气、行滞、燥湿，共为臣药。茯苓为

①张睿凯. 温胆汤加减治疗脾虚湿热型胃痞病的临床观察 [D]. 广州：广州中医药大学，2017.

②陆廷珍. 现代著名老中医名著重刊丛书（第五辑）·六因条辨 [M]. 北京：人民卫生出版社，2008：117–123.

③李叶雨. 黄连温胆汤治疗小儿胃食管反流性咳嗽（痰热内蕴，兼食积证）的临床疗效观察 [D]. 成都：成都中医药大学，2018.

佐，具有健脾渗湿之功，以杜绝生痰之源。甘草为使，调和诸药。方中对药海螵蛸、浙贝母、瓦楞子制酸和胃；《长沙药解》载瓜蒌"开胸膈之痹结，涤涎沫之胶黏，最洗瘀浊，善解懊憹"，其与胆南星相伍，清热化痰；厚朴与枳实相合，增强行气之力。二诊仍口苦，故加柴胡、黄芩，合"小柴胡汤"之意，疏肝理气、清解少阳郁热。三诊诸症明显减轻，调方继服，巩固疗效。

医案 19 肝胃不和

丁某，男，54 岁。

初诊：2021 年 9 月 18 日

主诉：胃脘部胀满不适 9 月余。

临床表现：患者诉 2020 年 12 月于外院行食管癌手术，病理检查示：食管溃疡性鳞状细胞癌（中 – 低分化）；查胃镜示：慢性萎缩性胃炎伴胆汁反流。幽门螺杆菌检测为阴性。刻下见：胃脘部胀满不适，伴反酸烧心，嗳气频作，口干口苦，心悸、胸闷、气短，素体消瘦，纳眠可，便溏，舌红，苔白厚腻，脉弦滑。既往高血压、糖尿病病史，规律口服药物（具体药物不详），血糖、血压控制良好。

西医诊断：1. 慢性萎缩性胃炎伴胆汁反流

　　　　　　　2. 食管恶性肿瘤（术后）

中医诊断：胃痞

证型：肝胃不和

治则：疏肝理气，运脾化湿

处方：自拟"小柴平汤"加味

柴胡 12g，黄芩 12g，姜半夏 12g，党参 15g，苍术 15g，陈皮 15g，厚朴 12g，海螵蛸 15g，煅瓦楞子（先煎）15g，浙贝母 10g，广藿香 12g，佩兰 15g，石菖蒲 20g，白芷 10g。

共 7 剂，每日 1 剂，水煎 600mL，分 3 次温服（每次约 200mL，餐后 1 小时口服）。

二诊：2021 年 9 月 25 日

胃脘部胀满明显缓解，仍嗳气、口干。上方去党参，加太子参 15g、黄连 6g、蜜旋覆花（包煎）15g、赭石（先煎）15g、紫苏梗 12g。继服 7 剂，煎服方法同前。

三诊：2021 年 10 月 8 日

诸症明显减轻。上方去煅瓦楞子、浙贝母，加葛根 12g。继服 7 剂，煎服方法同前。

1 个月后随访得知，患者症状基本消失。

按语

《素问·举痛论》曰"怒则气上，……思则心有所存……故气结矣"[①]，又《脾胃论》言"因喜怒忧恐，损耗元气，资助心火。火与元气不两立，火胜则乘其土位，此所以病也"，认为七情过极可致气机逆乱。《临证指南医案》载："肝为起病之源，胃为传病之所""肝病必犯土，是侮其所胜

——————————

①田代华整理. 黄帝内经·素问[M]. 北京：人民卫生出版社，2005：78，79.

也，本脏现症"。①《素问·六元正纪大论》云："太阴所至，为积饮否隔。"汪龙德主任医师认为胃痞病位虽在中焦脾胃，但与肝之疏泄密切相关，肝疏泄失司，气机不畅，脾胃升降失常，中焦痞塞不通，发为痞满，肝、脾、胃失去了"以通为用"的功能，因此胃痞的治疗要在辨证的基础上重视疏肝理气，同时脾失健运，运化失司，痰湿内生，故亦要运脾化湿方能生效，因此，方用自拟"小柴平汤"加味，即小柴胡汤合平胃散。小柴胡汤出自《伤寒论·辨太阳病脉证并治中》第96条："伤寒五六日中风，往来寒热，胸胁苦满，嘿嘿不欲饮食，心烦喜呕，或胸中烦而不呕，或渴，或腹中痛，或胁下痞硬，或心下悸，小便不利，或不渴，身有微热，或咳者，小柴胡汤主之。"②柴胡为君，疏利少阳气机，不只在于胆，更在于三焦，因三焦主司全身气机；黄芩苦寒清郁火，半夏辛温化水饮，参草味甘配大枣，共助元气御外邪。平胃散原出自周应所著《简要济众方》卷5，后收录于《太平惠民和剂局方》卷3，由苍术、厚朴、陈皮、甘草组成，生姜、大枣为引，经历史淘沙，被誉为经典之方，历代医家创造的许多芳香化湿方剂都是在此基础上化裁而成，临床疗效确切③。方中对药海螵蛸、瓦楞子、浙贝母制酸和胃，藿香、佩兰、石菖蒲、白芷芳香醒脾化湿。二诊

---

① (清)叶天士撰；苏礼，等整理.临证指南医案[M].北京：人民卫生出版社，2006：123，133.

② (汉)张仲景述；(晋)王叔和撰次；钱超尘，郝万山整理.伤寒论[M].北京：人民卫生出版社，2005：46.

③ 罗玉熙.平胃散治疗湿困脾胃证大鼠的作用机制初探[D].成都：成都中医药大学，2007.

患者仍嗳气、口干，故加旋覆花、赭石、紫苏梗和胃降逆止嗳，党参易太子参以益气养阴、生津止渴；黄连与半夏、黄芩相伍，合"半夏泻心汤"之意，辛开苦降，消痞除满。三诊诸症明显减轻，去瓦楞子、浙贝母，葛根在《神农本草经》中说"其主消渴者……，升腾胃气，气上则津液生也"，故加葛根以生津止渴，继服巩固疗效。

医案20 脾虚湿阻

朱某某，男，51岁。

初诊：2021年9月11日

主诉：胃脘部胀满不适3月余。

临床表现：患者诉3个月前饱食后出现胃脘部膜胀不适，伴嗳气频作，反酸，偶有烧心，眠差，纳可，二便调，舌淡红，苔白腻，脉滑。曾于2020年因"胃恶性肿瘤"行"胃大部切除术"，术后恢复可。查胃镜示：萎缩性胃炎伴胆汁反流。幽门螺杆菌检测为阴性。

西医诊断：1. 胃食管反流病

2. 胃恶性肿瘤（术后）

中医诊断：脾虚湿阻

证型：脾虚湿阻

治则：燥湿运脾，行气和胃

处方：平胃散加减

苍术12g，陈皮12g，厚朴12g，炙甘草6g，广藿香12g，佩兰15g，石菖蒲15g，白芷10g、海螵蛸15g，浙贝母 10g，煅瓦楞子（先煎）15g，鸡内金 15g，姜半夏 12g，醋香附 12g，盐川楝子 10g，麸炒枳壳 15g，茯神 15g，太子参30g，黄芪 50g，白花蛇舌草 30g，半枝莲 30g。

共 7 剂，每日 1 剂，水煎 600mL，分 3 次温服（每次约200mL，餐后 1 小时口服）。

二诊：2021 年 9 月 18 日

胃脘部膜胀明显缓解，梢有腹痛，仍眠差、反酸、烧心，舌淡红，苔白腻，脉滑。上方去苍术，加白术 15g、烫刺猬皮 10g。继服 7 剂，煎服方法同前。

三诊：2021 年 9 月 25 日

诸症明显减轻。继服 14 剂，煎服方法同前。

1 个月后随访得知，患者症状基本消失。

按语

《素问·评热病论》曰："邪之所凑，其气必虚。"[1]《证治汇补·痞满》云："大抵心下痞闷，必是脾胃受亏，浊气夹痰，不能运化为患。"《丹溪心法·痞》载："脾气不和，中央痞塞，皆土邪之所为也。"脾胃为后天之本，脾主升，胃主降，脾胃受损或虚弱导致脾虚不运，气机升降失调，气化不利，水湿内生，最终痞满形成，故治疗以燥湿健脾、行气消痞为主，方用平胃散加味。平胃散为治疗脾虚湿阻证之良方，方中苍术为君，入中焦燥湿健脾，使湿去则脾运有权，脾健则湿邪得化；厚朴为臣，善于行气燥湿、消

---

①田代华整理．黄帝内经·素问［M］．北京：人民卫生出版社，2005：66.

胀除满，君臣相合，使滞气得行，湿浊得化；陈皮为佐，理气健脾、燥湿化痰，以助苍术、厚朴之力；生姜、大枣、甘草相伍，益气健脾和中。方中对药海螵蛸、浙贝母、瓦楞子制酸和胃；《本草经解》载"白芷入肝散风，芳香燥湿"，与对药藿香、佩兰、石菖蒲相合，醒脾化湿，使湿去脾得运；《名医别录》云"茯神，味甘平，主风眩、风虚、五劳、七伤，口干，止惊悸……安魂魄，养精神"，功擅宁心安神；《雷公炮制药性解》言"枳壳，主下胸中至高之气，消心中痞塞之痰，泄腹中滞塞之气，去胃中隔宿之食……"，与对药香附、川楝子合用，增强行气消痞之力；太子参，补气养阴，现代药理学研究显示，本品含有多种氨基酸，具有免疫调节作用，并且可以减轻损伤和修复炎症损伤；[①]《长沙药解》曰"黄芪，入肺胃而补气，走经络而益营……虚劳里急更良，善达皮腠，专通肌表"，故重用太子参、黄芪益气扶正；《神农本草经疏》载"半夏，主心下坚，下气，肠鸣，消心腹胸膈痰热满结，心下急痛坚痞，时气呕逆"，现代药理学研究显示，本品含有琥珀酸、草酸钙针晶、甘草次酸等成分，可抑制胃蛋白酶活性以及应激性胃溃疡的发生；[②] 鸡内金消食化积、助脾运化，现代药理学研究显示，本品含氨基酸、胃蛋白酶等，可明显增强胃的消化功能，促进胃排空；[③] 半枝莲最早载于《外科正宗》，具有清热解

---

①宋叶，林东，梅全喜，等. 太子参化学成分及药理作用研究进展[J]. 中国药师，2019，22(8)：1506－1510.

②高振杰，罗沙，周建雄，等. 半夏的研究进展[J]. 四川中医，2019，37(4)：212－215.

③孙爱萍，袁波，杨玉军，等. 鸡内金炮制的现代研究进展[J]. 中南药学，2018，16(6)：807－811.

毒、散瘀止血、利尿消肿的功效，现代药理学研究表明，半枝莲的水提物和醇提物均有明显的抗肺癌、肝癌、乳腺癌、绒膜上皮癌的活性；[①] 白花蛇舌草清热解毒、利湿通淋，现代药理学研究发现，白花蛇舌草具有抗氧化、抗菌消炎、保肝利胆、抗肿瘤等作用，特别对多种肿瘤细胞（如人胶质瘤 U87 细胞、膀胱癌 EJ 细胞、鼻咽癌 CNE2 细胞、胃癌 7901 细胞）有 定的抑制作用。[②] 二诊症状明显减轻，苍术易白术，增强健脾益气之力，加刺猬皮化瘀止痛，《本草经疏》载："刺猬皮治大肠湿热血热为病……阴肿痛引腰背，腹痛疝积，皆下焦湿热邪气留结所致，辛以散之，苦以泻之，故主之也。"现代研究表明，刺猬皮上层的刺主含角蛋白，下层的真皮层，主含胶原与其他蛋白质（如弹性硬蛋白和脂肪等），具有凉血、解毒、止痛的功效，用于治疗胃脘疼痛、反胃呕吐、便血、血痢和痔疮等症。[③]

医案 21　湿浊蕴脾

宋清霞，女，74 岁。

初诊：2021 年 8 月 13 日

主诉：胃脘部胀满不适 3 年余。

---

①肖海涛. 半枝莲化学成分研究［D］. 沈阳：沈阳药科大学，2006.

②张轲. 白花蛇舌草化学成分研究［D］. 北京：中国中医科学院，2016.

③李冬，曲晓波，李娜，等. 动物药整理研究——刺猬皮［J］. 吉林中医药，2009，29（5）：422－423.

临床表现： 患者诉 3 年前因胆囊切除术后出现胃脘部胀满不适，伴后背胀痛，反酸，偶有烧心，嗳气频作，纳眠可，便溏，舌淡红苔白腻，脉濡滑。患者未行胃镜检查，幽门螺杆菌检测为阴性。

西医诊断： 胆囊切除术后综合征

中医诊断： 胃痞

证型： 湿浊蕴脾

治则： 宣通气机，燥湿利水

处方： 藿朴夏苓汤合五苓散加味

广藿香 12g，厚朴 12g，姜半夏 12g，茯苓 15g，猪苓 12g，泽泻 10g，桂枝 10g，白术 12g，石菖蒲 15g，羌活 10g，姜黄 10g，蜜旋覆花（包煎）15g，赭石（先煎）30g，紫苏梗 12g，海螵蛸 20g，浙贝母 10g，煅瓦楞子（先煎）20g，陈皮 12g，淡竹叶 6g，黄连 6g。

共 7 剂，每日 1 剂，水煎 600mL，分 3 次温服（每次约 200mL，餐后 1 小时口服）。

二诊： 2021 年 8 月 20 日

诸症减轻。效不更方，继服 7 剂，煎服方法同前。

1 个月后随访得知，患者无不适。

按语

《兰室秘藏·中满腹胀论》云："脾湿有余，腹满食不化……亦有膏粱之人，湿热郁于内，而成胀满者。"《冯氏锦囊秘录·脾胃方论大小合参》云："肥人体倦，脾胃不和，食不饱闷，此胃有痰湿，郁滞中焦，以致清阳不升，浊阴不降，痞塞填病。"《丹溪心法·痞》曰："有中气虚，不能运化精微为痞者；有饮食痰积，不能化为痞者；有湿热太甚为痞者。"脾胃为后天之本，脾为阴土，喜燥恶湿，主运化水湿与水谷精微，其气以升为健，化生气血，散精濡养机体；胃为阳土，喜润恶燥，主受纳腐熟水谷，其气以和降为顺，为五脏六腑之大源，乃多气多血之腑。脾胃互为表里，同居中焦，纳运相合，升降相因，燥湿相济，为升降之枢纽，若内伤饮食、情志失调及劳倦过度，损伤脾胃，脾失健运，水湿内停，湿浊蕴脾，阻滞气机，则作痞满，故治疗以宣通气机、燥湿利水为先，方用藿朴夏苓汤合五苓散加味。

藿朴夏苓汤首次记载于清代石寿棠编著的《医原·湿气论》："邪在气分当分湿多、热多。湿多者……治法总以轻开肺气为先，肺主一身之气，气化则湿化，即有兼邪，亦与之俱化。湿气弥漫，本无形质，宜用体轻而味辛淡者治之，辛如杏仁、蔻仁、半夏、厚朴，淡如薏苡仁、通草、茯苓、猪苓、泽泻之类，兼寒者，恶寒，无汗，前法酌加……豆豉、葱白、生姜之类。"[1]又曰："为治湿温、湿热、湿浊挟秽之初方。"《重订广温热论》云："藿朴夏苓汤，杜藿香二钱，真川朴一钱，姜半夏一钱五分，赤苓三钱，光杏仁三钱，生薏苡仁四钱，白蔻末六分，猪苓一钱五分，淡豆豉三钱，建泽泻一钱五分。"[2]藿香、淡豆豉芳香宣透疏表湿；半夏、厚朴燥湿运脾，使脾气健运，不被水湿所困；杏仁开宣肺气，使肺气宣发肃降如常，则水道调畅；茯苓、

---

①石寿棠.医原[M].南京：江苏科技出版社，1983：94.

②戴天章.重订广温热论[M].北京：人民卫生出版社，1960：7.

猪苓、泽泻、薏苡仁淡渗利湿，使水道得以通畅，则湿有去路。

　　五苓散出自《伤寒论·辨太阳病脉证并治上》第71条："太阳病，发汗后，大汗出，胃中干，烦躁不得眠，欲得饮水者，少少与饮之，令胃气和则愈。若脉浮、小便不利、微热消渴者，五苓散主之。猪苓十八铢（去皮）、泽泻一两六铢、白术十八铢、茯苓十八铢、桂枝半两（去皮）。"①成无己以经释论认为："苓，号令之令矣。通行津液，克伐肾邪，专为号令者，苓之功也。五苓之中，茯苓为主，故曰五苓散。茯苓味甘平，猪苓味甘平，甘虽甘也，终归甘淡。《素问·至真要大论》曰：'淡味渗泄为阳'，白术味甘温，脾恶湿，水饮内蓄，则脾气不治，益脾胜湿，必以甘为助，故以白术为佐。泽泻味咸寒，《素问·至真要大论》曰：'咸味下泄为阴，泄饮导溺，必以咸为助'，故以泽泻为使。桂枝辛热，肾恶燥，水蓄不行则肾气燥，《素问·脏气法时论》曰：'肾恶燥，急食辛以润之'，散湿润燥，故以桂枝为使。多饮暖水，令汗出愈者，以辛散水气外泄，是以汗润而解也。"②五苓散甘淡渗湿、温阳化气，增强利水之力，使湿邪从小便而去，其病乃愈。

　　《灵枢·经筋》云："足阳明之筋，起于中三指，结于跗上，邪外上加于辅骨，上结于膝外廉，直上结于髀枢，上

――――――――――

　　①（汉）张仲景述；（晋）王叔和撰次；钱超尘，郝万山整理．伤寒论[M]．北京：人民卫生出版社，2005：42.
　　②成无己．伤寒明理论[M]．北京：中国中医药出版社，2009：78－79.

循胁，属脊。"① 由此可见，足阳明经之经筋顺胁部连脊柱，若胃气不和，阳明经气不利，则后背胀痛。汪龙德主任医师临证之时，善用对药羌活、姜黄通络止痛，《医学启源》指出羌活善入足太阳膀胱经，足太阳脉合督脉布于脊背，对颈项、脊背之疼痛颇有良效，现代药理研究表明，羌活中含香豆素类、甾醇类化合物、倍半萜类、羌活醇及其挥发油，具有良好的消炎、镇痛、解热、抗氧化、抗肿瘤以及免疫抑制等作用；② 《玉楸药解》言"姜黄，破血化癥，消肿败毒……止心腹疼痛……"，现代药理研究表明，姜黄中的主要有效成分有姜黄素和挥发油，其中姜黄素具有一定的抗炎、抗氧化、抑癌、镇痛等药理作用。③ 方中对药旋覆花、赭石、紫苏梗降逆止嗳；海螵蛸、浙贝母、瓦楞子制酸止痛；淡竹叶甘寒渗利，疏利小便；陈皮与白术、厚朴相伍，合"平胃散"之意，燥湿健脾，伍以石菖蒲芳香化湿、醒脾和胃；湿浊停聚，久蕴化热，湿热相合，如油入面，胶结难解，故佐以黄连清热燥湿。纵观全方，辛温芳香、辛开苦降、淡渗并用，共奏宣通气机、燥湿利水之功。

①田代华，刘更生整理.灵枢经[M].北京：人民卫生出版社，2005：46.

②KASPER，FAUCI，HAUUSER，等.哈里森内科学（第19版）·免疫与风湿性疾病分册[M].王拥军主译.北京：北京大学医学出版社，2016：139－144.

③郭芳，顾哲，贾训利，等.药用植物姜黄的研究进展[J].安徽农业科学，2022，50（16）：14－19.

医案 22　脾虚不运

张某某，女，29 岁。

初诊：2021 年 8 月 13 日

主诉：胃脘部胀满不适 2 年余。

临床表现：患者诉 2 年前出现胃脘部胀满不适，饱食后尤甚，伴食欲不振，神疲乏力，形体消瘦，面色少华，眠差，大便干结，一两日一行，舌淡，苔薄黄微腻，脉弦。查体：腹壁无静脉曲张，腹部平坦，无压痛及反跳痛。幽门螺杆菌检测为阴性。

西医诊断：功能性消化不良

中医诊断：胃痞

证型：脾虚不运

治则：健脾益气，消积助运

处方：自拟"参术运脾汤"加味

太子参 15g，麸炒白术 15g，白芷 10g，酒大黄 6g，柴胡 12g，升麻 12g，槟榔 10g，瓜蒌 15g，鸡内金 15g，山楂 15g，麦芽 15g，陈皮 12g，厚朴 12g，醋香附 12g，盐川楝子 10g，茯神 15g。

共 7 剂，每日 1 剂，水煎 600mL，分 3 次温服（每次约 200mL，餐后 1 小时口服）。

3 周后随访得知，患者诸症消失。

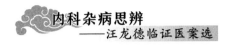

按语

　　《三因极一病证方论·九痛叙论》曰"饮食劳逸，触忤非类，使脏气不平，痞隔于中"，《丹溪心法·痞》云"脾气不和，中央痞塞，皆土邪之所为也"，明确指出胃痞的病位在脾胃，其病机为脾气不和。《幼幼集成·积食证治》载："脾虚不运则气不流行，气不流行则停滞而为积，或作泻痢，或成痞，或致饮食减少。"脾胃为后天之本，气血生化之源，脾主升，胃主降，亦为气机升降之枢纽，若素体脾胃虚弱，斡旋不及，则中焦气机升降失司，脾不升清，胃不降浊，故而作痞；脾虚不运，积滞内停，郁久化热，易于耗伤阴津，致肠道失润，则食欲不振、大便干结；汪龙德主任医师临证之时，以健脾益气、消积助运立法，方用自拟"参术运脾汤"加味，效如桴鼓。

　　自拟"参术运脾汤"由太子参、白术、白芷、酒大黄、柴胡、升麻、槟榔、瓜蒌8味药组成。太子参为君，味甘微苦而性平，益气健脾，生津润肺，为气阴双补之品，现代药理研究表明，太子参具有抗应激、抗疲劳、降血糖、降血脂、增强免疫功能、改善记忆力障碍、延缓肾小球硬化等作用。[①] 白术为臣，健脾益气，《神农本草经疏》记载，白术可除心下急满、益津液，亦可消食暖胃。风药之白芷，一则轻清上浮，升发脾胃清阳之气，二则燥湿和中，《本草经集注》曰："白芷，治久渴，吐泻，两胁满"；大黄酒制

---

　　①汪剑飞．太子参药理研究新进展[J]．实用药物与临床，2013，16（04）：333 - 334.

内科杂病思辨
——汪龙德临证医案选

后，其泻下之力得缓，苦降泄热、逐瘀化滞，使陈者去新者生；槟榔味苦辛，性温，归胃、大肠经，具有杀虫、消积、行气、利水等功效，黄元御言其"降浊下气，破郁消满，化水谷之陈宿，行痰饮之停留"；瓜蒌润燥滑肠，宋《本草衍义》言其"治肺燥，热渴，大肠秘"[1]，共为佐药；柴胡、升麻为佐，升举清阳之气，与酒大黄相合，通调气机之升降，气机畅达，清升浊降，则胃痞得安。方中茯神宁心安神；对药香附、川楝子行气消痞；鸡内金、山楂、麦芽消食和胃，健脾助运，《滇南本草》载"鸡内金，宽中健脾，消食磨胃，治小儿乳食结滞，肚大筋青，痞积疳积"；陈皮、厚朴与白术相伍，合"平胃散"之意，燥湿健脾，湿去脾自运。

医案 23　脾胃伏火

王某某，女，33 岁。

初诊：2020 年 9 月 11 日

主诉：胃脘部胀满不适 1 月余，加重 1 周。

现病史：患者诉 1 个月前出现胃脘部胀满不适，1 周前上述症状加重，伴反酸烧心，消谷善饥，渴喜冷饮，唇周溃疡，舌红，苔黄腻，脉滑数。自诉既往胃镜示：慢性浅表性胃炎。幽门螺杆菌检测为阴性。

西医诊断：慢性浅表性胃炎

---

[1] 寇宗奭. 本草衍义[M]. 北京：人民卫生出版社. 1990：112.

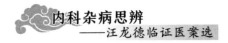

中医诊断：胃痞

证型：脾胃伏火

治则：清泻实火，行气消痞

处方：泻黄散加味

石膏 30g，盐知母 10g，防风 10g，广藿香 12g，栀子 10g，黄连 10g，海螵蛸 15g，浙贝母 10g，煅瓦楞子（先煎）15g，麸炒枳实 15g，黄芩 12g，甘草 6g。

共 7 剂，每日 1 剂，水煎 600mL，分 3 次温服（每次约 200mL，餐后 1 小时口服）。

二诊：2020 年 9 月 18 日

胃脘部胀满不适好转，仍反酸烧心，舌淡红，苔黄腻，脉滑。上方加姜半夏 12g。继服 7 剂，煎服方法同前。

1 个月后随访得知，患者诸症皆平。

按语

伏邪之说源来已久，《伏邪新书》有云"有初感治不得法，正气内伤，邪气内陷，暂时假愈，后仍复作者，亦谓之曰伏邪""有已发治愈，而未能除尽病根，遗邪内伏，后又复发，亦谓之曰伏邪"，认为伏邪乃藏匿体内，逾时而发之邪气。《重订广温热论·论温热即是伏火》言："潜伏既久，蕴酿蒸变，超时而发，无一不同归火化……"[①]故伏藏体内之邪气易从火化，形成伏火之邪。"伏火"亦有外感内

---

①戴天章. 重订广温热论[M]. 北京：人民卫生出版社，1960：151-156.

伤之说,[①] 外感伏火最早源自《黄帝内经》,"冬伤于寒,春必病温",认为凡属于伏气温热病者,皆是伏火作祟,虽外感之邪有寒、暑、燥、湿之不同,但伏藏体内日久,氤氲之气蒸酿运化,皆归同于化火之象;内伤伏火多为正虚邪恋,胶着缠绵、反复发作。由此可知,外感伏火多性燥烈,如脱缰野马,性急势重,内生伏火性柔力缓,徐徐生之,酝酿蒸变,逾时而发,故今所称之"脾胃伏火"则为内伤所致。

"脾胃伏火"理论乃李东垣首创,《脾胃论·脾胃虚则九窍不通论》曰"饮食劳役所伤,自汗小便数,阴火乘土位,清气不生,阳道不行,乃阴血伏火"[②],提出脾胃伏火乃饮食不节、劳倦内伤,正虚邪盛,伏于阴血之火。若饮食寒热失调,或久思忧虑过重,或病久中气耗伤,皆会引起脾胃之气受损,脾胃虚弱,中焦不运,脾之清阳当升不升,胃之浊阴该降不降,清浊之气壅滞中焦,则作痞满;运化失职,聚湿生热,胃火炽盛,伏郁于脾,日久变生伏火,故见消谷善饥、渴喜冷饮等;《医方考》云"唇者,脾之外候;口者,脾之窍,故唇口干燥,知脾火也",由此可见,郁伏于脾胃之火热,可循经上冲于口唇,灼津炼液,致唇周溃疡。汪龙德主任医师认为治疗脾胃伏火证时,须忌大剂苦寒清解,宜攻补兼施,宣降同调,一则宣散伏火,二则清泻胃热,使伏火得其路而散,胃热下行而解,方用泻

---

①劳伟梅,林晓峰.伏火内外辨惑论[J].江西中医药,2018,49(3):14–16.

②(金)李东垣撰;文魁,丁国华整理.脾胃论[M].北京:人民卫生出版社,2005:62.

黄散加味。泻黄散出自宋代钱乙所著《小儿药证直诀》，原方为"藿香叶七钱、山栀子仁一钱、石膏五钱、甘草三两、防风四两"，具有清泻脾胃伏火之效。山栀子苦泻积热，石膏胜热以寒，藿香辛散悦脾，生甘草味甘走脾，可清热泻火，一派甘寒之品中夹防风之微热者，取其风药辛润之性，发越脾气而升散其伏火也，又有寒热共用，制约他药苦寒之性较重之妙。[①]《土扯尚医书六种·退思集类方歌注》载："重用防风者，能发脾中之伏火，又能于土中泻木也……此治脾胃郁蒸之火，肌肉热烦渴而无汗者，故加防风、藿香，兼取火郁则发之义也。"方中重用石膏清热泻火、除烦止渴。《医学衷中参西录·药物解篇》云："石膏性凉而能散，有透表解肌之力，为清阳明胃腑实热之圣药，无论内伤、外感用之皆效。"知母与石膏、甘草相伍，寓"白虎汤"之意，清泻阳明实热；对药海螵蛸、浙贝母、瓦楞子制酸和胃；黄芩、黄连相合，苦寒燥湿，使湿去热孤；枳实行气除痞，《本草经集注》言"枳实，除胸胁痰癖，逐停水，破结实，消胀满，心下急、痞痛、逆气、胁风痛"。二诊加半夏，与黄芩、黄连相伍，合"半夏泻心汤"之意，辛开苦降，消痞除满。

---

①赵梓芸.加味泻黄散治疗复发性口腔溃疡(脾胃伏火证)的临床观察[D].成都：成都中医药大学，2019.

医案 24　寒热错杂

陈某某，女，32 岁。

初诊：2022 年 1 月 15 日

主诉：胃脘部胀满不适 4 月余。

临床表现：患者诉 4 个月前因饮食不慎出现胃脘部胀满不适，平素多发口腔溃疡，自行服药后未见明显缓解。刻下见：胃脘部胀满不适，伴反酸烧心，嗳气频作，纳眠可，大便干结，日一行，舌红，苔黄腻，脉弦滑。2021 年查腹部彩超未见明显异常；幽门螺杆菌检测为阴性。

西医诊断：慢性浅表性胃炎

中医诊断：胃痞

证型：寒热错杂

治则：辛开苦降，平调寒热，散结消痞

处方：半夏泻心汤加味

姜半夏 12g，黄连 6g，黄芩 10g，干姜 10g，太子参 15g，海螵蛸 15g，煅瓦楞子（先煎）15g，醋香附 12g，盐川楝子 10g，炙甘草 6g，麸炒枳实 15g，瓜蒌 30g，蒲公英 15g，金银花 15g，连翘 12g。

共 7 剂，每日 1 剂，水煎 600mL，分 3 次温服（每次约 200mL，餐后 1 小时口服）。

二诊：2022 年 1 月 22 日

胃脘部胀满不适减轻，口腔溃疡无新发。上方去蒲公英、金银花、连翘。继服 14 剂，煎服方法同前。

后随访得知，患者无不适。

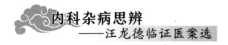

"痞"最早见于《黄帝内经》，至东汉末年张仲景《伤寒杂病论》中明析"满而不痛者，此为痞"，而且还做了"若心下满而硬痛者，此为结胸也"的类证鉴别。《伤寒论·辨发汗吐下后脉证并治》云："伤寒中风，医反下之，其人下利，日数十行，谷不化，腹中雷鸣，心下痞硬而满""太阳病，医发汗，遂发热恶寒，因复下之，心下痞""脉浮而紧，而复下之，紧反入里，则作痞，按之自濡，但气痞耳"。[①]张仲景指出该病为误下伤中，正虚邪陷，升降失调所致，所创制的诸泻心汤方为后世医家所常用。《太平圣惠方》曰"因服冷药太过，致心膈痞满"，《医方考》言"以既伤之中气而邪乘之，则不能升清降浊，痞塞于中，如天地不交而成痞"，若长期使用大量有毒、过热过寒药，或者滥用、误用药物，脾胃伤而寒热生，中焦气机受阻，升降失常，遂成痞满，故治疗当以辛开苦降、平调寒热、散结消痞为先，方用半夏泻心汤加味。

半夏泻心汤出自《伤寒论·辨太阳病脉证并治下》第149条"伤寒五六日，呕而发热者……但满而不痛者，此为痞，柴胡不中与之，宜半夏泻心汤"[②]，《金匮要略·呕吐哕下利

①（汉）张仲景述；（晋）王叔和撰次；钱超尘，郝万山整理．伤寒论[M]．北京：人民卫生出版社，2005：60，61.
②（汉）张仲景述；（晋）王叔和撰次；钱超尘，郝万山整理．伤寒论[M]．北京：人民卫生出版社，2005：59.

病脉证治》亦载"呕而肠鸣，心下痞者，半夏泻心汤主之"[1]，由半夏、干姜、黄连、黄芩、人参、大枣、炙甘草组成，组方简练，配伍精妙，功在平调寒热、辛开苦降、散结除痞，主治寒热互结之痞证。清代黄元御曰："但满而不痛者，此里阴上逆，而为痞也，柴胡汤不中与也，宜半夏泻心汤，参、甘、姜、枣温补中脘之虚寒，黄芩、黄连清泻上焦之郁热，半夏降浊阴而消痞满也。"[2]辛温之半夏为君，燥湿健脾，除痞散结，又擅和胃降逆；臣以干姜之辛热温中散寒，增强半夏醒脾健运之力；芩、连之苦寒以沉降泄热，散结开痞；佐以大枣、人参甘温补气，健脾补虚；炙甘草为使，益脾和中，调和诸药。方中人参易太子参，取其甘润之性，健脾益气而不助热；对药海螵蛸、瓦楞子制酸止痛；香附、川楝子与枳实相伍，增强行气消痞之力；中焦气机不利，郁而化热化火，火热循经上犯，则口腔多发溃疡，故加蒲公英、金银花、连翘清解上焦郁热；大剂瓜蒌润肠通便，兼顾次症。全方旨在苦辛用以顺其升降，甘温伍以调补中焦，补泻同施以扶正祛邪，具有和胃降逆、散结开痞之功。

①（汉）张仲景撰；何任，何若苹整理.金匮要略[M].北京：人民卫生出版社，2005：64.

②黄元御.黄元御医学全书[M].北京：中国医药科技出版社，2016：365-482.

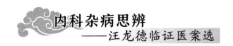

医案 25 脾虚湿滞

康某某，男，33 岁。

初诊：2022 年 9 月 13 日

主诉：胃脘部胀满半月余。

临床表现：患者诉半月前出现胃脘部胀满，伴纳呆，精神欠佳，倦怠乏力，眠可，二便调，舌淡，苔白滑，脉沉迟。2022 年 9 月 1 日于外院因"食管静脉曲张破裂出血"行"食管静脉曲张套扎治疗手术"，术后诊断：食管静脉曲张套扎治疗术后；肝硬化失代偿期；脾大；慢性乙型病毒性肝炎；失血性贫血。

西医诊断：1. 食管静脉曲张套扎治疗术后

　　　　　　2. 肝硬化失代偿期

　　　　　　3. 脾大

　　　　　　4. 慢性乙型病毒性肝炎

　　　　　　5. 失血性贫血

中医诊断：胃痞

证型：脾虚湿滞

治则：健脾化湿，行气保肝

处方：实脾饮加味

麸炒白术 12g，茯苓 12g，木瓜 10g，厚朴 12g，木香 10g，大腹毛 15g，丹参 10g，赤芍 10g，黄芪 30g，当归 10g，虎杖 12g，醋鳖甲（先煎）10g，白茅根 15g，柴胡 10g，土鳖虫 6g。

共 7 剂，每日 1 剂，水煎 600mL，分 3 次温服（每次约 200mL，餐后 1 小时口服）。

二诊：2022 年 9 月 20 日

诸症减轻，夜间小便频数，舌淡，苔白滑，脉沉迟。上方去茯苓、土鳖虫，加覆盆子 10g、盐益智仁 10g。继服 7 剂，煎服方法同前。

后随访得知，患者诸症明显缓解。

按语

春秋战国时期，便有胃痞病的记载。《素问·五常政大论》云："备化之纪……其令湿，其脏脾……其病否""卑监之纪……其发濡滞，其脏脾……其病留满否塞"。[①]《素问·异法方宜论》云："脏寒生满病。"[②]脾胃乃后天之本、气血生化之源，维持机体的生命活动；肝藏血，主疏泄，调畅全身气机，肝脾协调，则肝气畅达，疏泄如常，脾升胃降，运化有序。《血证论·脏腑病机论》曾言："木之性主于疏泄，食气入胃，全赖肝木之气以疏泄之，而水谷乃化；设肝之清阳不升，则不能疏泄水谷，渗泄中满之症在所不免。"该患者肝病为患，肝失疏泄，肝病传脾，升降失常，脾失健运，胃失通降，气机不利，则见胃脘部胀满，故治疗当以健脾祛湿、保肝理气为要，方用实脾饮加减。实脾

---

①田代华整理.黄帝内经·素问［M］.北京：人民卫生出版社，2005：145 - 147.

②田代华整理.黄帝内经·素问［M］.北京：人民卫生出版社，2005：24.

饮出自《严氏济生方》，方中白术甘温补虚，苦温燥湿，是"补气健脾第一要药"，还可生血[1]、保肝、抗肿瘤[2]；茯苓性味甘平，健脾渗湿，可使中焦清升浊降，湿无所聚，还有护肝强身之能；[3] 木瓜味酸，入肝脾二经，可化湿和胃，兼有保肝之能。[4] 三药相伍，标本兼治，湿去则中焦得运，脾健肝强则外邪渐除。厚朴苦燥辛散，祛湿下气，除胀消积，木香辛行苦泄，能温通三焦，行气健脾，和胃消食；大腹毛辛散入脾，可行气宽中，《本草纲目》载："降逆气，消肌肤中水气浮肿，脚气壅逆，瘴疟痞满，胎气恶阻胀闷。"三药相配调中健脾，理气燥湿之力尤增。丹参入肝经，能保护肝细胞损伤，抗肝纤维化，并促进肝细胞再生，[5] 丹参总提取物可抗疲劳；[6] 赤芍入肝经血分，具有保肝护肝之能；[7] 黄芪甘温，生津养血，补气升阳，为补益脾气之要

①后盾，吴正翔．黄芪、白术对再生障碍性贫血骨髓红系造血祖细胞促增殖作用的实验研究［J］．江西中医学院学报，1999，11（1）：28.

②张晓娟，左冬冬．白术化学成分及药理作用研究新进展［J］．中医药信息，2018，35（6）：101 - 106.

③许浩，卢静，曲彩红．茯苓多糖的药理作用研究概况［J］．临床合理用药杂志，2015（16）：175 - 176.

④陈壮，肖刚，覃洪含．木瓜提取物对实验性肝损伤小鼠的保护作用［J］．医药导报，2013，32（5）：596 - 599.

⑤张谊，王立晖，王惠霞，等．丹参酮ⅡA在肝脏疾病中的作用及其新剂型的研究进展［J］．中国药理学通报，2020，36（5）：596 - 599.

⑥高丽杰，杨丽君，黄志强．丹参总提物抗运动性疲劳作用研究［J］．中国中医基础医学杂志，2011，17（9）：966 - 967，970.

⑦吴玲芳，王子墨，赫柯芊，等．赤芍的化学成分和药理作用研究概况［J］．中国实验方剂学杂志，2021，27（18）：198 - 206.

药，且有保肝之能；① 当归甘温质润，长于补血，为补血之圣药，四药相配，养血补肝。虎杖苦寒利湿，活血散瘀；鳖甲咸寒滋阴，软坚散结，现代药理研究表明，鳖甲能增强免疫功能，促进造血功能，提高血红蛋白含量，保护肝功能，抗肝纤维化，抗疲劳。② 白茅根味涩，其性寒凉苦泄，可收敛止血，有止血、抗肝炎之功。③ 柴胡辛行苦泄，可畅达肝气，升举脾胃清阳，还可保肝，促进免疫功能。④ 土鳖虫入肝经血分，可活血消癥通经。诸药合用，共奏保肝健脾，理气祛湿之功。二诊诉夜间小便频数，故加覆盆子，甘温以补益肝肾，味酸而固精缩尿；益智仁收涩缩尿，暖肾温脾，补益而兼收涩之性。

---

①姜辉，顾胜龙，张玉婷，等．黄芪化学成分和药理作用研究进展[J]．安徽中医药大学学报，2020，39(5)：93 - 96.

②温欣，周洪雷．鳖甲化学成分和药理药效研究进展[J]．西北药学杂志，2008，23(2)：122 - 124.

③江灵礼，苗明三．白茅根化学、药理与临床应用探讨[J]．中医学报，2014，29(5)：713 - 715.

④杨志刚，陈阿琴，孙红祥，等．柴胡皂苷药理作用研究进展[J]．中国兽药杂志，2005，39(5)：27 - 30.

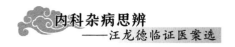

吐 酸

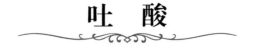

医案 26 胃中虚寒， 浊阴上逆

赵某某，男，67 岁。

初诊：2019 年 11 月 2 日

主诉：间断性反酸 2 年余，加重 1 个月。

临床表现：患者诉 2 年前出现间断性反酸，饱食后尤甚，1 个月前上述症状加重，伴嗳气不止，喜唾涎沫，偶觉胃脘部寒凉不适，纳眠可，二便调，舌淡，苔白腻水滑，脉沉紧。既往曾于当地某医院行"胃大部切除术"。

西医诊断：胃食管反流病

中医诊断：吐酸

证型：胃中虚寒，浊阴上逆

治则：温阳补虚，和胃降逆

处方：吴茱萸汤合乌贝散加味

吴茱萸 10g，干姜 10g，党参 30g，海螵蛸 20g，浙贝母 10g，煅瓦楞子（先煎）20g，蜜旋覆花（包煎）15g，赭石（先煎）30g，紫苏梗 12g，沉香（后下）3g，陈皮 12g，砂仁（后下）12g，淡附片（先煎）6g，炙淫羊藿 10g，仙茅 10g，炙甘草 6g，炙黄芪 30g。

共 7 剂，每日 1 剂，水煎 600mL，分 3 次温服（每次约 200mL，餐后 1 小时口服）。

二诊：2019 年 11 月 9 日

嗳气明显减轻，仍反酸。上方去淡附片、沉香，赭石减至 15g，加珍珠母 20g。继服 7 剂，煎服方法同前。

后随访得知，患者偶有反酸，再无嗳气，余无不适。

按语

吐酸首见于《黄帝内经》，《素问·至真要大论》曰："诸呕吐酸，暴注下迫，皆属于热。"[1]《局方发挥》言："吐酸是吐出酸水如醋……遂作酸味。"《景岳全书》："服满少食，吐涎呕恶，吞酸嗳气，谵语多思者，病在脾胃。"薛己《内科摘要》云："胸膈不利，吞酸嗳腐。"《证治汇补·吞酸》载"大凡积滞中焦，久郁成热，则本从火化，因而作酸者，酸之热也；若客寒犯胃，顷刻成酸，本无郁热，因寒所化者，酸之寒也"，认为吐酸不仅有热而且有寒，并与胃有关。脾胃乃后天之本，二者升降相应，则中州得畅，而无贼气上逆之势。该患者病症主因胃中虚寒，则无阳以化，水饮内生，浊阴上犯，遂见反酸及多唾涎沫等，正如《素问·举痛论》所云"寒气客于肠胃，厥逆上出"[2]，病性属虚属寒，治疗当以温阳补虚、和胃降逆为先，方用吴茱萸汤

---

[1]田代华整理.黄帝内经·素问[M].北京：人民卫生出版社，2005：188.

[2]田代华整理.黄帝内经·素问[M].北京：人民卫生出版社，2005：78.

加味。

吴茱萸汤源于张仲景《伤寒论》中，条文有三：第 243 条"食谷欲呕，属阳明也，吴茱萸汤主之。得汤反剧者，属上焦也"，第 309 条"少阴病，吐利，手足厥冷，烦躁欲死者，吴茱萸汤主之"，第 378 条"干呕，吐涎沫，头痛者，吴茱萸汤主之"，由"吴茱萸一升、人参三两、生姜六两、大枣十二枚"组成。[①]《神农本草经》曰"吴茱萸，味辛，温。主温中，下气止痛，咳逆……开腠理"，功擅温肝暖胃、散寒止痛、降逆止呕，取其"寒淫所胜，平以辛热"之意，为君药。《长沙药解》载"生姜，味辛，性温……降逆止呕，泻满开郁，入肺胃而驱浊……发表之良药"，被誉为"呕家之圣药"，协同吴茱萸温中降逆，为臣药。人参，始载于《神农本草经》，言其"主补五脏，安精神，定魂魄，止惊悸……开心益智"，补气健脾，且生津止渴，安神增智，兼顾过吐伤津，为佐药。大枣甘缓和中，既制吴茱萸、生姜之辛，又助人参补益扶中，为使药。乌贝散由近人王药雨所创制，其组成为海螵蛸、浙贝母，海螵蛸味咸涩，偏于温性，具有收敛之功，可制酸止痛，浙贝母味苦降泄，偏于寒，善于散结化痰，与海螵蛸合用，一温一寒，一敛一散，不失阴阳之平衡，相辅相成，收敛酸水，降泄胃气，主治呕泛酸水。[②]

若嗳气不止，汪龙德主任医师善用沉香与对药旋覆花、

————————

①（汉）张仲景述；（晋）王叔和撰次；钱超尘，郝万山整理. 伤寒论 [M]. 北京：人民卫生出版社，2005：78，89，99.

②陈伟强. 旋覆代赭汤合乌贝散加减方治疗反流性食管炎的临床观察 [D]. 湖北：湖北中医药大学，2013.

赭石、紫苏梗相合，降气除噫。《本草纲目》云："沉香，治上热下寒，气逆喘急，大肠虚闭，小便气淋，男子精冷。"[1]淡附片为附子炮制而成，附片始见于《神农本草经》，世人称之为"百药之长""回阳救逆第一品药"，功擅回阳救逆、补火助阳、散寒止痛；仙茅、淫羊藿合"二仙汤"之意，其与淡附片相伍，补命门，壮肾阳，真阳盛则阴寒衰。方中生姜易干姜，守而不走，温胃散寒，补益火土；陈皮、砂仁相合，温中燥湿、醒脾和胃；大剂黄芪、党参相伍，健脾益气，扶正祛邪；瓦楞子与乌贝散相合，制酸和胃。二诊仍反酸，加珍珠母增强制酸之功。现代药理研究表明，珍珠母的主要成分为碳酸钙，具有中和胃酸的作用。诸药合用，共奏温阳补虚、和胃降逆之功，使阴寒去，逆气平，诸症自除。[2]

医案 27　湿热壅盛，胃气上逆

高某某，男，47 岁。

初诊：2019 年 11 月 16 日

主诉：反酸伴恶心 1 个月。

临床表现：患者诉 1 个月前因饮食不慎后出现反酸时作，伴胃脘部胀满，恶心欲吐，嗳气频作，进食辛辣或甘

①（明）李时珍著；刘衡如点校. 本草纲目：第 3 册[M]. 点校本. 北京：人民卫生出版社，1978：1936 - 1939.

②居明秋，金玲，居明乔. 珍珠母中和胃酸酸量的测定[J]. 中国海洋药物，2000，19(6)：28 - 29.

甜之品症状加重，纳呆，眠可，舌红，苔黄腻，脉滑数。既往胃镜示：慢性萎缩性胃炎，胃食管反流病。幽门螺杆菌检测为阴性。

西医诊断：胃食管反流病

中医诊断：吐酸

证型：湿热壅盛，胃气上逆

治则：清热利湿，制酸和胃

处方：三仁汤合乌贝散加味

炒苦杏仁 10g，薏苡仁 15g，白豆蔻 10g，姜半夏 12g，厚朴 12g，通草 6g，滑石粉（包煎）20g，淡竹叶 6g，蜜旋覆花（包煎）15g，赭石（先煎）30g，紫苏梗 12g，广藿香 12g，佩兰 15g，石菖蒲 15g，苍术 15g，陈皮 12g，黄连 6g，黄芩 12g，栀子 12g，海螵蛸 15g，浙贝母 10g，煅瓦楞子（先煎）15g。

共 7 剂，每日 1 剂，水煎 600mL，分 3 次温服（每次约 200mL，餐后 1 小时口服）。

二诊：2019 年 11 月 23 日

反酸及嗳气明显减轻，舌淡红，苔白腻，脉滑。上方去广藿香、黄芩、栀子、通草，加白芷 10g、茯苓 12g。继服 7 剂，煎服方法同前。

1 个月后随访得知，患者症状基本缓解。

按语 ❀

《医林绳墨》云："吐酸者，吐出酸苦之水，此由胃气不行，脾气不运，饮食痰涎津液俱化为水，郁而停久，以成酸也。"《丹溪心法·吞酸》："吐酸……平时津液随上升之气郁积而久，湿中生热，故以火化，遂作酸味，非热而何？

其有郁积之久……咯不得上，咽不得下，肌表得风寒则内热愈郁，而酸吐刺心。"该患者主因脾胃运化失职，湿浊内生，郁而化热，湿热互结蕴蒸，致气血壅塞，通降失司，胃气上逆，发为本病。汪龙德主任医师临证之时，认为凡属湿热壅盛所致诸病，皆可运用三仁汤加味治疗，使湿去热自孤，其病乃愈。三仁汤出自清朝名医吴鞠通《温病条辨》上焦篇，原文"头痛恶寒……三仁汤主之"。清代医家刘恒瑞《伏邪新书》有云："湿邪伏于两太阴者……口淡舌白滑，苔薄，胸闷，饮入辄胀，食不消，腹胀或自利溏泻……三仁汤亦可选用。"[①] 苦杏仁宣畅上焦肺气，肺气通利则湿化；白豆蔻气味芳香，化湿行气，舒畅中焦之气郁，薏苡仁性甘寒、凉润，渗利疏导下焦，利水渗湿而不伤阴，同时兼有健脾除湿之功，此即是三仁"宣上、畅中、渗下"三法，共为君药。滑石、通草、淡竹叶皆为甘寒之品，可导湿邪从小便而出，共为臣药。半夏、厚朴燥湿下气、消痞除满，气畅则湿行。纵观全方，祛湿药居多，如化湿宣肺之杏仁，燥湿和胃之白豆蔻、厚朴、半夏，淡渗利湿之薏苡仁、滑石、通草、竹叶，清热之力不强，全方寓"祛湿为主，清热为辅"之意，诚如叶天士所云："渗湿于热下。不与热相抟，势必孤矣。"[②] 乌贝散由海螵蛸、浙贝母组成，可制酸和中，现代药理研究表明，海螵蛸主要成分为碳酸钙，能缩小溃疡面，中和胃酸，使胃内 pH 下降，改善胃蛋

---

① 王川.三仁汤合四君子汤加减治疗脾虚湿阻型 CFS 的临床观察 [D]. 广州：广州中医药大学，2019.

② 张平，谭琰，高峰，等.三仁汤中三焦理论的临床应用及优势探讨 [J]. 中国实验方剂学杂志，2021，27(7)：193 - 200.

白酶活性，具有成骨和降磷作用。① 方中栀子擅清中上焦火热，《神农本草经》载"栀子，味苦寒，主五内邪气，胃中热气……疮疡"；对药藿香、佩兰、石菖蒲芳香醒脾化湿；旋覆花、赭石、紫苏梗下气除嗳，降逆止呕；苍术、陈皮与厚朴，合"平胃散"，燥湿运脾，恢复脾胃运化水湿之功；黄芩、黄连与姜半夏相伍，合"半夏泻心汤"之意，辛开苦降，消痞除满；瓦楞子助乌贝散制酸和胃。二诊病情减轻，原方去藿香、黄芩、栀子、通草，加白芷、茯苓健脾祛湿，湿去则热消。

医案 28 肝火犯胃

王某，女，46 岁。

初诊：2019 年 11 月 16 日

主诉：反酸伴嗳气频作半月余。

临床表现：患者诉半月前出现反酸，伴胃脘部烧灼感，嗳气频作，胁肋部胀满不适，平素烦躁易怒，口干口苦，纳呆，眠差，大便可，舌红，苔黄，脉弦数。胃镜示：慢性萎缩性胃炎伴胆汁反流，幽门螺杆菌检测为阴性。

西医诊断：胃食管反流病

中医诊断：吐酸

证型：肝火犯胃

治则：清泻肝火，和胃降逆

---

① 黄兆胜．中药学［M］．北京：人民卫生出版社，2002：89 - 152.

处方：左金丸合乌贝散加味

黄连6g，制吴茱萸3g，柴胡12g，黄芩12g，姜半夏12g，栀子12g，醋香附12g，盐川楝子10g，麸炒枳实15g，蜜旋覆花（包煎）15g，赭石（先煎）30g，紫苏梗12g，海螵蛸15g，浙贝母10g，煅瓦楞子（先煎）15g。

共7剂，每日1剂，水煎600mL，分3次温服（每次约200mL，餐后1小时口服）。

二诊：2019年11月23日

反酸明显减轻，胃脘部仍胀满不适。上方去黄芩、栀子，加佛手10g、香橼10g。继服7剂，煎服方法同前。

1个月后随访得知，患者无不适。

按语

《素问·至真要大论》谓"少阳之胜，热客于胃，烦心心痛，目赤欲呕，呕酸善饥"[1]，认为肝火犯胃，则化而成酸。《素问玄机原病式·六气为病·热类》云"酸者，肝木之味也。由火盛制金，不能平木，则肝木自盛，故为酸也"，强调肝气不疏，横逆犯胃，故作吐酸。[2]《症因脉治》载"诸有吐酸之症，内伤七情，肝胆气机瘀滞，久郁化火，侵扰脾胃，则饮食不化，伤于胃，遂成反酸之病矣"，指出肝郁气滞，化火生热，则犯脾克胃，发为吐酸。叶天士亦云："肝

①田代华整理．黄帝内经·素问［M］．北京：人民卫生出版社，2005：181.

②章茜．辛开苦降法治疗寒热错杂型吐酸病的临床疗效观察［D］．武汉：湖北中医药大学，2012.

郁不舒，味酸脘闷。木火郁于中焦，脘痛嘈杂。"平素烦躁易怒、多虑善思之人，多伤及肝气，致肝木失其条达，久则郁而化热，乘克脾胃，滞而不畅，横犯中焦，胃之通降不畅，浊阴不降，引动胃中浊邪夹酸水上逆，现反酸、嗳气之候，故治疗当以清泻肝火、和胃降逆为主，方用左金丸加味。左金丸出自《丹溪心法·火六》"左金丸，治肝火。一名回令丸。黄连六两，吴茱萸 两戒半两，卜为末，水丸或蒸饼丸，白汤下五十丸"，由黄连、吴茱萸两味药组成。① 黄连首载于《神农本草经》，《本草新编》载"黄连，味苦，寒，可升可降……入心与胞络。最泻火，亦能入肝……止吐利吞酸，善解口渴"，功用清心火以平降肝火，尚清胃火，则肝胃调和，为君药；《本草纲目》云"吴茱萸，开郁化滞，治吞酸，厥阴痰涎头痛，阴毒腹痛，疝气血痢，喉舌口疮"，可引黄连入肝经泻火，又防止黄连过于苦寒而产生凉遏之弊端，既为臣药，亦可反佐为用。左金丸一方，两药合用，辛开苦降，泻火而不至凉遏，降逆而不碍火郁，相反相成，肝火得泻，胃气得降，肝胃调和，诸症自愈。方中柴胡、黄芩、半夏相伍，合"小柴胡汤"之意，疏肝理气，清解少阳郁热；枳实与对药香附、川楝子相合，增强行气之力；对药旋覆花、赭石、紫苏梗降逆止嗳，乌贝散伍以瓦楞子制酸和胃。二诊症状明显减轻，原方去黄芩、栀子，加佛手、香橼疏肝和胃。

---

①季晓杭．左金丸古今文献研究及临床应用探讨［D］．南京：南京中医药大学，2017.

医案29　胆热犯胃，痰气交阻

翟某某，女，47岁。

初诊：2021年9月17日

主诉：反酸烧心3个月。

临床表现：患者诉3个月前因进食辛辣之品后出现反酸烧心，伴后背胀痛，嗳气不止，纳呆，口干口苦，入睡困难，二便调，舌红，苔黄腻，脉滑数。2021年7月8日于外院查腹部彩超示：肝囊肿；胆囊壁毛糙。2021年9月10日查胃镜示：慢性萎缩性胃炎伴胆汁反流。幽门螺杆菌检测为阴性。

西医诊断：慢性萎缩性胃炎伴胆汁反流

中医诊断：吐酸

证型：胆热犯胃，痰气交阻

治则：利胆和胃，降气化痰

处方：黄连温胆汤合旋覆代赭汤加味

黄连6g，陈皮12g，姜半夏12g，茯苓12g，麸炒枳实15g，竹茹6g，胆南星6g，蜜旋覆花（包煎）15g，赭石（先煎）15g，紫苏梗12g，海螵蛸15g，浙贝母10g，煅瓦楞子（先煎）15g，黄芩12g，瓜蒌15g，厚朴12g。

共7剂，每日1剂，水煎600mL，分3次温服（每次约200mL，餐后1小时口服）。

二诊：2021年10月16日

诸症好转，稍有反酸嗳气。上方加金银花12g，蒲公英

12g。继服 7 剂，煎服方法同前。

1 个月后随访得知，患者症状消失，余无不适。

按语

　　《灵枢·四时气》曰："善呕，呕有苦，长太息，心中憺憺，恐人将捕之，邪在胆，逆在胃，胆液泄则口苦，胃气逆则呕苦，故曰呕胆。"①《症因脉治·内伤吐酸水》言："呕吐酸水之因，恼怒忧郁，伤肝胆之气，木能生火，乘胃克脾，则饮食不能消化，停积于胃，遂成酸水浸淫之患矣。"《黄帝素问直解》谓："呕吐酸水，暴注下迫，乃胆足少阳之病。"汪龙德主任医师临证中认为本病病机多属胆热犯胃，胆火不藏，致胆汁排泄异常，而随胃气上逆而发反酸之症，又因脾胃不和，腐熟运化无权，致痰饮内生，痰浊阻滞气机，则嗳气不止，故治疗当以利胆和胃、降气化痰为先，方用黄连温胆汤合旋覆代赭汤加味。

　　黄连温胆汤初见于清代陆廷珍《六因条辨》一书，由《三因极一病证方论》之温胆汤去大枣加黄连一药化裁得来。《六因条辨》载："伤暑汗出，身不大热，而舌黄腻，烦闷欲呕，此邪踞肺胃……宜用黄连温胆汤。"②黄连苦寒降泄，善清中焦湿热，湿热清则胃气降而其气自和，为君药。半夏味辛性温，燥湿化痰，降逆止呕，消痞散结；竹茹除烦止

---

①田代华，刘更生整理. 灵枢经［M］. 北京：人民卫生出版社，2005：56.

②陆廷珍. 六因条辨［M］. 北京：人民卫生出版社，2008：103 - 105.

呕，清胆和胃，与半夏相伍，一温一凉，相辅相成；陈皮、枳实理气化痰，助半夏、竹茹利胆和胃、降逆化痰，共为臣药。茯苓健脾渗湿，脾健则痰无以生；生姜调理脾胃，温中止呕，共为佐药。甘草益气和中，调和诸药，为使药。诸药配伍，共奏利胆和胃、理气化痰之效。

旋覆代赭汤出自《伤寒论·辨太阳病脉证并治下》第 161 条："伤寒发汗，若吐若下，解后心下痞硬，噫气不除者，旋覆代赭汤主之。"[①]旋覆花性温，功擅消痰下气，降逆止噫，为君药。赭石质重，有重镇降逆之能，可治胃气上逆形成的胆汁反流；生姜、半夏祛痰化饮、和胃降逆，共为臣药。炙甘草、人参、大枣补益脾胃，扶正祛邪，共为佐使。诸药合和，共奏涤饮化痰、镇肝降逆、调补脾胃之效。现代药理研究证明，旋覆代赭汤可明显改善食管黏膜组织的炎症反应，调节食管括约肌舒缩功能，具有明显促进胃动力及镇吐作用，从而达到有效治疗反流性食管炎的目的。[②]

方中胆南星与瓜蒌相合，增强清热化痰之功；对药海螵蛸、浙贝母、瓦楞子制酸和胃，可有效减少胃酸分泌；厚朴、紫苏梗两药相合，助旋覆代赭汤降逆止噫；黄芩、黄连与半夏相伍，合"半夏泻心汤"之意，辛开苦降，畅达中焦气机。二诊病情好转，加金银花、蒲公英清热解毒，消痈散结，《本草新编》载："蒲公英亦泻胃火之药，但其气

---

①（汉）张仲景述；（晋）王叔和撰次；钱超尘，郝万山整理. 伤寒论 [M]. 北京：人民卫生出版社，2005：62.

②袁红霞，杨幼新，贾瑞明. 旋覆代赭汤对反流性食管炎模型大鼠神经递质合成酶活力的影响[J]. 辽宁中医杂志，2012，39（8）：1439 - 1440.

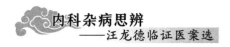

甚平，既泻火，又不损土，可以长服久服而无碍，凡系阳明之火起者，俱可大剂服之，火退而胃气自生。"

腹　痛

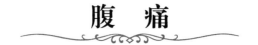

医案 30　湿滞中焦

刘某，男，68 岁。

初诊：2020 年 5 月 23 日

主诉：间断性右上腹部疼痛 20 余年。

临床表现：患者诉既往胆囊炎合并胆囊息肉病史 20 余年，口服"消炎利胆片"，病情有所缓解；2017 年行相关检查后确诊为"胆源性胰腺炎"。刻下见：右上腹部胀痛，连及背部，口干口苦，纳呆，反酸，烧心，自觉周身酸楚重着，入睡困难，眠轻易醒，便溏，舌淡青，苔白厚腻，脉滑。

西医诊断：慢性胆囊炎并胆囊息肉

中医诊断：腹痛

证型：湿滞中焦

治则：燥湿运脾，行气止痛

处方：平胃散加味

苍术 15g，陈皮 12g，厚朴 12g，广藿香 12g，佩兰 15g，石菖蒲 15g，白芷 10g，海螵蛸 15g，浙贝母 10g，煅瓦楞子

（先煎）15g，鸡内金 15g，山楂 15g，麦芽 15g，姜半夏 12g，茯苓 12g，党参 15g，丹参 10g，茵陈 10g。

共 7 剂，每日 1 剂，水煎 600mL，分 3 次温服（每次约 200mL，餐后 1 小时口服）。

二诊：2020 年 5 月 30 日

反酸烧心明显缓解，上腹部仍胀痛不适，舌淡，苔白腻，脉弦滑。上方去党参、海螵蛸、瓦楞子，加醋香附 12g、郁金 10g。继服 7 剂，煎服方法同前。

三诊：2020 年 6 月 9 日

上腹部疼痛明显好转，纳眠可，舌淡，苔薄白，脉沉。上方加黄芩 12g。继服 7 剂，煎服方法同前。

1 个月后随访得知，患者症状基本消失。

按语

《素问·气交变大论》曰："岁土太过，雨湿流行，肾水受邪。民病腹痛，清厥意不乐，体重烦冤，上应镇星。"①《症因脉治·腹痛论》载："痛在胃之下，脐之四旁，毛际之上，名曰腹痛。若痛在胁肋，曰胁痛。痛在脐上，则曰胃痛，而非腹痛。"《临证指南医案·腹痛》提出："腹处乎中，痛因非一。须知其无形及有形之为患，而主治之机宜，已先得其要矣。所谓无形为患者，如寒凝火郁，气阻营虚，及夏秋暑湿痧秽之类是也。所谓有形为患者，如蓄血、食滞、癥瘕、蛔蛲、内疝，及平素偏好成积之类是也。"宋代

①田代华，刘更生整理．灵枢经［M］．北京：人民卫生出版社，2005：140.

杨士瀛在《仁斋直指方》中对腹痛进行了分类鉴别："气血、痰水、食积、风冷诸证之痛，每每停聚而不散，惟虫痛则乍作乍止，来去无定，又有呕吐清沫之可验。"患者平素饮食不节，暴饮暴食，过食肥甘厚腻之品，酿生痰湿，则气机阻滞，腑气不通，而致腹痛，临床表现为脘腹痞闷胀痛、恶心欲吐、纳呆便溏、头身困重、肢体困倦、大便溏稀、舌苔厚腻、脉缓等症，故治疗以燥湿运脾、行气止痛为主，方用平胃散加味。

平胃散主要由苍术、厚朴、陈皮、炙甘草组成，最早于《简要济众方》中出现，并记载可治疗"胃气不和"。《太平惠民和剂局方》中翔实地记载了平胃散可以治疗以下三种症状：五噎八反胃、促进食欲及脾胃不和。溯其源流，在悠久的中医学历史中被广泛应用，随着药量、药味的加减本方被应用于多种疾病的治疗，虽然所治疾病的种类多有不同，但其基本病机均为湿滞脾胃，因此平胃散一方被称为湿滞脾胃的基础方，祛湿以健脾和胃，故称"平胃"。[1]汪龙德主任医师在原方基础上加藿香（味辛，性微温），芳香化湿，擅行胃气，为振动脾阳之妙品；佩兰气味芳香，有宣化湿浊之效；石菖蒲辛苦性温，醒脾和胃；白芷为风药，其性清阳上升，可醒脾化湿，四药相伍为用，共奏芳香醒脾之功。鸡内金、山楂、麦芽消食和中，健脾助运；海螵蛸、瓦楞子、浙贝母制酸止痛；党参健脾，正所谓"正气存内，邪不可干"；气机阻滞，久则成瘀，故加香附、郁金、

---

①岑淑娟．小陷胸汤合平胃散加味治疗慢性非萎缩性胃炎（脾胃湿热证）的临床观察[D]．长春：长春中医药大学，2021．

丹参活血化瘀，行气止痛；湿郁化热，故患者口干口苦、眠差，故加茵陈、黄芩清热利湿，现代药理研究表明，茵陈含挥发油，主要的化学成分有黄酮类、香豆素类、茵陈二炔烃、茵陈炔酮等，具有保肝、利胆、抗炎、调血脂、抗氧化的作用；① 黄芩的现代药理研究表明，黄芩素和汉黄芩素等成分具有抗肿瘤的作用，除此之外，还发挥着保肝、利胆、降压、降脂、抗抑郁以及保护心血管系统等多种药理作用。②

医案 31 气虚血瘀

赵某某，女，73 岁。

初诊：2020 年 6 月 2 日

主诉：反复腹痛 1 年余。

临床表现：患者诉 1 年前无明显诱因出现上腹部不适，于外院查腹部彩超示：胰头低回声肿物（性质待定），先后就诊于多家医院，症状未见明显好转。刻下见：上腹部疼痛不适，伴口干口苦、气短乏力，偶有反酸，纳呆，眠可，便溏，舌淡红，苔略白腻，脉沉。既往曾于 14 年前因"右肾肿瘤"于外院行"右肾切除术"。

西医诊断：胰腺占位术后

①史银春，石晓琪，陈宗俊，等．从"六对论治"谈国医大师吕仁和教授茵陈应用经验[J]．世界中医药，2021，16(7)：1122-1125.
②房城，于兴博，郑秀茜，等．黄芩的化学成分及药理作用研究进展[J]．化学工程师，2021，35(3)：52-54.

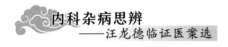
中医诊断：腹痛

证型：气虚血瘀

治则：益气健脾，活血散瘀

处方：补中益气汤加味

太子参30g，黄芪30g，白术15g，柴胡12g，升麻12g，三棱10g，莪术10g，丹参12g，泽兰12g，醋延胡索12g，浙贝母12g，海螵蛸15g，白花蛇舌草30g。

共28剂，每日1剂，水煎600mL，分3次温服（每次约200mL，餐后1小时口服）。

二诊：2020年7月3日

上腹部疼痛不适，仍口干口苦，纳呆，舌淡红，苔薄白腻，脉沉。上方加白芷10g，鸡内金15g，山楂15g，麦芽15g。继服14剂，煎服方法同前。

三诊：2020年9月11日

上腹部疼痛较前明显改善，口苦好转，纳可，舌淡红，苔薄白，脉沉涩。上方去山楂、麦芽，加姜半夏12g、炙淫羊藿10g。继服7剂，煎服方法同前。

后期随访得知，患者腹痛明显减轻，余无不适。

按语

《难经·四十二难》曰："脾重二斤三两，扁广三寸，长五寸，有散膏半斤。"此处"散膏"即指胰，故胰腺疾病当属中医"脾病"的范畴。《医林改错》载"脾中有一管，体像玲珑，易于出水，故名珑管，脾之长短与胃相等"，认为脾之珑管即胰腺。《灵枢·五邪》曰"邪在脾胃，则病肌肉痛；阳气有余，阴气不足，则热中善饥；阳气不足，阴气有余，则寒中肠鸣腹痛"，《素问·平人气象论》言："寸口脉沉而弱，曰寒热及疝瘕少腹痛；寸口脉沉而横，曰胁下有积，腹中有横积痛"，显示腹痛的脉象多以沉为特征。《东垣试效方·心胃及诸痛论》载："夫心胃痛及腹中诸痛……中气不足，寒邪乘虚……而作大痛。"脾胃为水谷精微之源，气机升降之枢纽，若脾胃损伤，则气血亏虚，失于濡养，不荣则痛；运化腐熟功能异常，脾不升清，胃不降浊，中焦气机不利，致瘀血内停，不通则痛，故治疗当益气健脾、活血散瘀，方用补中益气汤加味。

补中益气汤首见于《内外伤辨惑论·卷中·饮食劳倦论》，是李东垣根据《素问》中"损者益之""劳者温之"之法而创制的，为脾胃元气不足、升降失常所立之方，由黄芪、人参、白术、陈皮、升麻、柴胡、当归、炙甘草 8 味药组成。薛己在《内科摘要》中明确了补中益气汤的主治范围，即"中气不足，或误服克伐药物导致的四肢倦怠、口干发热、饮食无味；或饮食失节，劳倦身热，脉洪大而无力；或头痛恶寒，自汗；或气高而喘，身热而烦，自汗体倦，少食，脉微细软弱；或中气虚弱而不能摄血；或饮食劳倦而患疟痢；或疟痢等症因脾胃虚而不能愈者；或元气虚弱，感冒风寒不胜发表者等"[①]。黄芪为君药，补益中土，升阳固表，温养脾胃，凡中气不振，脾土虚弱，清气下陷者最宜；人参、白术、炙甘草为臣药，三者合用，甘温益气，补益脾胃；陈皮、当归为佐药，可调理气机、补血和营；

---

①（明）薛己撰；张慧芳，伊广谦点校. 薛氏医案[M]. 北京：中国中医药出版社，1997，4：281.

柴胡、升麻为使药，可引阳明清气上升，正如《医学启源》所言："升麻……足阳明胃、足太阴脾引经药，若补其脾胃，非此为引用不能补……升阳于至阴之下""柴胡……气味俱轻，阳也，升也……能引胃气上升，以发散表热"。①

　　方中对药三棱、莪术与丹参、泽兰、延胡索相伍，共奏行气止痛、活血散瘀之功；对药海螵蛸、浙贝母制酸止痛；白花蛇舌草清热解毒、活血止痛，现代研究表明，白花蛇舌草中蒽醌类、黄酮类、萜类及甾体类化合物可通过调节免疫功能、抑制血管和淋巴管生成、诱导肿瘤细胞凋亡、调控相关信号通路、抗氧化等途径发挥抗肿瘤作用②。纵观全方，一则益气健脾，使后天生化有源，脾胃气虚诸证自可痊愈，一则活血散瘀，清热解毒，攻补兼施，寒温并用，其病乃解。

医案 32　痰热内蕴

华某，男，71 岁。

初诊：2020 年 11 月 24 日

主诉：上腹部疼痛 1 年余。

临床表现：患者诉 1 年前出现上腹部连及双侧胁肋部疼痛不适，晨起为甚，伴呕恶不适，眠差，大便干结，舌

①张元素．医学启源[M]．北京：中国中医药出版社：2007：87.
②王骁，范焕芳，李德辉，等．白花蛇舌草的抗癌作用研究进展[J]．中国药房，2019，30(10)：1428 - 1431.

红，苔黄腻，脉滑数。2019 年因"胆囊炎合并胆囊结石"于外院行"胆囊切除术"；1 个月前查胃镜示：慢性萎缩性胃炎伴糜烂、胆汁反流。幽门螺杆菌检测为阴性。

西医诊断： 1. 胆囊切除术后

2. 慢性萎缩性胃炎伴胆汁反流

中医诊断： 腹痛

证型： 痰热内蕴

治则： 清热化痰，行气止痛

处方： 黄连温胆汤加味

黄连 6g，姜半夏 12g，陈皮 12g，茯苓 12g，麸炒枳实 15g，竹茹 6g，胆南星 6g，柴胡 12g，黄芩 12g，蜜旋覆花（包煎）15g，赭石（先煎）15g，醋香附 12g，瓜蒌 15g，厚朴 12g。

共 7 剂，每日 1 剂，水煎 600mL，分 3 次温服（每次约 200mL，餐后 1 小时口服）。

二诊： 2020 年 12 月 1 日

上腹部及双侧胁肋部疼痛均明显好转。效不更方，继服 7 剂，煎服方法同前。

1 个月后随访得知，患者无不适。

按语

腹痛最早作为症状载于《山海经》中，《山海经·北山经》"又北三百五十里，曰梁渠之山……有鸟焉，其状如夸父，四翼、一目、犬尾，名曰嚣，其音如鹊，食之已腹痛，可以止衕"，而后逐渐作为独立病证出现在各代著作中。《素问·举痛论》曰"热气留于小肠，肠中痛，瘅热焦渴则坚干不得出，故痛而闭不通矣"①，提出热邪可致腹痛。明代李梴《医学入门》提出："大腹痛，多食积外邪；脐腹痛，多积热痰火；小腹痛，多瘀血及痰与溺涩；脐下卒大痛，人中黑者，中恶客忤，不治。"《诸病源候论·伤寒脓血利候》载"此由热毒伤于肠胃，故下脓血如鱼脑，或如烂肉汁，壮热而腹痛，此湿毒气盛故也"，认为湿蕴肠胃则化热，导致腹痛发热。患者系老年男性，平素嗜食肥甘厚味，损伤中焦脾胃，致脾之运化不及，日久津聚成痰，酿生痰热。正如《医学心悟》所云"凡人嗜食肥甘，或醇酒乳酪，则湿从内受……湿生痰，痰生热……"，从而阻滞中焦气机，发为腹痛，故治疗以清热化痰、行气止痛为主，方用黄连温胆汤加味。

《六因条辨·中暑》曰："中暑吐泻并作，吐既止而泻不止者，宜胃苓汤泄之，若泻止而吐不止者，宜黄连温胆汤和之。"《六因条辨·伤暑》曰："伤暑汗出，身不大热，而舌黄腻，烦闷欲呕，此邪踞肺胃，留恋不解，宜用黄连温胆汤，苦降辛通，为流动之品，仍冀汗解也。"现临床上，黄连温胆汤主要用于治疗胆胃不和、痰热内蕴证，功擅清热化痰、和胃利胆，以虚烦不眠、胸闷痰多、苔腻微黄、脉滑数为辨证要点。现代医学研究表明，该方有抗炎、降低胰岛素敏感性和胰岛素抵抗、改善动脉粥样硬化和血管内皮细胞、抑制海马体神经细胞凋亡等作用，多用于治疗内

---

① 田代华整理. 黄帝内经·素问[M]. 北京：人民卫生出版社，2005：78.

科疾病。[1] 方中瓜蒌与胆南星相合，一则清热涤痰，二则润燥滑肠；对药旋覆花、赭石和胃降逆止呕；柴胡、黄芩，合"小柴胡汤"之意，与香附、厚朴相伍，增强行气之力，使气机畅达，腹痛得解。

医案 33　脾肾阳虚，寒凝肝脉

张某某，女，66 岁。

初诊：2020 年 12 月 4 日

主诉：少腹部胀满疼痛 10 余年。

临床表现：患者诉 10 年前无明显诱因出现少腹部胀满疼痛，反复发作，受凉后尤甚，伴恶寒甚，口干口苦，疲乏无力，矢气频作，平素易外感，纳可，眠差，便溏，舌暗淡，苔白略厚腻，脉弦，尤以右脉为甚。腹部彩超及妇科检查均未见异常。

西医诊断：功能性腹痛

中医诊断：腹痛

证型：脾肾阳虚，寒凝肝脉

治则：温补脾肾，暖肝散寒

处方：暖肝煎加味

盐小茴香 15g，肉桂 3g，枸杞子 12g，当归 12g，乌药 10g，茯苓 12g，炙淫羊藿 12g，桂枝 15g，干姜 10g，麸炒

---

①颜晓睿，隋国媛，吕美君，等. 黄连温胆汤文献分析研究［J］. 时珍国医国药，2019，30（8）：2015－2017.

白术 12g，醋香附 12g，盐川楝子 10g，白芍 15g，葛根 12g。

共 7 剂，每日 1 剂，水煎 600mL，分 3 次温服（每次约 200mL，餐后 1 小时口服）。

二诊：2020 年 12 月 11 日

少腹部胀满疼痛明显缓解，口干口苦、疲乏无力等症减轻。继服 7 剂，煎服方法同前。

后随访得知，患者无不适。

按语

《素问·举痛论》曰"寒气客于胃肠之间，膜原之下，血不得散，小络急引故痛"，"经脉流行不止，环周不休，寒气入经而稽迟，泣而不行，客于脉外则血少，客于脉中则气不通，故卒然而痛"[1]，指出寒邪阻滞经脉，导致经脉气血运行不通，则不通则痛。《素问·玉机真脏论》云"脾传之肾，病名曰疝瘕，少腹冤热而痛，出白，一名曰蛊"[2]，指出少腹疼痛病位多在脾肾。《诸病源候论·虚劳三焦不调候》载"下焦有热，则大便难；有寒则小腹痛而小便数"，认为寒邪入下焦则小腹作痛。《素问·举痛论》云"寒气客于厥阴之脉……寒气客于脉中，则血泣脉急，故胁肋与少腹相引痛矣。厥气客于阴股，寒气上及少腹，血泣在下相引，故腹痛引阴股"[3]，认为寒气客于肝经，致血脉凝涩，发为

---

[1]田代华整理.黄帝内经·素问[M].北京：人民卫生出版社，2005：39.

[2]田代华整理.黄帝内经·素问[M].北京：人民卫生出版社，2005：77.

[3]田代华整理.黄帝内经·素问[M].北京：人民卫生出版社，2005：78.

腹痛。汪龙德主任医师总结古人之说，指出脾肾阳虚、寒凝肝脉是导致腹痛的根本原因，因此治疗当以温补脾肾、暖肝散寒为先，正所谓"寒则温之，热则清之，实则通之，虚则调之，此治之法也"，方用暖肝煎加味。

暖肝煎出自《景岳全书》，原方主治肝肾虚寒、小腹疼痛、疝气等病、证。方中肉桂味辛甘性大热，温肾暖肝，祛寒止痛；小茴香味辛性温，暖肝散寒，行气止痛，二药合为君药，共奏温肾、暖肝、散寒之效。当归辛甘性温，养血柔肝；枸杞子味甘性平，补益肝肾，二药合补益肝肾之不足；乌药、沉香辛温散寒，理气止痛，可祛冷痛阴寒，共为臣药。茯苓甘淡，健脾渗湿；生姜辛温，温胃散寒，皆为佐药。纵观全方，以温补肝肾治其本，行气逐寒治其标，从而使下元虚寒得温，寒凝气滞得散，则阳虚寒凝诸症得除。汪龙德主任医师喜用药对，淫羊藿、桂枝、干姜，可分走三焦，温补部位三焦之阳气，增强散寒之力，犹如冬日暖阳，阴霾尽散；白芍酸敛肝阴，养血柔肝止痛，《药性论》载"治肺邪气，腹中疞痛，血气积聚……治邪痛败血……妇人血闭不通，消瘀血，能蚀脓"，现代研究发现，白芍总苷为其主要有效成分，可以通过增强巨噬细胞的吞噬功能，诱导 T 细胞来调节免疫，此外还有抗炎镇痛、抑制血小板聚集、改善血流的作用；[1] 白术味辛甘，归心脾胃经，李杲曰"去诸经中湿而理脾胃"，《药性论》言"开胃，去痰涎……止下泄……治水肿胀满，止呕逆，腹内冷

––––––––––––––––

① 张利. 白芍的药理作用及现代研究进展[J]. 中医临床研究，2014，6(29)：25-26.

痛……胃气虚冷痢"，其与茯苓相伍，健脾益气，燥湿利水；《神农本草经》载"葛根，味甘，平。主消渴，身大热，呕吐，诸痹。起阴气，解诸毒"，功用生津止渴；合用对药香附、川楝子增强行气止痛之功。

医案 31　脾虚湿阻

张某某，女，57 岁。

初诊： 2020 年 12 月 15 日

主诉： 上腹部疼痛 1 月余。

临床表现： 患者诉 1 个月前突发上腹部疼痛，遂就诊于当地医院，行相关检查后确诊为"急性胰腺炎"，经治疗后症状有所缓解；后上述症状反复发作，于当地某医院住院治疗，出院诊断为"胰尾肿大"。刻下见：上腹部疼痛，伴双侧胁肋部胀满不适，进食后尤甚，四肢不温，双下肢软弱无力，平素恶风寒，舌淡红，苔水滑，脉细弱。

西医诊断： 急性胰腺炎（残余感染期）

中医诊断： 腹痛

证型： 脾虚湿阻

治则： 健脾化湿，行气止痛

处方： 平胃散加减

苍术 15g，陈皮 12g，厚朴 12g，白芷 10g，广藿香 12g，佩兰 15g，石菖蒲 15g，太子参 15g，麸炒白术 15g，醋乳香 10g，醋延胡索 10g，盐川楝子 10g，甘草 6g。

共 7 剂，每日 1 剂，水煎 600mL，分 3 次温服（每次约

200mL，餐后 1 小时口服）。

二诊：2020 年 12 月 22 日

上腹部疼痛稍有减轻，双侧胁肋部胀满好转。上方加醋香附 12g、白芍 15g，醋延胡索加至 15g。继服 14 剂，煎服方法同前。

三诊：2021 年 1 月 5 日

上腹部疼痛明显减轻。效不更方，继服 28 剂，煎服方法同前。

3 个月后随访得知，患者无不适。

按语

急性胰腺炎是消化系统常见的急性、重症疾病，缘由各种病因诱发激活腺泡内胰酶原，进而消化自身胰腺组织而产生的急性炎症反应，临床上常表现为突发或持续性腹痛（钝痛、绞痛、刀割样痛），疼痛可向腰背部放射，束带感，可伴发热、恶心、呕吐、大便不通等。[①] 祖国医学中虽无关于急性胰腺炎专有病名的叙述，但最早在《黄帝内经》中已有相似症候的记载"脾热病者……腹满泄"，认为是由热邪而导致脾病，致病特点类似急性胰腺炎的表现。历代医家根据该病的主要临床症状将急性胰腺炎归属于"腹痛""胃心痛""脾心痛"等范畴。《诸病源候论·腹痛病诸候》言："腹痛者，因脏腑虚，寒冷之气，客于肠胃、募原之间，结聚不散，正气与邪气交争相击，故痛。"《灵枢·厥

---

①闫龙超，潘吉勇. 中药治疗急性胰腺炎研究进展[J]. 亚太传统医药，2019，15（1）：207-209.

病》描述:"厥心痛,腹胀胸满……胃心痛也。"①《三因极一病证方论》中提道:"脾心痛者,如针椎刺其心腹。"

中医学认为本病病因多为情志不畅、禀赋不足、蛔虫内扰、饮食不节等,加之感受湿热等外邪,内外合邪导致湿热互结、气机失畅、运化失调、脉络瘀阻等病象,从而聚于中焦发为本病,属本虚标实之证,病位在脾、胃、肝、胆,病机演变以湿、热、瘀、毒蕴结中焦而致脾胃升降功能失调、肝失疏泄为主,故基本病机为"不通则痛"。汪龙德主任医师认为急性胰腺炎病位主要在脾胃,脾胃受病,纳运失司,不能运化水谷津液,易生内湿,湿性黏滞,阻滞气机,久则瘀血形成,致湿瘀互结,腑气不通,不通则痛,正如《伤寒论》第 184 条所云"阳明居中,主土也,万物所归,无所复传"②,若邪盛传入阳明胃肠,影响太阴脾土,最终可导致脾胃功能失和,气机升降失常,可见腹满、腹痛等症。汪龙德主任医师提倡"治病求本,滋其化源",认为脾胃之气乃人体后天生化之源,故在临床中针对以脾虚湿阻而引发的各类疾病,善用平胃散加味治疗,且在运用平胃散的核心思想、辨证立法及用药思路上独具特色。

方中太子参、白术健脾益气,扶正以祛邪;延胡索味辛性温,功擅活血利气止痛,《本草纲目》云"专治一身上下诸痛",《景岳全书》载"破滞血,血中气药",现代药理研究表明,延胡索的主要有效成分为延胡索乙素、原阿片碱、

---

①田代华,刘更生整理. 灵枢经［M］. 北京:人民卫生出版社,2005:65.

②(汉)张仲景述;(晋)王叔和撰次;钱超尘,郝万山整理. 伤寒论［M］. 北京:人民卫生出版社,2005:69.

去氢延胡索甲素，有明显镇静、镇痛、催眠、安定、中枢性镇吐、抗胃溃疡、解痉和降温等作用；[1]乳香具有活血止痛、消肿生肌之功效，现代药理研究表明，乳香具有抗炎镇痛、抗肿瘤和抗氧化等生物活性；[2]对药香附、川楝子与延胡索、乳香相伍，行气活血止痛；对药藿香、佩兰、石菖蒲与白芷相合，芳香化湿，醒脾和胃；白芍、甘草有"芍药甘草汤"之意，酸甘化阴，缓急止痛。

医案35 湿热食积

王某某，女，25岁。

初诊： 2020年12月11日

主诉： 上腹部疼痛1月余。

临床表现： 患者诉1个月前因上腹部疼痛就诊于当地医院，行相关检查后确诊为"肠梗阻"，经系统保守治疗后症状有所缓解。刻下见：上腹部疼痛不适，伴胃脘部嘈杂，平素恶风寒，双下肢不温，纳呆，大便干结，两三日一行，舌淡红，苔黄腻，脉弦紧。

西医诊断： 不完全性肠梗阻

中医诊断： 腹痛

证型： 湿热食积

---

①彭鸿．清解化攻方治疗湿热毒瘀型中重症急性胰腺炎早期的临床观察［D］．南宁：广西中医药大学，2019.

②常允平，韩英梅，张俊艳．乳香的化学成分和药理活性研究进展［J］．现代药物与临床．2012，27（1）：52－59.

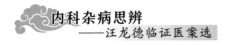

治则：清热利湿，消食导滞

处方：枳实导滞丸加味

麸炒枳实15g，酒大黄6g，黄芩10g，黄连6g，焦六神曲15g，茯苓12g，白术15g，盐泽泻12g，槟榔10g，炒莱菔子15g，海螵蛸15g，煅瓦楞子(先煎)15g，泽兰10g，丹参12g，醋延胡索12g。

共7剂，每日1剂，水煎600mL，分3次温服(每次约200mL，餐后1小时口服)。

二诊：2020年12月19日

上腹部疼痛稍有缓解，纳呆，大便仍干结难出，日一行，舌淡红，苔略黄腻，脉弦紧。上方去黄连、盐泽泻、丹参、醋延胡索，加浙贝母12g、炒牛蒡子15g、瓜蒌15g。继服14剂，煎服方法同前。

三诊：2021年1月16日

上腹部疼痛明显减轻，仍纳呆，大便可，舌淡红，苔略白腻，脉弦紧。上方去酒大黄、黄芩，加醋香附12g、醋川楝子10g、鸡内金15g、山楂15g、麦芽15g、厚朴12g。继服14剂，煎服方法同前。

1个月后随访得知，患者诸症明显减轻。

按语

《灵枢·胀论》："大肠胀，鸣而痛濯濯。"[1]《万病回春·腹痛》曰："腹痛者，有寒、热、食、血、湿、痰、虫、

―――――――――
①田代华，刘更生整理. 灵枢经[M]. 北京：人民卫生出版社，2005：80.

虚、实九般也。"《素问玄机原病式·六气为病》记载"湿热甚于肠胃之内,而肠胃怫热郁结,而又湿主乎痞,以致气液不得宣通,因以成肠胃之燥,使烦渴不止也",指出湿热内盛于肠胃,从而形成肠胃之燥。《景岳全书·心腹痛》云:"凡三焦痛证,惟食滞、寒滞、气滞者最多,其有因虫、因火、因痰、因血者,皆能作痛,大都暴痛者多有前三证。"《症因脉治·腹痛论》记载:"食积腹痛之因,饮食不节,或饥饱伤损,或饱时强食,或气食相凝,或临卧多食,皆成腹痛之症也。"《证治要诀》言:"宿食留滞,结而不通,腹胀气急,胸中痞满。"汪龙德主任医师认为本病多因饮食不节,脾胃受损,食滞中焦,运化失司所致,久则湿热蕴结肠道,致使肠腑气血凝结,通降功能失常,滞塞不通,不通则痛,故治疗以清热利湿、消食导滞为主,方用枳实导滞丸加味。

枳实导滞丸出自《内外伤辨惑论》,是金元时期用来主治饮食积滞、湿热郁阻的经典方。方中大黄为君,其性苦寒重浊,走而不收,直达下焦,导滞气以下行,攻胃肠之积及湿热之邪,使湿热积滞从大便而下。臣以枳实行气导滞以除脘腹胀满疼痛;神曲消食和胃,以使食积内化;然积滞日久,生湿化热,故以黄连、黄芩清热燥湿;茯苓、泽泻利水渗湿,使燥湿利湿相结合,与大黄相配,使湿热从二便而消。白术性温,健脾益气,既可防寒凉伤胃,又可扶正祛邪,故为佐药。现代医家研究发现,枳实导滞丸能够调节胃肠功能,减少脂类吸收,促进大便顺畅排出。

方中槟榔、莱菔子消积行气;[①] 海螵蛸、瓦楞子制酸止痛；泽兰、丹参、延胡索行气活血，化瘀止痛，可防止梗阻导致肠壁血瘀而引起组织坏死。本证食积湿热并存，清热利湿、消食导滞之法贯穿始终，即汪昂《医方集解》所谓"饮食伤滞，作痛成积，非有以推荡之则不行"。

医案 36　脾胃虚弱，津亏肠燥

雒某某，男，78 岁。

初诊：2020 年 12 月 30 日

主诉：腹部胀满疼痛 1 月余，伴大便不通 3 日。

临床表现：患者诉 1 个月前无明显诱因出现腹部胀满疼痛，腹痛拒按，伴疲乏乏力，恶心欲呕，四肢不温，大便 3 日未解，舌红，苔黄燥厚腻，脉沉弦。2018 年因"贲门癌"于当地某医院行"胃大部全切术"，术后规律化疗 10 余次。2020 年 11 月查腹部立位片示：肠梗阻。

西医诊断：1. 肠梗阻

　　　　　　2. 胃大部切除术后

中医诊断：腹痛

证型：脾胃虚弱，津亏肠燥

治则：益气健脾和胃，泻热润肠通便

处方：大承气汤合五仁丸加味

---

①苗建英. 积实导滞汤化裁治疗寻常性痤疮[J]. 中医药研究，2001（1）：32.

酒大黄 10g，麸炒枳实 15g，芒硝（烊化）30g，炒桃仁 12g，炒苦杏仁 12g，炒火麻仁 30g，白术 50g，黄芪 30g。

共 7 剂，每日 1 剂，水煎 600mL，分 3 次温服（每次约 200mL，餐后 1 小时口服）。

二诊：2021 年 1 月 13 日

腹痛腹胀较前改善，大便好转，仍疲乏无力，伴恶心，嗳腐吞酸，食欲不振，舌暗淡，苔薄白，脉沉弱。调方以补中益气汤加味治疗（黄芪 50g，太子参 15g，党参 30g，白术 30g，陈皮 10g，山楂 15g，麦芽 15g，海螵蛸 15g，瓜蒌 15g，麸炒枳壳 15g）。继服 7 剂，煎服方法同前。

三诊：2021 年 1 月 20 日

腹胀腹痛明显减轻，疲乏无力好转，纳呆，舌淡，苔略白腻，脉弱。上方加鸡内金 15g。继服 14 剂，煎服方法同前。

3 个月后随访得知，患者诸症明显减轻。

按语

《素问·五脏别论》云"六腑者，传化物而不藏，故实而不能满也"[1]，说明六腑的生理功能以通为用，以降为顺，泻而不藏，实而不满。《灵枢·四时气》曰："饮食不下，隔塞不通，邪在胃脘""腹中常鸣，气上冲胸，喘不能久立，

---

[1]田代华整理. 黄帝内经·素问[M]. 北京：人民卫生出版社，2005：22 - 23.

邪在大肠"。①《抱朴子》记载:"欲得长生,肠中当清;欲得不死,肠中无滓。"后世医家据此创立"以通为补"学说。陈士铎在《石室秘录·燥症门》中言:"干燥火炽,大肠阴尽,遂至粪如羊屎,名为肠结,不治之症也。然而阴尽即宜死,今不死而肠结,是阴犹未尽也。"此处"肠结"即肠梗阻,认为肠梗阻与阴亏有关。《伤寒论·辨阳明病脉证并治》第181条"太阳病,若发汗,若下,若利小便,此亡津液,胃中干燥,因转属阳明。不更衣,内实,大便难者,此名阳明也"②,提出失治误治损伤津液,可现阳明腑实之证。《素问·灵兰秘典论》云:"大肠者,传道之官,变化出焉。小肠者,受盛之官,化物出焉。"③小肠主受盛化物,大肠主传化糟粕,若大肠传导失常,则糟粕积滞肠道,气机壅塞不通,易发梗阻。恶性肿瘤患者因病久及癌毒消耗,导致正气亏虚,无力推动肠道,气机壅滞,不通则痛;又因肿瘤生长,癌毒侵入肠道,客于脉络,气血凝滞,损伤津液,肠道失于濡润,最终导致梗阻的发生。表现为腹部胀满、疼痛拒按、大便不通等症,属本虚标实之证,故治疗先以大承气汤合五仁丸泻热润肠通便治其标,后以补中益气汤益气健脾和胃治其本,正所谓"治病有次第,当知轻重缓急""急则治其标,缓则治其本"。

---

①田代华,刘更生整理.灵枢经[M].北京:人民卫生出版社,2005:56.

②(汉)张仲景述;(晋)王叔和撰次;钱超尘,郝万山整理.伤寒论[M].北京:人民卫生出版社,2005:69.

③田代华整理.黄帝内经·素问[M].北京:人民卫生出版社,2005:17.

大承气汤首见于《伤寒杂病论》，为治疗阳明腑实证的方剂，原方由四味药物组成"大黄四两，厚朴半斤，枳实五枚，芒硝三合"，功用峻下热结，具有通导大便、排除胃肠积滞、荡涤实热的作用。吴谦在《医宗金鉴·订正仲景全书·伤寒论注》中提道："诸积热结于里而成满痞燥实者，均以大承气汤下之也。"大黄苦寒，泻热攻积，《神农本草经》载"荡涤肠胃，推陈致新"；芒硝泻热通便、软坚润燥，《神农本草经》云"除寒热邪气，逐六腑积聚"；枳实破气消痞，《本草经集注》言"破结实，消胀满……安胃气"；厚朴行气除满，《神农本草经读》曰"能散能泄……宽胀下气"。硝黄同用，既可苦寒泻下，又能软坚润燥，泻热推荡之力颇峻；朴枳相伍，行气消痞、除满消胀，能助芒硝、大黄推荡积滞以加速热结外出，全方力专而效宏，肠胃壅滞去之速迅。[1] 现代研究表明，大承气汤具有调节消化道的同步恢复、增加肠管血流量、抑制细菌生长、促进胃肠道推动等作用，且在腹部手术后可提升血浆胃促生长素水平。[2] 五仁丸源于《世医得效方》，该方集富含油脂的果仁于一方，配伍理气行滞之陈皮，润下与行气相合，以润燥滑肠为用，擅治津亏肠燥便秘，现代医家研究发现，五仁丸中的脂质成分可通过直接润滑肠道的作用促进大便软化排出，槲皮素、山柰酚等成分可通过改善肠道血供状况，营养肠道神

---

①郑泽宇，黄恒青.《伤寒论》阳明病便秘证治［J］. 光明中医，2019，34（8）：1163 –1165.

②兰明银，周猛，符湘云，等. 胃肠道恶性肿瘤术后复发所致肠梗阻的临床特点分析. 腹部外科，2007（1）：27 –28.

经，进而促进肠道蠕动。① 《素问·经脉别论》有云："饮入于胃，游溢精气，上输于脾；脾气散津……水精四布，五经并行。"②患者久病体弱，中焦虚损，故重用白术健运脾胃，黄芪补中益气，二药相合，既可防通泻伤正，又补益脾胃，使气血生化有源，津液得复，则肠道濡润，大便通畅。现代研究表明，白术对小鼠肠内炭末有明显的推进作用，对象兔在体回肠的收缩与频率有明显的提高作用。③

李东垣在《脾胃论》中阐述："夫脾胃虚弱……怠惰嗜卧，四肢不收，精神不足，两脚痿软……小便频数，大便难而结秘……自汗甚……当先助元气，理治庚辛之不足。"④《谢映庐医案·便闭门·脾阳不运》记载："治大便不通，仅用大黄、巴霜之药，奚难之有？但攻法颇多，古人有……气虚多汗，则有补中益气之法。"补中益气汤出自李东垣《内外伤辨惑论》，为补气升阳之代表方。方中重用黄芪为君，峻补中气，一则补益肺脾之气，二则使肠道运化有力。大剂党参、白术与太子参相伍，益气补脾，健运中州，现代医学研究发现，白术既可明显增强小肠平滑肌收缩幅度、收缩频率，又可显著延长小肠平滑肌在缺氧情况下的收缩

---

①宋青青，席作武，马炳旭，等．基于网络药理学和分子对接探讨五仁丸治疗便秘作用机制研究[J]．中医临床研究，2021，13(34)：1-7.

②田代华整理．黄帝内经·素问[M]．北京：人民卫生出版社，2005：45.

③魏志军，张悦，张小惠，等．重用生白术治疗虚证便秘的临床及实验研究[J]．中国中医药科技．2001，10(4)：196-207.

④(金)李东垣撰；文魁，丁国华整理．脾胃论[M]．北京：人民卫生出版社，2005：36-37.

时间，共为臣药。^① 陈皮理气健脾、行气消滞，与麸炒枳壳相合，调理气机升降，为佐药。对药鸡内金、山楂、麦芽消食助运，海螵蛸制酸和胃，瓜蒌润肠通便。纵观全方，补气而无气滞之嫌，通便而无攻下之虞，具有补中益气、润肠通便之效，本方通过提高脏腑整体机能活动，从而促进肠道传导功能，寓"塞因塞用""审证求因"之意。实验研究指出，线粒体与骨骼肌及平滑肌的电生理活动、能量代谢关系密切，线粒体的损伤意味肌肉无法完成正常的生理活动，^② 而补中益气汤对线粒体功能具有保护作用，且补中益气汤可通过升高磷酸化肌球蛋白轻链从而促进肌丝运动，提高肌肉收缩能力^③。

①吴翰桂，马勇军，马国芳，等. 白术对小鼠小肠平滑肌活动的影响[J]. 台州学院学报，2004，26(6)：48-50.

②尹刚，王志强，肖莉. 感染性休克肝细胞线粒体损伤机制的实验研究[J]. 中国急救医学，2003，23(10)：692-693.

③施旭光，翟理祥，邓淙友，等. 补中益气汤"益气升阳"配伍对脾虚小鼠作用的研究[J]. 辽宁中医药大学学报，2011，13(8)：45-47.

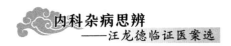

泄 泻

医案 37　脾肾阳虚，湿浊内缊

赵某某，女，91 岁。

初诊： 2020 年 10 月 13 日

主诉： 间断腹泻 1 年余。

临床表现： 患者诉 1 年前因饮食不慎出现腹泻，1 日三行，伴口干不欲饮，四肢不温，食欲不振，舌暗淡，苔腻，脉沉弱。

西医诊断： 肠易激综合征（腹泻型）

中医诊断： 泄泻

证型： 脾肾阳虚，湿浊内蕴

治则： 温肾暖脾，祛湿止泻

处方： 四神丸合藿朴夏苓汤加味

盐补骨脂 12g，制吴茱萸 6g，广藿香 12g，厚朴 12g，姜半夏 12g，肉豆蔻 15g，茯苓 12g，猪苓 10g，盐泽泻 10g，麸炒薏苡仁 15g，苍术 15g，石菖蒲 15g，盐小茴香 15g，白芷 10g，葛根 12g。

共 7 剂，每日 1 剂，水煎 600mL，分 3 次温服（每次约 200mL，餐后 1 小时口服）。

二诊：2020 年 10 月 20 日

腹泻明显减轻，纳佳。上方去葛根，加炙淫羊藿 12g。继服 7 剂，煎服方法同前。

1 个月后随访得知，患者症状基本消失。

按语

西汉时期出土的《马王堆汉墓帛书·足臂十一脉灸经》载"唐（溏）泄死；水与闭同则死，为十病"，最早记录了泄泻的相关病名。《黄帝内经》对泄泻的论述颇为丰富，如"洞泄""濡泻""鹜溏""飧泄""溏泄"等。《难经·五十七难》中依据脏腑部位不同亦提出五泄："泄凡有几？皆有名不？然：泄凡有五，其名不同。有胃泄，有脾泄，有大肠泄，有小肠泄，有大瘕泄，名曰后重。"[①]《伤寒杂病论》未沿袭《黄帝内经》对泄泻的称谓，而是以利或下利代称，如《伤寒论·辨少阴病脉证并治》第 288 条："少阴病，下利，若利自止，恶寒而蜷卧，手足温者，可治。"[②]《医宗必读》提道"脾肾两脏，如先泻而后痢者……未有久病而肾不损者"，说明脾肾两脏与泄泻密切相关。《素问·阴阳应象大论》曰"湿盛则濡泻"[③]，《杂病源流犀烛·泄泻源流》云"是泄虽有风寒热虚之不同，要未有不原于湿者也"，认为湿邪是泄泻

---

①南京中医学院. 难经校释 [M]. 北京：人民卫生出版社，1979：127.

②（汉）张仲景述；（晋）王叔和撰次；钱超尘，郝万山整理. 伤寒论 [M]. 北京：人民卫生出版社，2005：87.

③田代华整理. 黄帝内经·素问 [M]. 北京：人民卫生出版社，2005：10.

的主要病因。《罗氏会约医镜》有言"泻由脾湿，湿由脾虚"，可见湿邪与脾虚相互影响，但以脾虚为主，因脾虚生湿，湿困脾阳可加重泄泻；脾为后天，肾为先天，脾非先天之气不能化，肾非后天之气不能生，久泄脾阳受损易累及肾阳，致肾阳亏虚，脏腑无以温煦，水湿不化，则发生泄泻，故治疗以温肾暖脾、祛湿止泻为先，方用四神丸合藿朴夏苓汤加味。

四神丸之名首载于《陈氏小儿痘疹方论》，由补骨脂、肉豆蔻、五味子、吴茱萸四味药组成。补骨脂辛苦性温，补命门之火以温养脾土，重用为君；肉豆蔻温中涩肠，与补骨脂相伍，既可增强温肾暖脾之力，又能涩肠止泻，为臣药；吴茱萸温脾暖胃以散寒，五味子酸温固肾涩肠，共为佐药，配伍严谨，力专效宏，共奏温肾暖脾、涩肠止泻之功。现代药理研究表明，四神丸可通过调节胃肠道平滑肌的活动，达到改善消化系统功能的目的。[①] 藿朴夏苓汤首次记载于《医原·湿气论》，而方名及剂量首见于《重订广温热论》，但药物组成有别于《医原》，方中通草易淡豆豉，言"治法以轻开肺气为主。肺主一身之气，肺气化则脾湿自化，即有兼邪亦与之俱化。宜用藿朴夏苓汤"，以燥湿芳化、上宣下渗为原则，治疗湿温病初起，湿邪困阻中焦，湿重热轻之证候。方中白芷、葛根属风药，因风药多具轻扬升散之性，与脾同气相召，且湿为阴邪，风性属阳，湿见风则干，故风药可使湿邪祛、脾阳升；苍术与石菖蒲相

---

①卢茂永. 四神丸加减治疗溃疡性结肠炎（脾肾阳虚）的临床观察[D]. 长春：长春中医药大学，2019.

伍,增强燥湿化湿之力;小茴香始载于《唐本草》,味辛性温,生用辛散理气作用较强,长于温胃止痛,盐制辛散作用稍缓,专于下行,擅长温肾散寒;淫羊藿入下焦,温补肝肾,与小茴香相合,补火以暖土,土温泻自止。

医案 38 中阳不足, 痰饮内停

杨某某,女,73岁。

初诊:2020年11月15日

主诉:腹泻1月余。

临床表现:患者诉1个月前反复出现腹泻,饮食不慎则加重,日三四行,伴纳呆,小便频数,眠差梦多,平素畏寒喜暖,舌淡胖,苔白,脉细。1年前于当地医院行"甲状腺结节切除术";低白细胞血症病史;低血压病史(此次就诊测量血压为92/65mmHg)。查胃镜示:慢性萎缩性胃炎;幽门螺杆菌检测为阴性;腹部彩超未见异常。

西医诊断:1. 肠易激综合征(腹泻型)

2. 慢性萎缩性胃炎

中医诊断:泄泻

证型:中阳不足,痰饮内停

治则:温阳化饮止泻,健脾养心安神

处方:苓桂术甘汤合归脾汤加味

茯苓15g,桂枝10g,麸炒白术15g,炙甘草6g,黄芪15g,龙眼肉10g,党参15g,当归10g,炒酸枣仁10g,木香6g,制吴茱萸6g,盐补骨脂12g,炙淫羊藿15g,盐小茴

香 15g。

共 14 剂，每日 1 剂，水煎 600mL，分 3 次温服（每次约
200mL，餐后 1 小时口服）。

后随访得知，患者服药后腹泻、睡眠均明显好转。

按语

《黄帝内经》中关于泄泻的论述散见于各章节，如《素
问·至真要大论》云"民病胃脘当心而痛，上支两胁，膈咽
不通，饮食不下，舌本强……溏泄瘕水闭"，《素问·生气
通天论》载"春伤于风，邪气流连，乃为洞泄"，《素问·气
交变大论》言"岁木太过，风气流行，脾土受邪，民病飧泄"
"岁火不及，寒乃大行……病鹜溏腹满，食饮不下，寒中肠
鸣，泄注，腹痛"等，① 从多个角度阐述了泄泻的病因病机，
为后世立论分析奠定了基础。《素问·举痛论》曰"寒气客于
小肠，小肠不得成聚，故后泄腹痛矣"②，指出寒邪可为泄
泻之因。《备急千金要方》述"中焦如沤……主化水谷之味，
秘糟粕，蒸津液，化为精微……虚则生寒，寒则腹痛，洞
泄便痢霍乱，主脾胃之病"③，认为中焦脾胃虚寒可见洞泄
下利。《诸病源候论·痢病诸候》曰"久冷痢者，由肠虚而寒

---

①田代华整理. 黄帝内经·素问［M］. 北京：人民卫生出版社，
2005：139，141.

②田代华整理. 黄帝内经·素问［M］. 北京：人民卫生出版社，
2005：78.

③孙思邈. 备急千金要方［M］. 北京：人民卫生出版社，1955：
364.

— 116 —

积，故冷痢久不断也"①，指出其病机为胃肠虚弱，寒邪侵袭脾胃，伤及脾胃阳气，致使脾失运化，胃失腐熟，水湿下注，发为泄泻。张介宾《景岳全书·泄泻》载："泄泻之本，无不由于脾胃。"《医宗必读》有言："脾土强者，自能制湿，无湿则不泄……若土虚不能制湿，则风寒与热，皆得干之而为病。"患者久病体弱，脾阳不足，运化失常，则痰饮内停，聚于肠间而致泄泻；子盗母气，心脾两虚，又见眠差梦多等症，故治疗当以温阳化饮止泻、健脾养心安神为先，方用苓桂术甘汤合归脾汤加味。

苓桂术甘汤出自张仲景《伤寒杂病论》，为治疗痰饮病的基础方。方中茯苓为君，健脾利湿，健脾即恢复脾胃其运化水湿之能，利湿即利水渗湿，使湿邪从小便而利，湿无所聚而痰无所生；桂枝为臣，温阳化气，温阳即温补脾肾之阳，化气即祛痰化气，降逆平冲；茯苓、桂枝相伍，温化寒饮而渗湿于外，共奏温化渗利之功；白术为佐，性味苦温，燥湿健脾，可助茯苓培土制水，补脾益气；甘草为使，健脾益气和中，调和药性，与桂枝相合，辛甘化阳以温化水饮，与白术相伍，补气健脾以燥湿。四药相配，温而不热，利而不峻，补脾胃而不过于滋腻，化痰饮而不过于刚燥，温阳以化饮，饮消痰自除，则泄泻得解。②归脾汤源自宋代严用和所著的《济生方》，主治心脾两虚证，功

①（隋）巢元方著；南京中医学院校释．诸病源候论校释：上册[M]．北京：人民卫生出版社，1980：543.

②袁旭．苓桂术甘汤结合匹多莫德对脾虚湿盛型过敏性鼻炎大鼠TSLP、TNF-α、VCAM-1、IL-4表达的影响[D]．呼和浩特：内蒙古医科大学，2020.

用益气补血、健脾养心。黄芪甘温，益气补脾，龙眼肉既补益脾气，又养心血以安神，二者共为君药；人参、白术补气健脾，且助黄芪益气生血，当归补血养心，助龙眼肉养血安神，三者共为臣药；茯神、酸枣仁、远志宁心安神，木香辛香而散，理气醒脾，与大量益气健脾药相伍，补而不滞，滋而不腻，共为佐药；甘草补气调中，姜枣调和脾胃，以资化源，共为使药。方中吴茱萸、补骨脂合"四神丸"之意，其与淫羊藿、小茴香相伍，温肾阳以补脾阳，脾阳得复，泄泻自止，正所谓"太阴湿土得阳始运，阳明燥土得阴自安"。

医案 39　脾阳不振，水湿内停

肖某某，女，46 岁。

初诊：2020 年 9 月 29 日

主诉：腹泻伴腹痛 2 月余。

临床表现：患者诉 2 个月来饮食稍有不慎即腹泻，泻下如水样，伴完谷不化，腹痛肠鸣，泻后痛减，不思饮食，口舌干燥，舌淡，苔白厚腻，脉濡滑。腹部彩超示：脂肪肝，胆囊多发结石；肠镜示：结肠炎；胃镜示：慢性萎缩性胃炎。幽门螺杆菌检测为阴性。

西医诊断：1. 结肠炎

2. 脂肪肝

3. 胆囊结石（多发）

4. 慢性萎缩性胃炎

中医诊断：泄泻

证型：脾阳不振，水湿内停

治则：温阳健脾，祛湿止泻

处方：苓桂术甘汤合藿朴夏苓汤加味

茯苓 12g，桂枝 10g，麸炒白术 12g，广藿香 12g，淡豆豉 10g，厚朴 12g，姜半夏 12g，薏苡仁 15g，盐泽泻 10g，苍术 15g，炙淫羊藿 15g，干姜 10g，盐补骨脂 12g，盐小茴香 15g，白芷 10g。

共 7 剂，每日 1 剂，水煎 600mL，分 3 次温服（每次约 200mL，餐后 1 小时口服）。

1 个月后随访得知，患者腹痛腹泻明显减轻。

按语

《素问·太阴阳明论》曰"食饮不节，起居不时者……下为飧泄"[1]，《素问·脏气法时论》云"脾病者……虚则腹满肠鸣，飧泄食不化"[2]，《景岳全书·泄泻》载"若饮食失节，起居不慎，以至脾胃受伤，则水反为湿，谷反为滞，精华之气不能输化，乃至合污下降而泻痢作矣"，意在说明饮食可直接损伤脾胃，或水土失宜、食入不洁之物，或饮食过量、宿食内停，或食肥甘厚味，致脾胃失运，升降失常，传导失司，而为泄泻。泄泻的内治法首见于《黄帝内经》，

①田代华整理．黄帝内经·素问[M]．北京：人民卫生出版社，2005：60.

②田代华整理．黄帝内经·素问[M]．北京：人民卫生出版社，2005：48.

《素问·阴阳应象大论》云"其下者，引而竭之"[①]，提示以淡渗通利之法治疗泄泻，为后世重视利水治法奠定基础。陈无择言"凡治泻须理中焦，如理中汤丸等是也；次即分利水谷，如五苓散等是也；治中不效，然后断下，即用禹余粮、赤石脂等是也"[②]，认为可将顾护脾胃、调理中焦作为首要的治疗原则，其次再行渗湿之法，最后以收涩之法收尾断根。《景岳全书·泄泻》曰"凡泄泻之病，多由水谷不分，故以利水为上策"，提出分利之法治疗泄泻。[③] 李中梓根据"泻皆成于土湿，湿皆本于脾虚"的基本观点，进一步提出了著名的治泄九法，即升提、淡渗、清凉、疏利、甘缓、酸收、燥脾、温肾、固涩。[④]《医宗必读》曰："无湿不成泻。"脾喜燥而恶湿，湿邪最易困遏脾阳，脾阳受困，则健运失权，湿浊内生，水谷不化，发为泄泻，故治疗当以温阳健脾、祛湿止泻，方用苓桂术甘汤合藿朴夏苓汤加味。

苓桂术甘汤出自东汉张仲景《伤寒论》，《伤寒论·辨太阳病脉证并治中》第67条"伤寒，若吐，若下后，心下逆满，气上冲胸，起则头眩，脉沉紧，发汗则动经，身为振

①田代华整理．黄帝内经·素问[M]．北京：人民卫生出版社，2005：13.

②陈无择．三因极一病证方论[M]．北京：中国中医药出版社，2007：160.

③李志庸．张景岳医学全书[M]．北京：中国中医药出版社，1999：1172.

④朱璐璐．基于数据挖掘探讨明清时期泄泻病证治规律研究[D]．广州：广州中医药大学，2021.

振摇者，茯苓桂枝白术甘草汤主之"①，又可见《金匮要略·痰饮咳嗽病脉证并治第十二》"心下有痰饮，胸胁支满，目眩，苓桂术甘汤主之"，又曰"夫短气有微饮，当从小便去之，苓桂术甘汤主之"②，由茯苓、桂枝、白术、甘草四味药组成，具有温阳健脾、化气行水之功。现代药理研究表明，苓桂术甘汤主要有利尿、强心、抗眩晕、抗过敏、抗炎、改善代谢、调节肠道功能等作用。③藿朴夏苓汤为湿在气分而设，由藿香、半夏、厚朴、茯苓、猪苓、泽泻、淡豆豉、薏苡仁、白蔻仁、杏仁组成，此方集宣肺、运脾、渗湿为一体，主治湿邪为患。现代药理研究证实，藿香对胃肠神经有镇静作用，能促进胃液分泌，增强消化力，对肠屏障功能有保护作用，具有抗细菌、病毒、真菌作用；④半夏可减缓胃肠运动⑤；厚朴对多种病菌有抗菌、促进消化系统作用。⑥方中加用苍术增强燥湿健脾之力；李东垣云"圣人立治之法，既湿气大胜，以所胜治之，助甲木上升是

①（汉）张仲景述；（晋）王叔和撰次；钱超尘，郝万山整理．伤寒论[M]．北京：人民卫生出版社，2005：41.

②（汉）张仲景撰；何任，何若苹整理．金匮要略[M]．北京：人民卫生出版社，2005：44.

③张洪源，刘悦，王洋，等．苓桂术甘汤加减联合常规西药治疗慢性心力衰竭随机对照临床研究 Meta 分析[J]．中医杂志，2019，60(6)：492-496.

④任守忠，靳德军，张俊清，等．广藿香药理作用研究进展[J]．中国现代中药，2006，8(8)：27-29.

⑤李丽，王慧娟，盖成万．半夏的药理和临床研究进展[J]．中医药信息，2006，23(5)：38-40.

⑥龚建明，林勇．厚朴的现代研究与进展[J]．东南国防医药，2008，10(2)：125-126.

也，故经云：风胜湿"，认为风药可以祛除湿邪，并将味薄质轻升浮，具有辛香发散、走窜开泄之类的药物列为风药，故用白芷芳香醒脾化湿以达止泻目的；泄泻日久，损伤肾阳，《景岳全书·泄泻》云"肾为胃关，开窍于二阴，所以二便之开闭，皆肾脏之所主，今肾中阳气不足，则命门火衰，而阴寒独盛……即令人洞泄不止也"，故用淫羊藿、干姜、补骨脂、小茴香以益火土，温阳止泻。

医案40　上热下寒

李某某，男，56岁。

初诊：2020年10月17日

主诉：腹泻半月余。

临床表现：患者诉半月前出现腹泻，日一二行，伴胃脘部不适，眼睛干涩疼痛，唇周多发溃疡，平素畏寒，四肢不温，疲乏无力，舌淡，苔白厚腻，中间略黄，脉沉。既往胃镜示：慢性萎缩性胃炎。幽门螺杆菌检测为阴性。

西医诊断：1.肠易激综合征（腹泻型）

2.慢性萎缩性胃炎

中医诊断：泄泻

证型：上热下寒

治则：寒热并调，化湿止泻

处方：乌梅丸加味

乌梅15g，花椒10g，细辛3g，黄柏10g，黄连6g，炮附片（先煎）6g，干姜10g，桂枝10g，当归10g，茯苓12g，广藿香 15g，佩兰 15g，石菖蒲 15g。

共 7 剂，每日 1 剂，水煎 600mL，分 3 次温服（每次约200mL，餐后 1 小时口服）。

后随访得知，患者服药后腹泻好转，眼睛干涩疼痛明显减轻。

按语

《伤寒杂病论》是我国第一部将辨证论治结合的经典著作，立"呕吐哕下利病脉证"篇阐述泄泻，首次实现泄泻病理法方药的综合阐述。张仲景认为感受外邪、失治误治、饮食不节、情志不遂、先天禀赋均为泄泻发病病因。在病位上，六经病均可见泄泻：三阳下利总体病性偏于实热，是由表邪未解，向里传变，大肠传导失职引起的，其症状表现特点为腹痛腹泻、口渴欲饮、小便短少、苔薄白或黄、脉浮数或滑实，其病在腑；除少阴热化下利和厥阴热利外，三阴下利总体属虚属寒，多为外邪直中三阴或传里，导致脾肾阳气衰弱，肝脏气机失调，发为泄泻，其特点是泻下溏薄、完谷不化、四肢不温、舌淡苔白、脉沉细弱或脉微欲绝，其病在脏。除单经病变，六经合病亦可见泄泻，如太阳少阳合病、太阳阳明合病。从脏腑辨证来讲，"呕吐哕下利病脉证"篇认为泄泻主要责之大肠传导失常，初病以胃肠为主，日久累及脾肾。在病性上，《伤寒杂病论》根据下利之物、全身表现、脉证将泄泻分寒热虚实各不同：热性泄泻称为"热利"，以便下赤色，伴里急后重为主要表现；寒性泄泻以腹部胀满冷痛，四肢厥冷，苔白为主症；实性泄泻常见大便黏秽，腹部满痛，严重时伴狂躁谵语，舌苔黄厚干燥；虚性泄泻以腹泻，口不渴，纳呆，腹痛，恶心欲呕，苔白，脉沉细为主要症状。

乌梅丸首见于张仲景《伤寒论·辨厥阴病脉证并治》第338条"伤寒脉微而厥，至七八日肤冷，其人躁，无暂安时者，此为脏厥，非蛔厥也。蛔厥者，其人当吐蛔。今病者静，而复时烦者，此为脏寒。蛔上入其膈，故烦，须臾复止，得食而呕，又烦者，蛔闻食臭出，其人常自吐蛔。蛔厥者，乌梅丸主之。又主久利"①，同时见于《金匮要略·趺蹶手指臂肿转筋阴狐疝蛔虫病脉证并治第十九》第8条"蛔厥者，乌梅丸主之"②。《四圣心源》云："泄利之原，率因脾肾寒湿，法宜温燥。间有木郁而生风热者，投以温燥，泄利愈加。然乙木虽为风热，而己土则是湿寒，宜清润其肝而温燥其脾。仲景乌梅丸方，连、柏与椒、姜、桂、附并用，治蛔厥而兼久利，最善之方也。"张锡纯亦认为下利并不都是因脏寒而发，若有伏气化热，随肝经传入，则肝气受到遏制，不但能使其疏泄的力量上冲，也能令其疏泄的力量下注，以致下利。③乌梅味酸涩性平，一则取其酸味入厥阴而补肝体，二则涩肠止泻，故为君药；花椒、细辛为臣，味辛性温，温脏祛寒；黄连、黄柏味苦辛寒，清热燥湿，附子、干姜、桂枝大辛大热合花椒、细辛温阳以祛

---

①（汉）张仲景述；（晋）王叔和撰次；钱超尘，郝万山整理.伤寒论[M].北京：人民卫生出版社，2005：94.

②（汉）张仲景撰；何任，何若苹整理.金匮要略[M].北京：人民卫生出版社，2005：74.

③张锡纯.伤寒论讲义[M].北京：中国中医药出版社，2017：135-137.

寒，人参、当归益气补血，共为佐药。方中茯苓与对药藿香、佩兰、石菖蒲相合，健脾化湿，醒脾和胃。纵观全方，辛开苦降，寒温并用，补泻兼施，可奏调节寒热、涩肠止泻、升降气机之效，正如《温热经纬》所云："久利，则用乌梅丸之酸以收火，佐以苦寒，杂以温补，是谓逆之从之，随所利而行之，调其气，使之平也。"现代医学实验研究证实，乌梅丸具有调节肠道菌群、抑制肿瘤、控制血糖、抗炎等作用，适用于溃疡性结肠炎、糖尿病相关病变、失眠、咳嗽、皮肤病、肿瘤、妇科病等病属厥阴、证属寒热错杂者。[1]

医案41　脾肾阳虚，痰湿壅盛

王某某，男，66岁。

初诊：2020年11月13日

主诉：间断腹泻2年余。

临床表现：患者诉2年前因恣食生冷寒凉之品后出现腹泻，未及时治疗，之后反复发作。刻下见：大便稀溏，日二三行，饮食不慎则加重，且每于凌晨四时腹泻，伴胃脘部胀满不适，喜温喜按，纳呆，眠可，舌紫黯，苔白水滑，脉弦滑。既往胃镜示：慢性萎缩性胃炎；病理检查示：重度肠上皮化生，不典型增生。幽门螺杆菌检测为阴性。

①郑文玉．基于医案关联规则技术分析的乌梅丸方证关系研究［D］．广西中医药大学，2021．

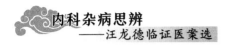

西医诊断：1. 肠易激综合征(腹泻型)

　　　　　　2. 慢性萎缩性胃炎(合并重度肠上皮化生、不典型增生)

中医诊断：泄泻

证型：脾肾阳虚，痰湿壅盛

治则：温肾暖脾，渗湿止泻

处方：苓桂术甘汤合四神丸加味

茯苓 12g、桂枝 10g、麸炒白术 12g、炙甘草 6g、肉豆蔻 6g、盐补骨脂 12g、五味子 6g、制吴茱萸 6g、淡附片(先煎)6g、高良姜 12g、枸杞子 15g、盐巴戟天 12g、炙淫羊藿 15g、烫狗脊 12g、盐小茴香 12g、炙黄芪 30g、柴胡 12g、醋香附 12g、丹参 12g、赤芍 12g。

共 7 剂，每日 1 剂，水煎 600mL，分 3 次温服(每次约 200mL，餐后 1 小时口服)。

二诊：2020 年 11 月 20 日

便溏明显改善，胃脘部胀满减轻，舌淡，苔白，脉弦滑。上方去枸杞子，加盐川楝子 12g。继服 14 剂，煎服方法同前。

1 个月后随访，患者诸症明显减轻。

按语

《脉经》云"右手关上脉阴虚者"①，为脾虚之脉，见肠

---

① 吕桂敏，徐长卿点校. 脉经[M]. 郑州：河南科学技术出版社，2017：18.

鸣泄泻；"右手关上脉阴阳俱虚者"①，为脾胃俱虚，见泄注不已；"右手寸口气口以前脉阳虚者"①，为大肠虚，见泄下白浊；"右手尺中神门以后脉阴阳俱虚者"①，为肾膀胱均虚，见泄泻频多，"左手寸口人迎以前脉阴阳俱虚者"①，为心小肠俱虚，见洞泄。由此可见，《脉经》认为泄泻病位在脾胃、大小肠、肾膀胱、心。《诸病源候论》载"脾气不足……后泄""肾气盛……病腹胀，飧泄""胃气不足……飧泄""大肠气不足……善泄""三焦之气不足，则寒气客之……或泄利"②，认为泄泻的发生与脾、胃、肾、大肠、三焦之虚实有关。王纶融汇诸家之长，提出"泄本属湿，然多因饮食不节，致伤脾胃而作。须看时令，分寒热、新久而施治"③。朱丹溪亦认为泄泻发病是"水湿所为也……得此证者，或因于内伤，或感于外邪，皆能动乎脾湿"，并提出"殊不知多因于湿，惟分利小水，最为上策""故凡泄泻之药，多用淡渗之剂利之"。患者恣食生冷寒凉，损伤脾阳，运化失司，致脾阳不升，"清气在下，则生飧泄"，水饮下注肠间，故作泄泻；且久泻不愈，损及肾阳，肾阳衰微，命门火不足，火不暖土，进一步加重泄泻，正如《医学衷中参西录》所言"其人或元阳之根柢素虚，当脐之处，或兼有凝寒遮蔽，即互相薄激，致少腹作疼，久之阳气不胜凝寒，

①吕桂敏，徐长卿点校.脉经[M].郑州：河南科学技术出版社，2017：18.

②(隋)巢元方著；宋白杨校注.诸病源候论[M].北京：中国医药科技出版社，2011.

③朱璐璐.基于数据挖掘探讨明清时期泄泻病证治规律研究[D].广州：广州中医药大学，2021.

上升之机转为下降，大便亦即溏下"，故治疗以温肾暖脾、渗湿止泻为主，方用苓桂术甘汤合四神丸加味。

苓桂术甘汤出自张仲景的《伤寒杂病论》，由茯苓、桂枝、白术、甘草组成，其中茯苓健脾渗湿以利水，桂枝通阳化气、温化水饮，白术健脾燥湿以祛生痰之源，甘草补脾益气、调和诸药，四药合用，为益气温阳、健脾化饮之经典方，用于心下有停饮、胸胁支满、气上冲胸、起则头眩、脉沉紧之阳虚饮停证。刘渡舟认为，苓桂术甘汤中茯苓可利水邪上泛，桂枝可制水气上逆，二药相伍温阳化气，利水消饮，白术携茯苓补脾以利水，甘草助桂枝扶心阳以消阴，诸药合用，温阳化气，健脾利水。[①] 四神丸由补骨脂、肉豆蔻、五味子、吴茱萸、大枣及生姜组成，是治疗脾肾阳虚肾泻的名方。四神丸可拆方为二神丸和五味子散。二神丸由补骨脂、肉豆蔻、大枣和生姜组成，源自《内科摘要》："二神丸治脾肾虚弱，清晨五更作泄，或全不思食，或食而不化，大便不实，神效。"五味子散由五味子和吴茱萸组成，源自《证治准绳》"治肾泄"。现代实验研究发现，四神丸可通过改善和调节肠道菌群而对腹泻型肠易激综合征起到治疗作用。[②] 方中黄芪健脾益气，淡附片、高良姜、枸杞子、巴戟天、淫羊藿、小茴香、烫狗脊增强温补脾肾之力。患者胃脘部胀满不适，胃镜示：慢性萎缩性胃炎，病理检查示：重度肠上皮化生、不典型增生，现代医学认

[①]陈明，刘燕华，张保伟. 刘渡舟伤寒临证指要[M].北京：学苑出版社，1998，218.

[②]刘佳星. 基于腹泻型肠易激综合征药效作用的四神丸配伍研究[D].贵州：贵州大学，2019.

为，在慢性萎缩性胃炎基础上常伴发肠上皮化生和异型增生称为胃癌前病变，是胃黏膜从正常向胃癌演变过程的重要阶段[1]，汪龙德主任医师临证时认为胃癌前病变的发生进展与"血瘀"密切相关，故予以柴胡、香附、川楝子、丹参、赤芍行气止痛、活血化瘀。现代药理研究表明，活血化瘀药能改善胃黏膜循环灌注和局部缺血缺氧，从而促进萎缩腺体恢复。[2]

医案 42　脾虚湿阻，肾阳虚衰

胡某，女，60 岁。

初诊： 2020 年 12 月 15 日

主诉： 间断腹泻 3 年余。

临床表现： 患者诉 3 年前无明显诱因下出现腹部包块，压痛明显，质地柔软，遂就诊于当地医院，行相关检查后确诊为"结肠恶性肿瘤"，经评估病情后，行"右半结肠根治性切除术"，手术顺利，术后给予"奥沙利铂"（具体剂量不详）规律化疗 6 次，病情平稳，无异常不适。刻下见：便溏，色黑，日七八行，伴腹胀肠鸣，心烦易怒，视物模糊，眼睛干涩，自行口服"参芪扶正颗粒"（具体剂量不详），症

①李会华，吕书勤. 慢性萎缩性胃炎癌前病变的中西医研究进展[J]. 新疆中医药，2020，38(5)：85 - 87.

②孙茂峰，王茵萍，范刚启，等. 关于活血化瘀对慢性萎缩性胃炎和胃壁屏障作用的探讨[J]. 中国中西医结合杂志，2000，20(7)：554 - 556.

状无缓解，舌淡，苔白厚腻，脉沉缓弱。腹部彩超示：脂肪肝，副脾，慢性胆囊炎。

西医诊断：1. 结肠恶性肿瘤（术后）

2. 脂肪肝

3. 慢性胆囊炎

中医诊断：泄泻

证型：脾虚湿阻，肾阳虚衰

治则：健脾燥湿止泻，温肾补火助阳

处方：平胃散合四神丸加味

苍术 15g，陈皮 12g，厚朴 12g，盐补骨脂 12g，肉豆蔻 6g，制吴茱萸 6g，茯苓 12g，盐泽泻 10g，薏苡仁 15g，广藿香 12g，佩兰 15g，石菖蒲 15g，姜半夏 12g，盐小茴香 15g，炙淫羊藿 12g。

共 7 剂，每日 1 剂，水煎 600mL，分 3 次温服（每次约 200mL，餐后 1 小时口服）。

二诊：2020 年 12 月 22 日

大便次数明显减少，日二三行。效不更方，继服 7 剂，巩固疗效，煎服方法同前。

1 个月后随访得知，患者偶有大便次数增多，粪质成形，余症状消失，无其他不适。

按语

《灵枢·邪气脏腑病形》云"肾脉……小甚为洞泄"[1]，

---

[1] 田代华，刘更生整理. 灵枢经[M]. 北京：人民卫生出版社，2005：14.

认为肾阳衰微，火不暖土，发为泄泻。《医方集解》载："久泻皆由肾命火衰，不能专责脾胃"。①《医宗必读》言："肾主二便，封藏之本，况虽属水，真阳寓焉！少火生气，火为土母，此火一衰，何以运行三焦，熟腐五谷乎？故积虚者必挟寒，脾虚者必补母。"《时病论》曰："脾为湿困，不能健运，阳明胃腑，失其消化，是以食积太仓，遂成便泻。"由此可见，湿邪与泄泻关系密切，湿滞脾胃，运化失常，致清浊不分，水谷夹杂而下，发生泄泻。刘完素言"脏腑泻利，其证多种，大抵从风湿热论……有自太阴脾经受湿而为水泄……脾传肾，谓之贼邪，故难愈。若先痢而后滑谓之微邪，故易痊。此皆脾土受湿"②，认为泄泻的形成外因在于风湿热，内因在于脾胃受湿。《素问·五脏生成篇》指出"肾之合骨也，其荣发也，其主脾也"③，认为脾与肾互为根本，相互资助。患者大病体弱，正气不足，脾胃虚弱，则水聚为湿，壅滞中焦，运化不及，水液下行，而生泄泻；久泻耗气伤阳，累及于肾，肾火无力温煦脾土，则现四肢畏冷、下利清谷等症，故治疗当以健脾燥湿止泻、温肾补火助阳，方用平胃散合四神丸加味。李东垣《内外伤辨惑论》云："脉缓，体重节痛，腹胀自利，米谷不化，是湿盛，以平胃散主之，苍术苦辛温，泻湿为主也"。四神丸出自明

①（清）汪昂著；鲍玉琴，杨德利校注.医方集解[M].北京：中国中医药出版社，1997：3.

②刘完素.素问病机气宜保命集[M].北京：中医古籍出版社，1998：76.

③田代华整理.黄帝内经·素问[M].北京：人民卫生出版社，2005：20.

代王肯堂的《证治准绳》，是治疗命门火衰、火不暖土所致的久泻及五更泄泻的有效方剂。方中茯苓、泽泻、薏苡仁淡渗利湿，使湿邪从小便而去；对药藿香、佩兰、石菖蒲与半夏相合，芳香醒脾，燥湿化湿；小茴香、淫羊藿增强温肾补火之力。纵观全方，集淡渗、燥脾、温肾于一体，脾肾同治，则泄泻可止。

医案 43　脾虚湿盛

贺某，女，50 岁。

初诊：2020 年 11 月 27 日

主诉：腹泻 2 月余。

临床表现：患者 2 个月前出现食后腹泻，伴肛门坠胀疼痛，便中带血，色鲜红，于本地某医院查肠镜、肛门镜示：放射性直肠炎，住院治疗后疼痛、便血好转，仍有肛门坠胀感，后至本院就诊，治疗后上述症状未见明显缓解。刻下见：腹泻，大便带血，颜色淡红，日五六行，行走或劳累时加重，休息可缓解，伴肛门坠胀疼痛，口淡无味，纳可，眠差，舌黯淡胖，苔厚，中间偏黄，脉沉细。既往"宫颈恶性肿瘤"病史，于本地某医院行放化疗治疗，现病情平稳。

西医诊断：放射性直肠炎

中医诊断：泄泻

证型：脾虚湿盛

治则：健脾祛湿，升阳止泻

处方：参苓白术散加减

党参 15g，茯苓 12g，麸炒白术 12g，炒白扁豆 20g，陈皮 12g，莲子 12g，麸炒山药 12g，砂仁（后下）6g，桔梗 10g，白芍 12g，柴胡 12g，升麻 12g，麸炒枳壳 15g，炙甘草 6g。

共 7 剂，每日 1 剂，水煎 600mL，分 3 次温服（每次约 200mL，餐后 1 小时口服）。

二诊：2020 年 12 月 4 日

大便次数多，日五六行，仍肛门坠胀疼痛，舌淡胖有齿痕，苔白厚腻，脉沉。上方加山萸肉 15g，盐知母 10g，当归 12g，木香 10g，白及 6g。继服 7 剂，煎服方法同前。

三诊：2020 年 12 月 11 日

仍腹泻，矢气多，舌淡胖有齿痕，苔白厚腻，脉沉细弱。治当补中益气，升阳举陷，调整处方为升陷汤合四君子汤加减[黄芪 100g，柴胡 12g，升麻 15g，桔梗 10g，盐知母 10g，山萸肉 15g，党参 50g，茯苓 12g，麸炒白术 12g，陈皮 12g，砂仁（后下）6g，麸炒苍术 15g，广藿香 15g，佩兰 12g，石菖蒲 12g，麸炒枳壳 15g，当归 12g，木香 10g，炙甘草 6g]。继服 7 剂，煎服方法同前。

四诊：2021 年 01 月 01 日

大便次数减少，日一二行，肛门坠胀疼痛明显好转，纳眠可，舌胖大，苔略白腻，脉细弱。效不更方，继服 7 剂，煎服方法同前。

后随访得知，患者诸症减轻。

按语 ✿

《素问·通评虚实论》曰："邪气盛则实，精气夺则虚。"[1]《脾胃论·脾胃盛衰论》云："大抵脾胃虚弱，阳气不能生长，是春夏之令不行，五脏之气不生。"[2]人体脏腑生理功能的正常发挥，赖以五脏贮藏的精气，心肺精气宜降而散，肝肾精气宜升而散，脾则为胃行其津液，脾升以灌四旁，胃降以通六腑，总之，五脏阴阳和合，需升其清阳，降其浊阴，摄其所需，排其所弃。根据李东垣"升降理论"，脾胃健运，天气蒸化，地气乃升，精微乃成，元气得充，由此，调脾胃之气，升脾胃之阳，可益肾行水，先天得养，肾气得充，五脏即调。《素问·举痛论》云："百病生于气也。"[3]土气居中，上下贯通，上通心气，下交肾气，故调阴阳者，应求于中气，中气得调，脾土得运。中医古籍并无"放射性直肠炎"病名记载，根据症状大致归属于"泄泻""肠癖""肠风""痢疾"等。近年来，现代医家普遍认为放射性直肠炎的发病属于本虚标实，基本病机为"正虚、湿热、热毒、瘀血"。汪龙德主任医师认为本例患者素有"宫颈恶性肿瘤"病史，正气虚损，加之久泻不愈，则气血损耗，脾胃虚弱，运化不及，痰湿内生，气机阻滞，故见腹痛腹泻；

①田代华整理．黄帝内经·素问[M]．北京：人民卫生出版社，2005：57.

②(金)李东垣撰；文魁，丁国华整理．脾胃论[M]．北京：人民卫生出版社，2005：8.

③田代华整理．黄帝内经·素问[M]．北京：人民卫生出版社，2005：78.

气虚下陷，不能濡养，故见肛门重坠疼痛。正如江育仁所言"脾喜舒而恶郁，气滞不行则水谷不运、清浊不行"，故先以参苓白术散加味健脾祛湿，后以升陷汤合四君子汤补脾益气、升阳举陷。

升陷汤为张锡纯所创，由生黄芪、知母、柴胡、桔梗、升麻5味药物组成，若气分虚极下陷者，酌加人参、山萸肉。升陷汤虽为"胸中大气下陷"而设，然张锡纯认为胸中之大气即为宗气，宗气的形成，以元气为根，呼入自然界清气，结合脾胃之水谷精气，积于胸中而成。脾本升清，然因久病及损伤性治疗致正气衰惫，脾胃虚弱，气血乏源，阳气无以升举；脾土已虚，水湿困阻，后天不得濡养，先天无以充养，故用升陷汤升提阳气、四君子汤补益脾气。方中用大剂黄芪和党参既补一身之气，又提下陷阳气；升麻、柴胡、桔梗三味上行之药，引大气上行；知母既能佐使大剂黄芪、党参之性热，又入肾以补肾水，使得肾元有所依附而不离位；山萸肉敛下焦精气；对药藿香、佩兰、石菖蒲与苍术相伍，健脾醒脾以除湿，枳壳、木香入气分，当归入血分，与补益之品相合，气血双补，动静结合，阴阳双调。诸药配伍，共奏"补中焦而升清阳、厚脾土而止泄泻"之功。

医案44　脾虚湿盛

刘某某，男，48岁。

初诊：2020年7月3日

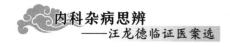

主诉：腹泻反复发作 10 月余。

临床表现：患者诉约 1 年前因"腹部剧烈疼痛"就诊于某医院，行相关检查后确诊为"急性坏死性胰腺炎"，给予"哌替啶（杜冷丁）"治疗后症状无明显缓解，呈昏迷状态，遂评估病情后行"胰腺部分切除术"，手术顺利，术后转入 ICU 治疗，待病情平稳、症状改善后转入某医院进行疗养，经治疗症状明显缓解，并于 2019 年 10 月 15 日出院，出院后规律口服促消化药（具体药物不详），腹痛等症再无复发，但腹泻频作，呈进行性加重。刻下见：泻下如水样，日六七行，腹痛时作，伴肛门坠重感，纳眠可，舌淡，苔白厚腻，脉沉。

西医诊断：1. 肠易激综合征（腹泻型）

2. 急性坏死性胰腺炎（术后）

中医诊断：泄泻

证型：脾虚湿盛

治则：健脾益气，祛湿止泻

处方：参苓白术散加味

党参 30g，茯苓 12g，麸炒白术 15g，炒白扁豆 20g，麸炒山药 15g，砂仁（后下）6g，麸炒薏苡仁 30g，炙甘草 6g，盐补骨脂 15g，白芷 10g，广藿香 12g，佩兰 15g，石菖蒲 12g。

共 7 剂，每日 1 剂，水煎 600mL，分 3 次温服（每次约 200mL，餐后 1 小时口服）。

二诊：2020 年 7 月 10 日

大便次数减少，日四五行，仍腹痛、肛门坠重感，舌淡，苔白厚腻，脉沉。上方去麸炒白术，加苍术 15g、大血藤 15g。继服 7 剂，煎服方法同前。

三诊：2020 年 7 月 17 日

仍腹泻，日四五行，舌淡，苔白厚腻，脉沉。上方去炙甘草，加制吴茱萸 6g、炙淫羊藿 12g、桂枝 10g、诃子 6g。继服 7 剂，煎服方法同前。

四诊：2020 年 7 月 24 日

大便次数减少，日三行，腹痛明显改善，坠重感消失，舌淡，苔略白腻。上方去砂仁，加石榴皮 12g、盐益智仁 12g。继服 7 剂，煎服方法同前。

五诊：2020 年 7 月 31 日

大便日二三行，质可，眠差，舌淡，苔略白腻，脉沉细。上方去茯苓、石榴皮，加炙黄芪 30g、柴胡 12g、升麻 10g、茯神 12g。继服 21 剂，煎服方法同前。

1 个月后随访得知，患者大便日一二行，余无不适。

按语

《证治准绳》载"泄泻之证，水谷或化或不化，并无努责，惟觉困倦。若滞下则不然，或脓或血，或脓血相杂，或肠垢，或糟粕，或糟粕相杂。虽有痛与不痛之异，然皆里急后重，逼迫恼人"，《症因脉治·泄泻论》曰"泄泻之症，或泻白，或泻黄，或泻清水，或泻水谷，不杂脓血……若带稠粘之积，则是痢疾，而非泄泻之症矣"[1]，《灵兰要览》云"泄泻之病，水谷或化或不化，但大便泄水，并无努责后

---

[1] (明)秦景明著；冷方南，王齐南点校. 症因脉治[M]. 上海：上海科学技术出版社，1990：252.

重者是也"①，提出以大便中是否夹脓血、是否有里急后重
感作为泄泻和痢疾鉴别要点。《症因脉治·内伤泄泻》曰：
"脾虚泻之因：脾气素虚，或大病后……或饮食不节，劳伤
脾胃，皆成脾虚泄泻之症。"②《金匮翼·湿泻》云："湿泻，
一名濡泄，其脉濡细，其症泄水，虚滑，肠鸣，身重，腹
不痛。由脾胃有湿，则水谷不化，清浊不分。久雨潮溢，
或运气湿土司令之时，多有此疾。"脾土运化，喜燥恶湿，
然湿邪最易伤脾，若脾之运化功能正常，则水谷化生之气
血精微，可由脾之转输以濡养全身，自无停湿留滞之患；
本例患者大病体虚，脾胃虚弱，运化不及，致湿滞内停，
清浊不分，混杂而下，遂成泄泻，故治疗以"正本清源"为
则，以健脾益气、祛湿止泻为法，方用参苓白术散加味。

参苓白术散出自《太平惠民和剂局方》，为治疗脾虚湿
盛证的代表方剂。吴昆《医方考》中认为："脾胃者土也，土
为万物之母，诸脏腑百骸受气于脾胃而后能强。若脾胃一
亏，则众体皆无以受气，目见赢弱矣……然脾胃喜甘而恶
苦，喜香而恶秽，喜燥而恶湿，喜利而恶滞。是方也，人
参、扁豆、甘草，味之甘者也；白术、茯苓、山药、莲肉、
薏苡仁，甘而微燥者也。砂仁辛香而燥，可以开胃醒脾。
桔梗甘而微苦，甘则性缓，故为诸药之舟楫，苦则喜降，
则能通天气于地道矣。"徐大椿《医略六书》认为："此健脾
强胃之剂，为土虚不能胜湿吐泻之专方。"汪昂《医方集解·

---

①王肯堂. 灵兰要览 [M]. 南京：江苏科学技术出版社，1987：19.

②（明）秦景明著；冷方南，王齐南点校. 症因脉治 [M]. 上海：上
海科学技术出版社，1990：252.

补养之剂》认为该方能"补其虚，除其湿，行其滞，调其气"。现代药理研究证实，参苓白术散具有保护肠道屏障、提高机体免疫能力、增加肠管对水及氯化物的吸收、改善肠道微生态、增强胃肠动力、促进营养物质吸收等作用。[1]方中白术尤擅健脾燥湿、导滞止泻；对药藿香、佩兰、石菖蒲与风药白芷相合，芳香醒脾，化湿止泻；久泻伤阳，故加补骨脂温肾暖脾以止泻。二诊腹泻稍有好转，恐白术辛燥之力较弱，故易苍术辛温燥湿。三诊加吴茱萸、淫羊藿、桂枝，与补骨脂相合，温火暖土止泻；国医大师张志远提出"施治肠炎、久滑要堵"之说，故常用诃子涩肠止泻、固涩谷道。[2]四诊加石榴皮、益智仁温脾涩肠止泻，《世医得效方》记载"腹胀忽泻，日夜不止，诸药不效，此气脱也。用益智子仁二两，浓煎饮之，立愈"[3]。现代药理研究表明，益智仁可通过其活性成分杨芽黄素影响水通道蛋白而表现出一定的止泻作用。[4]五诊加黄芪增强健脾益气之功，且与升麻、柴胡相伍，升阳举陷；加茯神以宁心安神。

①丁维俊，周邦靖，翟慕东，等. 参苓白术散对小鼠脾虚模型肠道菌群的影响[J]. 北京中医药大学学报，2006，29(8)：530-533.

②张志远. 张志远临证七十年精华录[M]. 北京：人民卫生出版社，2017：163.

③危亦林. 世医得效方[M]. 铅印本. 上海：上海科学技术出版社，1964：231.

④李田田. 益智仁化学成分及相关活性研究[D]. 郑州：郑州大学，2021.

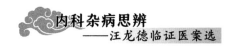

医案 45　肝郁脾虚

汪某某，女，65 岁。

初诊：2022 年 5 月 17 日

主诉：腹泻伴腹痛反复发作 1 年余。

临床表现：患者诉 1 年前无明显诱因出现腹泻，自服"益生菌"后稍有好转。后反复发作，呈进行性加重，遂就诊于本地某医院，行相关检查后诊断为"肠易激综合征"，给予药物治疗（具体药物不详）后症状明显缓解。刻下见：泻下如水样，日三四行，伴上腹部剧痛，泻后痛减，里急后重，进食水果及油腻之品则加重，纳呆，眠可，舌淡，苔白腻，脉沉细。7 年前于本地某医院行"胆囊结石摘除术"；2 年前因"胃恶性肿瘤"于外院行"胃大部切除术"，术后恢复可。

西医诊断：1. 肠易激综合征（腹泻型）

2. 胃恶性肿瘤（术后）

3. 胆囊结石（术后）

中医诊断：泄泻

证型：肝郁脾虚

治则：补脾柔肝，祛湿止泻

处方：痛泻要方加味

陈皮 12g，白芍 12g，防风 10g，麸炒白术 15g，鸡内金 15g，广藿香 12g，佩兰 15g，石菖蒲 15g，柴胡 15g，泽兰 10g，醋延胡索 12g，丹参 10g，盐补骨脂 12g，炙淫羊藿

12g，干姜 6g，盐小茴香 10g。

共 7 剂，每日 1 剂，每日 3 次，餐后 1 小时口服。

二诊：2022 年 5 月 24 日

腹泻明显好转，日一二行，腹痛改善，小便频作，舌淡红，苔略白腻，脉沉细。上方加桑螵蛸 10g。继服 7 剂，煎服方法同前。

后随访得知，患者服药后诸症大减。

按语

《三因极一病证方论·泄泻叙论》云"喜则散，怒则激，忧则聚，惊则动，脏气隔绝，精神夺散，以致溏泄"，指出喜、怒、忧、惊等多种情志的失调均可扰乱脏腑功能，进而引发泄泻，然而七情之中尤以怒与思最为常见。《素问·举痛论》曰："怒则气逆，甚则呕血及飧泄，故气上矣。"[1]张景岳在《类经》中解释此句："怒动于肝则气逆而上，气逼血升，故甚则呕血，肝木乘脾，故为飧泄。"[2]《景岳全书·泄泻》有言"凡遇怒气便作泄泻者，必先怒时挟食，致伤脾胃，故但有所犯，即随触而发，此肝脾二脏之病也，盖以肝木克土，脾胃受伤而然"[3]，意在说明怒则肝气上逆，横逆乘脾，致脾胃运化失职而发生泄泻。朱丹溪首次提出"痛泻"，

---

①田代华整理.黄帝内经·素问[M].北京：人民卫生出版社，2005：78.

②(明)张景岳著；范志霞校注.类经[M].北京：中国医药科技出版社，2011：253.

③(明)张介宾著；李继明，王大淳，王小平，等整理.景岳全书[M].北京：人民卫生出版社，2007：543.

认为本证是由土虚木乘，肝脾不和，脾失健运所致。《医方考》云："泻责之脾，痛责之肝；肝责之实，脾责之虚。脾虚肝实，故令痛泻。"①患者久病忧思恼怒，精神紧张，肝气郁结，气机不畅，木郁不达，乘犯脾胃，使脾胃运化失司，升降失调，遂成泄泻，故治疗以补脾柔肝、祛湿止泻为主，方用痛泻要方加味。

痛泻要方最早记载于《丹溪心法·泄泻》，原文为："治痛泄，炒白术三两，炒芍药二两，炒陈皮两半，防风一两。"原方无方名，张景岳称为"治痛泻要方"，故有今名。②白术甘温补气，苦燥湿浊，可补脾气兼有止泻之功；白芍酸寒，柔肝缓急止痛，与白术相配，于土中泻木；陈皮和中化湿，既助白术以健脾祛湿，又助白芍以顺肝疏泄之势；防风辛能散肝，香能舒脾，风能胜湿，为理脾引经要药，上述四药合用，补脾胜湿而止泻，柔肝理气而止痛。加鸡内金以消食助运；藿香、佩兰、石菖蒲芳香醒脾、增强化湿之力；柴胡与白芍相伍，疏肝柔肝；肝木不疏，气机阻滞，瘀血内生，故加延胡索、泽兰及丹参行气止痛、活血化瘀；补骨脂、淫羊藿、干姜、小茴香共奏温肾助阳之功，火旺则土暖，土暖泄泻止。

---

① (明)吴昆编著；洪青山校注. 医方考[M]. 北京：中国中医药出版社，2007：81.

② 马祥雪，王凤云，张北华，等. 痛泻要方治疗腹泻型肠易激综合征的作用机制研究现状与思考[J]. 世界中医药，2015，10(7)：977 - 981.

医案46　肝郁脾虚，湿浊内盛

陈某某，女，53岁。

初诊：2021年9月24日

主诉：腹泻伴腹痛1年余。

临床表现：患者诉1年前因饮食不慎后出现腹泻，自服"乳酸菌素片"后，症状未见明显缓解。刻下见：泻下如水样，日三四行，伴腹痛，泻后痛减，平素急躁易怒，纳眠可，舌淡，苔白腻，脉沉缓。2019年10月于本地某医院查肠镜未见明显异常。

西医诊断：腹泻型肠易激综合征

中医诊断：泄泻

证型：肝郁脾虚，湿浊内盛

治则：补脾柔肝，祛湿止泻

处方：参苓白术散合痛泻要方加减

党参15g，茯苓12g，麸炒白术15g，炒白扁豆15g，陈皮12g，麸炒山药30g，砂仁（后下）6g，麸炒薏苡仁12g，桔梗6g，防风12g，麸炒白芍12g，炙甘草6g，盐补骨脂12g，乌药15g。

共14剂，每日1剂，水煎600mL，分3次温服（每次约200mL，餐后1小时口服）。

二诊：2021年10月8日

仍腹痛腹泻，舌淡，苔白腻，脉沉。上方去桔梗、砂仁，加泽兰10g。继服7剂，煎服方法同前。

三诊： 2021 年 10 月 16 日

腹痛明显好转，仍便溏，日一二行。上方加炙淫羊藿 15g，盐小茴香 15g。继服 14 剂，煎服方法同前。

1 个月后随访得知，患者泄泻止，余无不适。

按语

《素问·痹论》曰："饮食自倍，肠胃乃伤。"《素问·生气通天论》云："因而饱食……肠澼为痔。"① 若饮食不当，或饱食过度，易损伤脾胃，脾胃运化功能失常而引起泄泻。《脾胃论》曰："饮食者，热无灼灼，寒无沧沧，寒温中适，故气将持，乃不致邪僻也。" 若因暴饮暴食，或过食生冷，或进食不洁食物，损伤脾胃，致脾失运化，胃失受纳，升降失司，清浊不分，发生泄泻。②《平治会萃》曰："泄泻者，水湿所为也，由湿本土，土乃脾胃之气也。得此症者，或因于内伤，或感于外邪，皆能动乎脾湿。脾病则升举之气下陷，湿变下注，并出大肠之道，以胃与大肠同乎阳明一经也。" 叶天士语："肝病必犯土，是侮之所胜也，克脾则腹胀，便或塘或不爽。" 肝五行属木，主疏泄，调节情志，喜条达，恶抑郁，为刚脏，体阴而用阳；脾五行属土，主运化、升清，喜燥而恶湿，为五脏之至阴，二者在五行之中维持着一种克而互用、相辅相成的关系，脾虚不运，木气

---

① 田代华整理．黄帝内经·素问［M］．北京：人民卫生出版社，2005：6，85.

② 黄剑锋．泄泻患者证候相关因素分析［D］．广州：广州中医药大学，2017.

乘之，或肝气郁结，横逆犯脾，即肝过则"木乘土"，脾虚则"土虚木乘"。《古今医鉴·泄泻》指出："夫泄泻者，注下之症也，盖大肠传送之官，脾胃为水谷之海，或为饮食生冷之所伤，或为暑湿风寒之所感，脾胃停滞，以致阑门清浊不分，发注于下，而为泄泻也。"患者饮食不慎损伤脾胃，脾胃虚弱，又土虚木乘，致运化失职，湿滞内生，清浊不分，混杂而下，遂成痛泻，故治疗以补脾柔肝、祛湿止泻为主，方用参苓白术散合痛泻要方加味。

参苓白术散一方出自《太平惠民和剂局方》，其中记载"治脾胃虚弱，饮食不进，多困少力，中满痞噎……"，是健脾化湿的名方，临床疗效显著，至今仍被沿用。[①] 参苓白术散由四君子汤加白扁豆、山药、砂仁、桔梗、莲子肉、薏苡仁、大枣组成。方中人参可补脾胃之气，白术、茯苓健脾化湿，三者相合，则脾气实而有化湿之用，湿邪去自有健脾之功，共为君药；配伍莲子、山药以助君药益气健脾，白扁豆、薏苡仁助白术、茯苓健脾渗湿止泻，四者共为臣药；佐以砂仁行气化湿，桔梗开肺气、通水道，甘草味甘，健脾调中，调和诸药，大枣补养脾胃，共为佐使。诸药合用，共奏益气健脾、行气和中、渗湿止泻之功。现代药理研究表明，参苓白术散有缓解胃肠道平滑肌痉挛、促进胃黏膜水肿吸收及促进组织修复、提高机体免疫功能、

---

①张雪. 参苓白术散治疗分泌性中耳炎及其网络药理学作用机制的研究[D]. 沈阳：辽宁中医药大学，2021.

调节肠道菌群等作用。① 痛泻要方原名为"白术芍药散"，《医方集解》认为该方中皆为足太阴、厥阴经药物，旨在"泻木而益土"②。白术味甘苦性温，甘能补脾，苦温以燥湿，可补脾胃之虚，祛肠中之湿；陈皮味辛苦性温，可燥湿醒脾；白芍味酸性寒，寒泻肝火、酸阴柔肝，可缓中止痛；防风味辛甘性微温，辛以散肝中郁结之气，香以醒脾气，可除湿止泻，为脾经之引经药。全方四药相配，补脾虚、健脾阳、泻肝火、柔肝阴，理肠中之气、清肠中之湿，以达止泻止痛之效。现代药理研究发现，痛泻要方具有调节胃肠道功能、抗炎镇痛、抗氧化、调节免疫、改善血液流变学、降低负性情绪等作用。③ 久泻伤阳，故加淫羊藿、补骨脂、乌药、小茴香温阳止泻；加泽兰活血利水，黄元御言其"通经活血，破滞磨坚……止腰腹疼痛"。

医案 47　湿热内阻

温某，男，49 岁。

初诊：2021 年 7 月 8 日

---

① 余文燕，王桦影，王国娟，等. 参苓白术散协同奥沙利铂对人结肠癌细胞增殖及凋亡的作用[J]. 中国实验方剂学杂志，2018，24(18)：118 - 123.

② 周彦妮. 基于菌群 - 肠 - 脑轴研究痛泻要方"抑木"组分缓解 IBS - D 内脏高敏感的作用机制[D]. 成都：成都中医药大学，2021.

③ 于添舒，赵目聪，戴博. 痛泻要方药理活性研究进展[J]. 广东化工，2020，47(23)：50 - 51 + 62.

主诉：腹泻 1 月余。

临床表现：腹泻反复发作 1 月余，日三四行，泻下不爽，伴口干欲饮，腹部隐痛，纳眠可，舌红，苔黄腻，脉滑。

西医诊断：慢性腹泻

中医诊断：泄泻

证型：湿热内阻

治则：清热燥湿，分利止泻

处方：葛根芩连汤加味

葛根 12g，黄芩 12g，黄连 6g，炙甘草 6g，茯苓 12g，广藿香 12g，佩兰 15g，石菖蒲 15g，陈皮 12g，白芍 15g，防风 15g，大血藤 12g，地锦草 10g。

共 7 剂，每日 1 剂，水煎 600mL，分 3 次温服（每次约 200mL，餐后 1 小时口服）。

1 个月后随访得知，患者服药后腹泻明显减轻。

按语

《素问·至真要大论》载："暴注下迫，皆属于热。"[1]清代沈金鳌的《杂病源流犀烛·泄泻》描述："其湿兼热者，下肠垢也。"《临证指南医案·泄泻》言："泄泻，注下症也。经云：湿多成五泄，曰飧、曰溏、曰鹜、曰濡、曰滑，飧泄之完谷不化，湿兼风也；溏泄之肠垢污积，湿兼热也；鹜溏之澄清溺白，湿兼寒也；濡泄之身重软弱，湿自胜也；

---

①田代华整理. 黄帝内经·素问[M]. 北京：人民卫生出版社，2005：188.

滑泄之久下不能禁固，湿胜气脱也。"①《景岳全书》云："泄泻之因，惟水火土三气为最。夫水者寒气也，火者热气也，土者湿气也，此泻痢之本也。"若脾胃受损，运化失职，水湿停滞困脾，日久积而化热，湿热蕴结大肠，气机停滞不运，故腹痛腹泻。因此治疗以清热燥湿、分利止泻为先，方用葛根芩连汤加味。

葛根芩连汤出自东汉末年张仲景所著《伤寒论·辨太阳病脉证并治中》第34条"太阳病，桂枝证，医反下之，利遂不止，脉促者，表未解也，喘而汗出者，葛根黄芩黄连汤主之"，原方为"葛根半斤、甘草二两、黄芩三两、黄连三两"，本方原为太阳病误下后形成表邪未解、邪热内陷，出现下利、喘、脉促的太阳阳明合病的表里双解剂，具有表里双解、清热止利作用。方中君药葛根发表解肌，升清阳，止泻利，使表解里和；臣药黄芩、黄连苦寒清热燥湿，泻火解毒；甘草调和药性，为使药。现代医学研究发现，葛根芩连汤的中医临床适用范围较广，如泄泻、消渴、感冒、痢疾等临床常见疾病在辨证论治的基础上均可应用，而相关西医诊断如腹泻、糖尿病、肺炎、胃肠炎、菌痢等亦可辨证施用。② 茯苓分利水湿，与对药藿香、佩兰、石菖蒲相合，健脾益气，醒脾祛湿；因土虚木易乘之，故加陈皮、白芍、防风，合"痛泻药方"之意，补脾柔肝，胜湿止痛；肠腑气机阻滞日久，则瘀血内生，故加大血藤、地锦草清

①江义墩. 辛开苦降法(昌阳泻心汤加减)治疗湿热泄泻的临床研究[D]. 北京：北京中医药大学，2005.
②周晓凤. 葛根芩连汤治疗湿热内阻型轮状病毒性肠炎的临床疗效观察及其体外抗病毒的机制研究[D]. 济南：山东中医药大学，2020.

热解毒、活血止痛；大血藤味苦性温平，归肝、大肠经，现代药理研究表明，酚类成分在大血藤含量较高，具有抗菌、抗癌、消炎、镇痛、利胆、增加冠脉血流量、抑制血小板聚集、抗心肌缺血及抗自由基等作用；[1] 地锦草又称地莲草，其性味辛平，归肝、胃、大肠经，常用于治疗细菌性痢疾、肠胃炎、咳血、便血等病证，相关研究报道，地锦草具有抑菌、止血、解毒、护肝、调节免疫等活性作用。[2]

医案 48 肾阳虚衰

刘某某，男，33 岁。

初诊： 2022 年 9 月 20 日

主诉： 腹胀、腹泻 1 月余。

临床表现： 患者诉腹胀腹泻，日一二行，平素畏寒，受凉后腹泻加重，纳眠可，小便正常，舌淡，苔白，脉沉细。

西医诊断： 慢性腹泻

中医诊断： 泄泻

证型： 肾阳虚衰

治则： 补火暖土，温阳止泻

处方： 金匮肾气丸加味

---

① 张鹏，颜寿琪，邵以德．红藤水溶性提取物的抗心肌缺血研究 [J]．上海医科大学学报，1988(3)：191 - 194．

② 姚松学，李春华，蔡高玉，等．地锦草的药理作用研究[J]．亚太传统医药，2010，6(9)：144 - 145．

熟地黄 12g，麸炒山药 15g，山萸肉 10g，茯苓 12g，盐泽泻 12g，牡丹皮 12g，肉桂 12g，黑顺片 6g(先煎)，盐小茴香 15g，炙淫羊藿 15g，盐益智仁 15g。

共 7 剂，每日 1 剂，水煎 600mL，分 3 次温服(每次约 200mL，餐后 1 小时口服)。

二诊：2022 年 9 月 27 日

腹胀腹泻较前缓解，小便正常。效不更方，继服 7 剂，煎服方法同前。

1 个月后随访得知，患者诸症大减。

按语

《病机汇论·第十一卷》云："泄泻之候：有因湿胜者，以水土相乱，并归大肠也；有因寒胜者，以命门火衰，气化无权也；有因脾虚者，以土不制水，清浊不分也；有因肾虚者，以火不生土，寒湿内生也；有因食滞者，以运化不及，中气受困也；有因风胜者，以风邪干胃，木能胜土也。"①《医学心悟·泄泻》言："书云，湿多成五泻，泻之属湿明矣。然有湿热，有湿寒，有食积，有脾虚，有肾虚，皆能致泻，宜分而治之。"《医方集解》云："久泻皆由命门火衰，不能专责脾胃。"《医述·卷二》载："元阴不足而泄泻者，名曰肾泻……盖元阴之气衰弱，不能健运其水谷故也。"《景岳全书》指出："今肾中阳气不足，则命门火衰，而阴寒独盛……即令人洞泄不止也。"《备急千金药方》云"其

---

①江义墩．辛开苦降法(昌阳泻心汤加减)治疗湿热泄泻的临床研究[D]．北京：北京中医药大学，2005．

气起胃下脘，别回肠，注于膀胱而渗入焉。故水谷者，常并居于胃中成糟粕，而俱下于大肠，主足太阳，灌渗津液，合膀胱，主出不主入……若虚则大小便不止，津液气绝"，承"下焦如渎"之旨，提及下焦肾与膀胱虚弱，则引起泄泻发病。[①] 脾胃乃后天之本，主运化水谷精微，五脏六腑、四肢百骸皆赖以濡养。若脾气虚弱，健运无权，泄泻久之，损及脾阳，脾阳不足，无力推动运化，久之，元阴元阳不能及时得到充养，则见脾肾阳虚，肾阳虚衰，土不得火暖，不能温煦推动脾胃功能，湿聚内停，发生泄泻，故治疗以补火暖土、温阳止泻为先，方用金匮肾气丸加味。

金匮肾气丸首见于《金匮要略》，原方是张仲景为"脚气上入，少腹不仁""短气有微饮""虚劳腰痛，少腹拘急，小便不利""消渴""妇人转胞"五种病证而设，充分体现了张仲景"异病同治"的学术思想。[②] 金匮肾气丸原方为"干地黄八两，山药、山茱萸各四两，茯苓、牡丹皮、泽泻各三两，肉桂、附子(制)各一两"。方中重用熟地黄滋阴补肾，填精益髓，为君药，正如《本草经疏》谓"干地黄乃补肾家之要药，益阴血之上品"；山萸肉补肾养肝，山药补益脾阴，二药相合，补肝肾而益精血，为臣药，三药配合，肝脾肾并补，称为"三补"；泽泻利湿而泻肾浊，茯苓利水渗湿，且助山药健运脾气，牡丹皮清泄虚热，活血化瘀，三药合用，寓泄于补，以泄助补；附子(黑顺片)、肉桂温阳补火，二

①朱璐璐．基于数据挖掘探讨明清时期泄泻病证治规律研究［D］．广州：广州中医药大学，2021．
②吴亦愚．金匮肾气丸及其类方临床应用规律探讨［D］．济南：山东中医药大学，2010．

药合用，温肾助阳化气，共为佐药。综合全方，大量滋阴填精补髓药佐以少量温阳补火药，意在"水中补火""精中求气"，正如张景岳所云："善补阳者，必于阴中求阳，则阳得阴助而生化无穷，善补阴者，必于阳中求阴，则阴得阳助而泉源不竭。"[1]方中小茴香、淫羊藿增强温肾助阳之力；益智仁辛温，归脾、肾经，功用温脾止泻摄唾，暖肾固精缩尿，现代药理研究表明，益智仁温脾止泻的作用机制与抑制动物胃肠运动、调节胃肠激素水平有关。[2]

便 秘

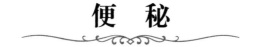

医案 49 肝郁气滞

杨某某，女，48 岁。

初诊： 2020 年 11 月 20 日

主诉： 大便干结 1 月余。

临床表现： 患者诉大便干结，艰涩难下，三四日一行，伴腹痛、肛门坠胀感，纳眠可，舌红，苔黄腻，脉弦滑。

---

①杨爱华. 金匮肾气丸治疗阴阳两虚型 2 型糖尿病的疗效观察［D］.广州：广州中医药大学，2015.

②李兴华. 益智仁温脾止泻作用及盐炙对其影响的研究［D］. 成都：成都中医药大学，2009.

既往因"胆囊结石"行"胆囊切除术"。

西医诊断：1. 便秘

2. 胆囊切除术后

中医诊断：便秘

证型：肝郁气滞

治则：疏肝行气，导滞通便

处方：大柴胡汤合枳实导滞丸加味

柴胡 12g，黄芩 10g，麸炒枳实 15g，酒大黄 6g，麸炒白芍 12g，黄连 6g，盐泽泻 10g，茯苓 12g，白术 30g，焦六神曲 15g，升麻 6g，瓜蒌 30g。

共 7 剂，每日 1 剂，水煎 600mL，分 3 次温服（每次约 200mL，餐后 1 小时口服）。

1 个月后随访得知，患者诸症好转，未再复发。

按语

便秘作为症状最早记载于《黄帝内经》，如《灵枢·胀论》云"胃胀者，腹满，胃脘痛，鼻闻焦臭妨于食，大便难"[1]，《素问·厥论》曰"太阴之厥，则腹满䐜胀，后不利"[2]。《症因脉治·大便秘结论》谓"诸气拂郁，则气壅大肠，而大便乃结；若元气不足，肺气不能下达，则大肠不得传道之令，而大便亦结矣"，认为便秘的发生与气的运行

---

[1]田代华，刘更生整理. 灵枢经[M]. 北京：人民卫生出版社，2005：80.

[2]田代华整理. 黄帝内经·素问[M]. 北京：人民卫生出版社，2005：89.

失常有关，气郁及气虚均可导致大便秘结。[①]《难经》云"四肢满，瘛闭，溲便难，转筋。有是者肝也"，意为肝失疏泄，气机失调可导致便秘。[②]《脾胃论·脾胃胜衰论》提道"肝木妄行……淋溲便难……此所不胜乘之也"，《灵枢·经脉》记载"肝足厥阴之脉……其支者，复从肝别贯膈，上注肺"[③]，说明在经络上两条经脉相通，为肝与肺的功能关系提供了生理基础。《素问·刺禁论》言："肝生于左，肺藏于右。"[④]肝气升于左，肺气降于右，为人体气机升降之枢纽，升降相因，则气机调畅。《华氏中藏经》记载："大肠者，肺之腑也，为传导之司，监仓之官。肺病久不已，则可下传大肠。"肺与大肠相表里，肺气宣降有序，则大肠传导如常。汪龙德主任医师临证时认为情志因素是引起便秘的一个重要原因，思、忧、愁、虑过度，肝气郁结，则气机升降失常，腑气不通，糟粕内停于肠道而发本病，故治疗以疏肝行气、导滞通便为主，方用大柴胡汤合枳实导滞丸加味。

大柴胡汤为张仲景名方，首载于《伤寒论》与《金匮要略》，是由小柴胡汤去人参、甘草，加大黄、枳实、芍药变通而来。方中柴胡苦平，疏达气机，为君药，《神农本草经》谓其"主心腹肠胃中结气，饮食积聚，寒热邪气，推陈

---

①李晓菡．中医气机圆运动理论指导下自拟复圆汤治疗气虚型功能性便秘的临床研究[D]．济南：山东中医药大学，2021．

②孙玉峰．火针联合穴位埋线治疗功能性便秘的临床研究[D]．晋中：山西中医药大学，2021．

③田代华，刘更生整理．灵枢经[M]．北京：人民卫生出版社，2005：80．

④田代华整理．黄帝内经·素问[M]．北京：人民卫生出版社，2005：100．

致新"。黄芩苦寒清肺热，肺与大肠相表里，肺热得清则肃降如常，因而肠腑得通；大黄苦寒泄热，《神农本草经》云"破癥瘕积聚，留饮宿食，荡涤肠胃，推陈致新，通利水谷，调中化食，安和五脏"，其苦寒之性可直入大肠以通便；枳实苦辛，功能破气消积，化痰除痞，因其苦泄辛散，行气之力较猛，故能破气除胀，消积导滞，用于热结便秘、腹痛胀满等症，《名医别录》谓其"除胸胁痰澼，逐停水，破结实，消胀满，心下急，痞痛，逆气，胁风痛，安胃气，止溏泄，明目"，三者共为臣药，与君药柴胡相配，共奏疏肝泻热、行气通腑之效。① 芍药苦酸，养血敛阴、柔肝止痛，与大黄相配可治腹中实痛，与枳实相伍可治气血不和所致腹痛烦满不得卧，《神农本草经》载其能"主邪气腹痛……止痛，利小便，益气"；半夏辛温，燥湿化痰、消痞散结，《名医别录》曰其"消心腹胸膈痰热满结，咳嗽上气，心下急痛，坚痞，时气呕逆，消痈肿"，共为佐药，共奏缓急止痛、理气和血、行气消痞之功。② 大枣与生姜同用，调营卫，和诸药，共为使药。纵观全方，诸药合用，共奏疏肝行气、导滞通便之功，使肝气条达，腑气得通，大便得解。枳实导滞丸源自金元时期李东垣所著《内外伤辨惑论》，由大黄、枳实、神曲、茯苓、黄芩、黄连、白术、泽泻组成，原方为治疗湿热食积胃脘胀痛而设，后世医家根据该方特点，灵活应用于临床各科。现代医家研究发现，枳实

①李耀东.大柴胡汤治疗中风后便秘(少阳阳明合病)的临床研究[D].长春：长春中医药大学，2016.
②王萌.大柴胡汤治疗肝郁气滞型急性胰腺炎的临床观察[D].广州：广州中医药大学，2008.

导滞丸能够调节胃肠功能，减少脂类吸收，促进大便顺畅排出。[1] 方中少量升麻与柴胡相伍，可引阳明清气上行；瓜蒌甘寒，归肺、胃、大肠经，功擅宽胸散结、利气开郁、润肠通便，现代药理研究表明，瓜蒌含有丰富的脂肪油，脂肪油具有较强的导泻作用。[2]

医案50　津亏肠燥

雷某某，女，70岁。

初诊： 2021年1月22日

主诉： 大便干结3年余。

临床表现： 患者诉大便干结3年余，两三日一行，伴腹痛腹胀，平素口干，自觉口中异味，纳眠可，舌红苔厚腻，脉滑。结肠镜检查无明显异常。幽门螺杆菌检测为阴性。

西医诊断： 功能性便秘

中医诊断： 便秘

证型： 津亏肠燥

治则： 滋阴增液，润肠通便

处方： 自拟"五仁通便方"加味

炒苦杏仁30g，生地黄12g，炒桃仁10g，炒火麻仁

---

①苗建英. 枳实导滞汤化裁治疗寻常性痤疮[J]. 中医药研究，2001（1）：32.

②刘金娜，温春秀，刘铭，等. 瓜蒌的化学成分和药理活性研究进展[J]. 中药材，2013，36（5）：843－844.

30g，炒郁李仁 30g，瓜蒌 30g，玄参 15g，麦冬 12g，麸炒枳实 15g，当归 12g，牛膝 12g，升麻 6g，炒柏子仁 10g，白术 30g，槟榔 10g，酒大黄 8g。

共 7 剂，每日 1 剂，水煎 600mL，分 3 次温服（每次约 200mL，餐后 1 小时口服）。

二诊：2021 年 1 月 29 日

大便通畅，质可，日一行。上方去白术。继服 7 剂，煎服方法同前。

1 个月后随访得知，患者大便通畅，余无不适。

按语

《素问·灵兰秘典论》曰"大肠者，传道之官，变化出焉"[1]，指出便秘的本位实在大肠，与大肠的传导功能正常与否密切相关。《圣济总录·大便秘涩》云"大便秘涩，盖非一证……若风气壅滞，肠胃干涩，是谓风秘；胃蕴客热，口糜体黄，是谓热秘；下焦虚冷，窘迫后重，是谓冷秘。或肾虚小水过多，大肠枯竭，渴而多秘者，亡津液也。或胃实燥结，时作寒热者，中有宿食也"，认为便秘当从寒、热、虚、实四个方面论治。[2] 清代郑寿全《医法圆通》云"因阳虚者，由下焦火衰，不能化下焦之阴，阴主静而不动，真气不能施其运动之力，故大便不利""因阴虚者，由火旺

①田代华整理. 黄帝内经·素问［M］. 北京：人民卫生出版社，2005：17.

②刘斌斌. 增液润肠通腑汤治疗功能性便秘（肠燥津亏证）的临床疗效观察［D］. 武汉：湖北中医药大学，2019.

伤血，血液枯槁，肠中之糟粕干涩不行，如船舟之无水而停滞不动也""因阳明胃实，由外邪入胃，从胃热而化为热邪，则胃中津液立亡，故不利""因肺肠燥者，由燥邪乘肺，肺与大肠为表里，表分受邪，渐及里分，其势自然，其人定多烦渴，皮肤不泽，大便胀甚，欲下不下"①，提出便秘的四种病因为阳虚、阴虚、阳明胃实、肺肠燥热。李东垣《兰室秘藏》指出"若饥饱失节，劳逸过度，损伤胃气，反食辛热浓味之物，而助火邪，伏于血中，耗散真阴，津液亏少，故大便结燥"，认为便秘的发生与饮食不节、劳逸过度有关，以热邪耗伤津液为主要病机。《景岳全书·秘结》"凡属老人、虚人……或亡血、失血、大吐、大泻之后，多有病为燥结者，盖此非气血之虚，即津液之耗"，说明津亏血少为便秘致病因素。② 汪龙德主任医师临床中发现，功能性便秘多见于女性及饮食不节者，病位在大肠，主要涉及脾胃；若素体虚弱，津液亏虚，肠道失濡，则大便干涩难行；或饮食不节，过食肥甘辛辣，胃腑积热，伤津耗液，则肠燥便秘，故治疗以滋阴增液、润肠通便为主，方用自拟"五仁通便方"加味。

"五仁通便方"是汪龙德主任医师在《世医得效方》中五仁丸的基础上结合多年临床经验化裁而成，由炒苦杏仁、生地黄、炒桃仁、炒火麻仁、炒郁李仁、瓜蒌、玄参、麦冬、麸炒枳实、当归、牛膝、升麻12味中药组成。方中炒

①（清）郑寿全著；于永敏，刘小平校注．医法圆通[M]．北京：中国中医药出版社，1993：37.
②任爱民．润肠丸加减治疗津亏血少证功能性便秘的临床研究[D]．南京：南京中医药大学，2014.

苦杏仁质润多脂，润肺肠之枯燥，降冲逆而开痹塞；生地黄甘寒，清热滋阴，壮水生津，与炒苦杏仁相合，共为君药。炒桃仁味苦、平，主瘀血血闭，血燥便结，可润燥滑肠；炒火麻仁甘平，性多润滑，可润肠胃之约涩，通经脉之结代；炒郁李仁属阴，性主降，主肠中结气，可润肠破血，利水下气，消食宽中；瓜蒌甘苦寒，归肺胃大肠经，功用清热涤痰、宽胸散结、润燥滑肠，诸药合用，共为臣药。玄参苦咸寒，功擅清肺金而涤心胸之烦热，启肾水而滋肠胃之枯燥；麦冬滋肺增液以润肠燥，此二药与君药生地黄相合为增液汤，寓"增水行舟"之意；阳明肠腑津亏血少，燥屎坚结，易于阻滞气机，故用麸炒枳实破气除痞、消积导滞，当归滋阴养血以滑肠胃，诸药并行，共为佐药。牛膝苦甘酸平，补精气，利腰膝，填骨髓，可引糟粕下行；升麻辛甘微寒，引诸药游行四经，升阳气于至阴之下，与牛膝相合，一阴一阳，一升一降，共为使药。全方以补为主，以攻为辅，共奏滋阴养血、润肠通便之功。方中炒柏子仁与籽仁类药物相合，润肠通便；《本草通玄》曰"白术，补脾胃之药，更无出其右者，土旺则清气善升，而精微上奉，浊气善降，而糟粕下降"，国内外研究发现，白术有促进胃肠道蠕动、增强抵抗力、延迟衰老、抗癌等作用；[①] 大黄苦寒，其性猛利，功效迅速，故有"将军"雅号，现代药理研究表明，大黄的主要化学成分是蒽醌类衍生物，包括蒽醌苷和双蒽醌苷以及游离型的鞣质类等化合物，具有清

---

①赵刚，姜亚欣，迟玉花．白术治疗慢传输型便秘的研究进展[J]．青岛大学医学院学报，2017，53(1)：124-126.

热泻火、攻下通便、逐瘀通经等功效；① 槟榔辛散苦泄，善行胃肠之气，消积导滞，又能缓泻通便，历代本草对其多有记载，《药性论》曰"宣利五脏六腑壅滞，破坚满气，下水肿，治心痛，风血积聚"，《新修本草》云"治腹胀，生捣末服，利水谷道"。②

医案 51 津亏肠燥

李某某，女，18 岁。

初诊：2021 年 6 月 15 日

主诉：大便干结 1 年余。

临床表现：患者诉大便干结 1 年余，平素排便困难，三四日一行，喜食辛辣刺激之品，舌红，苔薄黄少津，脉沉数。既往因"阑尾术后肠粘连"行"小肠部分切除术"；肠梗阻病史。

西医诊断：1. 功能性便秘

2. 不完全性肠梗阻

中医诊断：便秘

证型：津亏肠燥

治则：滋阴增液，润肠通便

---

①王玉，杨雪，夏鹏飞，等. 大黄化学成分、药理作用研究进展及质量标志物的预测分析[J]. 中草药，2019，50(19)：4821 - 4837.

②郭喜军. 槟榔水提液对大鼠胃肠运动的影响及其机制探讨[C]. 中华中医药学会脾胃病分会第二十次全国脾胃病学术交流会论文集. 2008：298 - 299.

处方：自拟"五仁通便方"加味

炒苦杏仁 10g，生地黄 15g，炒桃仁 10g，炒火麻仁 30g，炒郁李仁 30g，瓜蒌 15g，玄参 15g，麦冬 12g，麸炒枳实 15g，当归 10g，牛膝 10g，升麻 6g，酒大黄 6g，槟榔 10g，炒柏子仁 10g，丹参 10g，赤芍 12g。

共 7 剂，每日 1 剂，水煎 600mL，分 3 次温服（每次约 200mL，餐后 1 小时口服）。

嘱患者多食水果蔬菜，养成定时排便的习惯。

二诊：2021 年 6 月 22 日

大便好转，两三日一行。上方去丹参、赤芍，瓜蒌加至 30g。继服 14 剂，煎服方法同前。

1 个月后随访得知，患者大便通畅，余无不适。

按语

张仲景在《伤寒论》中称"便秘"为"阳结""阴结""脾约"等，同时也对排便的周期及粪便的质地进行了精简的描述，如"不大便五六日""燥屎五六枚"。《伤寒论·辨阳明病脉证并治》第 245 条"阳脉实，因发其汗，出多者……为阳绝于里，亡津液，大便因硬也"[1]，认为便秘因津液内竭所致。《素问·举痛论》曰："热气流于小肠，肠中痛，瘅热焦竭，则坚干不得出，故痛而闭不通矣。"[2]明确论述了便秘

---

[1]（汉）张仲景述；（晋）王叔和撰次；钱超尘，郝万山整理. 伤寒论 [M]. 北京：人民卫生出版社，2005：78.

[2]田代华整理. 黄帝内经·素问 [M]. 北京：人民卫生出版社，2005：78.

的病机在于热邪留于肠，导致肠中津液匮乏而成便秘。《杂病源流犀烛·大便秘结源流》言："若为饥饱劳役所损，或素嗜辛辣厚味，致火邪留滞血中，耗散真阴，津液亏少，故成便秘之症。"明代虞抟在《医学正传·秘结》论述："饮食之火起于脾胃，淫欲之火起于命门，以致火盛水亏，津液不生。"患者嗜食辛辣刺激之品，导致胃火炽盛，耗伤津液，津液亏虚，大肠失于濡润，传导不利，发为本病，正所谓"燥结血少不能润泽，理宜养阴，如妄以峻利药逐之，则津液走，气血耗，虽暂通而即秘矣"，故治疗以滋阴增液、润肠通便为先，方用自拟"五仁通便方"加味。

现代药理学研究证实：苦杏仁可润肠通便，其成分中脂肪油含量达到40%～50%，脂肪油进入肠道后可以增强肠黏膜对肠内容物的润滑作用，从而排便通畅；[1]生地黄甘寒，清热滋阴，壮水生津，与苦杏仁相合，滋阴润肠，生地黄中的有效成分对于肠道蠕动有显著功效，可以增加排便次数，缩短排便时间，改善便秘症状；[2]桃仁可活血祛瘀、润肠通便，其含有45%的脂肪油，能提高肠道的润滑性而使大便易于排出，因此临床将桃仁作为一种润下之品，常用于老年人或虚弱者的虚性便秘；火麻仁含有大量脂肪油，进入肠道后在肠道内反应生成脂肪酸，可对肠壁产生

①王晓光，傅江南.常用中药药理研究与临床新用[M].北京：人民军医出版社，2006：7.
②张红敏，侯书杰，陈世伟.生地提取液润肠通便作用的试验研究[J].河南预防医学杂志，2001，12(5)：265-266.

刺激，促进肠道的蠕动，从而有利于促进排便；① 郁李仁可润肠通便、利水消肿，郁李仁提取物中的水提物、脂肪油、醇提物、醚提物均可促进肠蠕动；② 瓜蒌清热涤痰、润燥滑肠，油脂类大部分存在于瓜蒌子中，脂肪油含量可达 26%，致泻作用较强；③ 玄参清热凉血、滋阴降火、解毒散结，麦冬养阴润肺、益胃生津、清心除烦，二者甘寒质润，可润肠通便，且麦冬中存在着少量的挥发油，其分子质量很小，脂溶性强，易穿透生物膜，有利于排便；④ 枳实破气消积、化痰除痞，可使胃底平滑肌的张力明显升高，有促进胃运动、加速胃排空的作用；⑤ 当归补血活血、调经止痛、润肠通便，其中含有的挥发油可促进排便；⑥ 牛膝、升麻升降相应，调畅气机，其中升麻可促进胃肠排空，提高血清胃泌素和血浆胃动素含量，促进胃肠动力。⑦ 柏子仁性平味甘，

①金贤兰. 火麻仁的药理作用与临床应用[J]. 现代医药卫生，2007，23(17)：2624 - 2625.

②余伯阳，杨国勤，王弘敏，等. 郁李仁类中药对小鼠小肠运动影响的比较研究[J]. 中药材，1992(4)：36 - 38.

③尹航，鲁文琴. 气相色谱法同时测量瓜蒌仁中五种主要脂肪酸含量[J]. 贵州医药，2007，31(3)：266 - 267.

④卫强，纪小影. 红叶李的叶、茎挥发油成分 GC - MS 分析及体外抗菌、抗病毒活性研究[J]. 中药新药与临床药理，2016，27(2)：263 - 268.

⑤张红，孙明江，王凌. 枳实的化学成分及药理作用研究进展[J]. 中药材，2009，32(11)：1787 - 1790.

⑥张正顺，张艳霞，陈绍仪，等. 当归挥发油对人肺腺癌 GLC - 82 细胞增殖及细胞周期的影响[J]. 西部中医药，2018，31(9)：8 - 12.

⑦祝婧，钟凌云，龚千锋，等. 升麻不同炮制品对脾气虚动物胃肠功能的影响[J]. 中国实验方剂学杂志，2015，21(21)：1 - 4.

入心、肝、肾、大肠经，具有宁心安神、敛汗生津、润肠通便之功效，《长沙药解》记载其"能滑肠开秘"，现代药理研究发现，柏子仁中含有脂肪油约14%，并含有少量挥发油，有良好的润肠作用；[1] 大黄味苦性寒，功擅泻热通便、活血化瘀，现代医家研究发现，大黄可通过改善肠动力障碍、促进肠蠕动，从而达到治疗便秘的目的；[2] 槟榔为四大南药（槟榔、砂仁、益智、巴戟天）之首，入药首见于《名医别录》一书，言其"消谷逐水，除痰癖，杀三虫，疗寸白"，具有杀虫消积、行气利水、截疟等功效，现代研究发现，槟榔中含有的槟榔碱有拟副交感神经作用，能增加肠道蠕动和胃黏膜分泌功能；[3] 大便艰涩难下，肠道腑气不通，易致瘀血内生，故加丹参、赤芍以清热凉血、活血化瘀。

医案 52 饮食积滞

张某某，女，26 岁。

初诊：2021 年 9 月 18 日

主诉：排便困难半月余。

临床表现：患者诉半月前暴饮暴食后出现大便干结，排便困难，两三日一行，伴脘腹胀痛，纳差，眠可，舌红，

①李金梅，李晨，刘淑茹. 柏子仁治疗老年人便秘[J]. 山东中医杂志，2005，24（1）：46.
②陈立军，张廷模，彭成. 大黄不同炮制品对热结便秘模型大鼠结肠 c-kit mRNA 表达的影响[J]. 中药药理与临床，2009，25（4）：37-40.
③许宏吉，陈满咚. 胆汁槟榔维 B$_1$ 胶囊与双歧三联活菌胶囊治疗慢性功能性便秘 32 例[J]. 中国乡村医药，2010，17（3）：15.

苔黄腻，脉滑数。

西医诊断：便秘

中医诊断：便秘

证型：饮食积滞

治则：消积导滞，清利湿热

处方：枳实导滞丸加味

麸炒枳实 15g，酒大黄 6g，黄芩 10g，黄连 6g，白术 15g，茯苓 12g，泽泻 12g，焦六神曲 15g，鸡内金 15g，山楂 15g，麦芽 15g，厚朴 12g，槟榔 10g，瓜蒌 30g。

共 7 剂，每日 1 剂，水煎 600mL，分 3 次温服（每次约 200mL，餐后 1 小时口服）。

二诊：2021 年 9 月 25 日

大便质可，日一行。效不更方，继服 7 剂，煎服方法同前。

1 个月随访得知，患者大便通畅，余无不适。

按语

《万病回春·大便闭》载"身热烦渴，大便不通者，是热闭也；久病患虚，大便不通者，是虚闭也；因汗出多大便不通者，精液枯竭而闭也；风证大便不通者，是风闭也；老人大便不通者，是血气枯燥而闭也；虚弱并产妇及失血、大便不通者，血虚而闭也；多食辛热之物，大便不通者，实热也"，将便秘称为"便闭"。① 《伤寒论·辨脉法第一》云

---

①王春鹏. 林才志主任医师治疗功能性便秘的经验及用药规律研究 [D]. 南宁：广西中医药大学，2021.

"脉有阴结阳结者,何以别之?答曰:其脉浮而数,能食不大便者,此为实,名曰阳结也,期十七日当剧;其脉沉而迟,不能食,身体重,大便反硬,名曰阴结也,期十四日当剧"①,首先将便秘分为性质不同的阴结、阳结两类。《济生方》将便秘分为"五秘",即风秘、气秘、湿秘、寒秘、热秘,其以虚实为纲,"凡脏腑之秘,不可一列治疗,又虚秘、头秘",并进一步揭出"燥则润之,涩则滑之,秘则通之,寒则温利之"的治疗法则。②《古今医鉴·卷之八》:"若饥饱失节,劳役过度,损伤胃气及食辛热味厚之物而助火邪,伏于血中,耗散真阴,津液亏少,故大便燥结。"可见饮食不节是便秘发生的重要因素之一,暴饮暴食,嗜食偏盛,均会导致大便燥结不通。患者暴饮暴食,致脾胃运化不及,饮食积滞于胃肠,使肠腑通降失调,糟粕停滞不下,形成便秘,故治疗以消积导滞、清利湿热为主,方用枳实导滞丸加味。枳实导滞丸出自李东垣的《内外伤辨惑论》,方中重用大黄为君,泻热毒、破积滞;黄连、黄芩清热燥湿,枳实行气导滞,神曲消食化积、健脾和胃,共为臣药;白术、茯苓健脾益气,使攻积不伤正,泽泻具有利水渗湿泄热之效,共为佐药。方中鸡内金、山楂、麦芽消食化积,厚朴、槟榔行气导滞,瓜蒌润肠通便,诸药合用,共奏行气消积、清利湿热、导滞通便之功。

---

①(汉)张仲景述;(晋)王叔和撰次;钱超尘,郝万山整理.伤寒论[M].北京:人民卫生出版社,2005:3.

②王艳.小儿便通颗粒治疗小儿功能性便秘(食积证)的临床观察[D].成都:成都中医药大学,2014.

医案53 湿热壅盛

董某某，女，46岁。

初诊：2021年7月23日

主诉：排便困难1年余。

临床表现：患者诉大便干结，排出困难，三四日一行，伴胃脘部嘈杂，手心发热，纳眠可，舌红，苔黄腻，脉滑数。4年前因"输卵管恶性肿瘤"行"输卵管切除术"，后规律复查。2020年10月复发，于本地某医院行规律化疗。

西医诊断：功能性便秘

中医诊断：便秘

证型：湿热壅盛

治则：清热利湿，理气通腑

处方：三仁汤加味

炒苦杏仁10g，豆蔻仁12g，薏苡仁10g，姜半夏10g，厚朴12g，通草5g，滑石粉（包煎）20g，淡竹叶6g，广藿香12g，佩兰15g，石菖蒲15g，海螵蛸15g，浙贝母10g，煅瓦楞子（先煎）15g，麸炒枳实15g，槟榔10g，半枝莲30g，白花蛇舌草30g。

共7剂，每日1剂，水煎600mL，分3次温服（每次约200mL，餐后1小时口服）。

1个月后随访得知，患者大便通畅，余无不适。

按语

《素问·至真要大论》云"太阴司天，湿淫所胜……大便难"①，以六经辨证的思维讲述了湿困太阴脾经致大便难。《重辑严氏济生方·大便门》论述："摄生乖理，三焦气涩，运棹不行，于是乎蕴结肠胃之间，遂成五秘之患。"②《景岳全书·杂证谟》谓："则湿邪能秘，但湿之不化，由气之不行，气之不行……亦阴结也。"清代医家吴鞠通《温病条辨·下焦》第55条曰"湿温久羁，三焦弥漫，神昏窍阻，少腹硬满，大便不下"，第56条提道"湿凝气阻，三焦俱闭，二便不通"。当代名医李克绍教授认为，湿热可阻滞脾胃气机的升降，影响大肠之正常传导，从而导致糟粕不能顺利排出而发为便秘。③汪龙德主任医师认为大肠作为六腑之一，以通为用，如今人们久居潮湿氤氲之地，多嗜食辛辣刺激或肥甘厚味，致脾胃受损，湿热互结，则阻滞胃肠气机，腑气不通，导致传化无力而使糟粕内停，亦使湿热之邪少了出路，则湿热壅盛，加重便秘的发生发展，故治疗以清热利湿、理气通腑为主，方用三仁汤加味。

三仁汤来源于清代吴鞠通所著的《温病条辨》，功效清利湿热、宣畅气机，方中以豆蔻仁、薏苡仁、杏仁三者为君，

---

①田代华整理．黄帝内经·素问［M］．北京：人民卫生出版社，2005：179.

②唐迎超．宣清导浊汤加味治疗湿热型功能性便秘临床疗效观察［D］．保定：河北大学，2020.

③姜建国，李嘉璞，李树沛．李克绍学术经验辑要［M］．济南：山东科学技术出版社，2000：3.

杏仁有润肠通便、宣利肺气之力，豆蔻仁芳香化湿，畅通脾气，薏苡仁清热利湿，使湿热随小便而出，三者合用，湿热之邪从上、中、下三焦而解；以滑石、通草、淡竹叶为臣，滑石甘淡性寒，清利湿热，通草、竹叶淡渗利湿；半夏、厚朴辛苦性温，散结除痞，既助行气化湿之功，又使寒凉而不碍湿，共为佐使。诸药合用有清热而不凉，化湿而不燥之特点。现代药理学研究表明，杏仁、豆蔻仁、薏苡仁均含有各种油类物质，具有良好的润肠通便的作用。[①] 方中对药藿香、佩兰、石菖蒲芳香醒脾化湿，海螵蛸、浙贝母、瓦楞子制酸和胃，枳实、槟榔理气导滞，方中使用大剂量的半枝莲、白花蛇舌草以清热解毒。

呕　吐

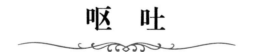

医案 54　痰热内扰

吴某，女，28 岁。

初诊： 2020 年 11 月 20 日

主诉： 呕吐反复发作 1 年余，加重 1 个月。

①张平，谭琰，高峰，等．三仁汤中三焦理论的临床应用及优势探讨[J]．中国实验方剂学杂志，2021，27（7）：193－200．

临床表现：患者诉 1 年前无明显诱因出现呕吐，呕吐物为黄色黏液，经治疗后上述症状好转。1 个月前饮食不慎后上述症状再次出现，刻下见：呕吐频作，伴胃脘部胀满，纳眠可，二便调，舌红，苔黄腻，脉弦滑。2020 年 9 月 21 日查胃镜示：胆汁反流性胃炎。幽门螺杆菌检测为阴性。

西医诊断：胆汁反流性胃炎

中医诊断：呕吐

证型：痰热内扰

治则：清热化痰，降逆止呕

处方：黄连温胆汤加味

黄连 6g，姜半夏 12g，竹茹 6g，陈皮 12g，麸炒枳实 10g，茯苓 12g，生姜 10g，蜜旋覆花（包煎）15g，赭石（先煎）15g，厚朴 12g，瓜蒌 15g，胆南星 6g，酒大黄 6g。

共 7 剂，水煎服，每日 1 剂，每日 3 次，餐后 1 小时口服。

后随访得知，患者连续服药 14 剂，呕吐不作，胃脘部胀满减轻。

按语

呕吐病名最早见于《黄帝内经》，如《素问·举痛论》曰"寒气客于肠胃，厥逆上出，故痛而呕也"，《素问·至真要大论》云"诸呕吐酸，皆属于热"，《素问·脉解》谓"所谓食则呕者，物盛满而上溢，故呕也"。[1]《医宗必读·卷之十·

①田代华整理.黄帝内经·素问[M].北京：人民卫生出版社，2005：78，97，188.

呕吐哕》提出："呕者，声物俱出；吐者，无声出物；哕者，有声无物。"明代张景岳在《景岳全书·呕吐》中论述："呕吐一证，最当详辨虚实。实者有邪，去其邪则愈；虚者无邪，则全由胃气之虚也。"①《症因脉治·呕吐》云："痰饮呕吐之因，脾气不足，不能运化水谷，停痰留饮，积于中脘，得热则上炎而呕吐，遇寒则凝寒而呕吐。"刘河间曰："呕者，火气炎上……有痰膈中焦食不得下者，有气逆者，有寒气郁于胃口者……然胃中有火与痰而呕吐者。"脾胃为后天之本，气血生化之源，脾主升清，胃主降浊，若脾胃受损，运化失常，则津液不归正化，聚湿生痰，郁久化热，痰热内扰，阻滞气机，胃失和降，发为呕吐，故治疗以清热化痰、降逆止呕为主，方用黄连温胆汤加味。

黄连温胆汤出自清代陆廷珍《六因条辨》，由黄连、半夏、陈皮、茯苓、竹茹、枳实、甘草、生姜、大枣组成。方中黄连苦寒清热和胃，半夏辛温燥湿化痰、和胃止呕，共为君药；竹茹与半夏相配，一温一凉，化痰和胃，陈皮辛苦温，理气行滞，燥湿化痰，枳实辛苦微寒，降气导滞，消痰除痞，陈皮与枳实相合，亦为一温一凉，增强理气化痰之力，共为臣药；茯苓健脾渗湿，以杜生痰之源，生姜降逆止呕，大枣调和脾胃，且生姜制半夏之毒性，共为佐药；甘草为使，调和诸药。方中旋覆花、赭石与厚朴相伍，降逆止呕；瓜蒌与胆南星相合，清热化痰；佐以少量大黄通腑泄热，使热邪从下焦而去。

---

①邓怡然. 针灸疗法预防化疗后恶心呕吐的网状 Meta 分析［D］. 武汉：湖北中医药大学，2021.

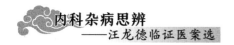

医案 55　痰饮内阻

李某某，女，28 岁。

初诊：2020 年 12 月 8 日

主诉：恶心呕吐 1 周。

临床表现：患者诉 1 周前因饮食不慎后出现恶心、呕吐，呕吐物为胃内容物及清水痰涎，伴反酸、烧心，大便干结，三四日一行，纳可，眠佳，小便正常，舌淡青红，苔略水滑，脉弦滑。

西医诊断：急性胃炎

中医诊断：呕吐

证型：痰饮内阻

治则：温化痰饮，和胃降逆

处方：小半夏汤加味

姜半夏 12g，生姜 10g，酒大黄 6g，枳实 15g，厚朴 12g，陈皮 12g，竹茹 6g，白芷 10g，蜜旋覆花（包煎）15g，紫苏梗 12g，瓜蒌 15g，莱菔子 15g。

共 7 剂，每日 1 剂，水煎 600mL，分 3 次温服（每次约 200mL，餐后 1 小时口服）。

二诊：2020 年 12 月 18 日

呕吐明显减轻，仍有大便干燥，两三日一行，舌淡，苔润，脉弦。上方瓜蒌加至 30g。继服 7 剂，煎服方法同前。

1 个月后随访得知，患者无不适。

按语

《素问·至真要大论》曰"诸呕吐酸，暴注下迫，皆属于热""诸逆冲上，皆属于火"①，可知火热之邪可作呕。《金匮要略·呕吐哕下利病脉证治第十七》中认为"当消谷引食，而反吐者"，皆因"以发其汗，令阳微，膈气虚……不能消谷，胃中虚冷故也"②，提出若医治不当，可伤及胃阳，耗伤膈气，以致胃中虚冷，胃气上逆而发为呕吐。隋代巢元方在《诸病源候论·呕哕病诸候》中云"呕吐之病者，由脾胃有邪，谷气不治所为也，胃受邪，气逆则呕"③，《仁斋直指方》云"呕吐出于胃气之不和，人所共知也。然有胃寒、有胃热、有痰水、有宿食……"④，认为痰饮可致呕吐，其基本病机为胃失和降、胃气上逆。《太平惠民和剂局方》提出"痰饮为患，或呕吐恶心"。患者饮食不节，损伤脾胃，致脾胃运化失常，停痰留饮，积于中脘，饮邪上逆，发为呕吐，故用小半夏汤加味温化痰饮，以和胃降逆。

小半夏汤见于《金匮要略·呕吐哕下利病脉证治第十七》"诸呕吐，谷不得下者，小半夏汤主之"，亦见于《金匮

①田代华整理. 黄帝内经·素问[M]. 北京：人民卫生出版社，2005：188.

②（汉）张仲景撰；何任，何若苹整理. 金匮要略[M]. 北京：人民卫生出版社，2005：64－65.

③丁光迪. 诸病源候论校注[M]. 北京：人民卫生出版社，2013：106.

④（南宋）杨士瀛原著；孙玉信，朱平生点校. 仁斋直指方[M]. 上海：第二军医大学出版社，2006：227.

要略·痰饮咳嗽病脉证治第十二》"呕家本渴，渴者为欲解，今反不渴，心下有支饮故也，小半夏汤主之。小半夏汤方：半夏一升，生姜半斤。右二味，以水七升，煮取一升半，分温再服"。[1] 小半夏汤由半夏、生姜二药组成，为治疗痰饮呕吐的基本方，有"止呕圣剂"之称。方中半夏辛温，涤痰化饮，降逆止呕，为治饮病要药；佐以生姜温中降逆，消散寒饮，又可抑制半夏之悍性，孙思邈曰"生姜，呕家之圣药，呕为气逆不散，故用生姜以散之"，两药相合，共奏温化痰饮、和胃降逆之效。现代药理实验研究证实，小半夏汤可以通过多途径、多靶点对胃肠功能进行调整，进而发挥止呕的作用。[2] 足阳明胃经连系手阳明大肠经，胃失和降，可致大肠传导失职，故见大便干结，则合用小承气汤通降阳明。方中竹茹增强降逆止呕之功；陈皮入脾经，燥湿化痰，白芷醒脾化湿，脾运则痰饮自消；莱菔子下气犹捷，有推墙倒壁之功；瓜蒌甘寒，润肠通便；旋覆花，《神农本草经》云"味咸，温，主结气，胁下满，惊悸，除水，去五脏间寒热，补中，下气"，其与紫苏梗相合，消痰行水，行气宽中，降逆止呕。

①（汉）张仲景撰；何任，何若苹整理. 金匮要略［M］. 北京：人民卫生出版社，2005：64-65.
②杜静. 从5-HT3受体和NK1受体探讨小半夏汤防治化疗性恶心呕吐的作用机制［D］. 济南：山东中医药大学，2017.

医案 56　脾胃虚弱，胃气上逆

吴某某，男，75 岁。

初诊：2020 年 1 月 3 日

主诉：恶心呕吐伴乏力 1 月余。

临床表现：患者诉 1 个月前因"胃恶性肿瘤"行"胃大部切除术"，现服用化疗药物。刻下见：恶心、呕吐，时发时止，伴脘腹痞满，不思饮食，面色㿠白，倦怠乏力，四肢不温，大便前干后稀，眠差，舌淡红，苔白腻，脉濡弱。近 1 个月体重下降约 4kg。

西医诊断：胃恶性肿瘤（术后）

中医诊断：呕吐

证型：脾胃虚弱，胃气上逆

治则：健脾益气，和胃降逆

处方：四君子汤合旋覆代赭汤加味

党参 30g，炒白术 30g，茯神 15g，蜜旋覆花（包煎）15g，赭石（先煎）30g，姜半夏 12g，炙黄芪 50g，紫苏梗 12g，柴胡 12g，升麻 12g，制吴茱萸 6g，炙甘草 6g。

共 7 剂，每日 1 剂，水煎 600mL，分 3 次温服（每次约 200mL，餐后 1 小时口服）。

二诊：2020 年 1 月 10 日

恶心呕吐较前减轻，仍觉倦怠乏力，纳呆，舌淡红，苔白腻，脉濡弱。上方加鸡内金 15g，山楂 15g，麦芽 15g。继服 7 剂，煎服方法同前。

三诊：2020 年 1 月 17 日

恶心呕吐明显缓解，乏力等症较前明显改善，口干喜饮，舌淡红，苔薄白，脉弱。上方去党参、炙甘草，加太子参 15g、麦冬 12g、葛根 12g、乌梅 10g。继服 7 剂，煎服方法同前。

1 个月随访得知，患者诸症好转，余无不适。

按语

呕吐自古就有"呕苦""呕胆""漏气""走哺"之名，古代诸多医家认为，呕吐总分为实呕和虚呕，分别由实邪（包括寒邪、火邪、食滞、气郁、痰饮）和脏腑本身虚损造成，如《中藏经》载"病有脏虚脏实、腑虚腑实……食不入胃，吐逆无时……此五脏之虚也"[①]，明确指出呕吐可由脏腑虚证引发。《伤寒杂病论》曰"若胃中虚冷，不能食者，饮水则哕""食谷欲呕者，属阳明也""少阴吐利，手足逆冷，烦躁欲死""干呕，吐涎沫，头痛"[②]，认为肝胃寒盛，浊阴上逆而致呕吐。《诸病源候论·呕吐候》记载："呕吐者，皆由脾胃虚弱"。《圣济总录·卷第六十三·呕吐门》云"呕吐者，胃气上而不下也""盖脾胃气弱，风冷干动，使留饮停积，饮食不化，胃气虚胀，心下澹澹，其气上逆，故令呕吐也"[③]，

---

①（后汉）华佗撰；农汉才点校. 中藏经［M］. 北京：学苑出版社，2007：9.

②（汉）张仲景述；（晋）王叔和撰次；钱超尘，郝万山整理. 伤寒论［M］. 北京：人民卫生出版社，2005：75，78，89，99.

③赵吉艳. 小半夏汤、生姜半夏汤、半夏干姜散防治化疗性呕吐的实验研究［D］. 济南：山东中医药大学，2020.

明代虞抟著《医学正传·呕吐》曰"外有伤寒，阳明实热太甚而吐逆者；有内伤饮食，填塞太阴，以致胃气不得宣通而吐者；有胃热而吐者；有胃寒而吐者；有久病气虚，胃气衰甚，闻谷气则呕哕者；有脾湿太甚，不能运化精微，致清痰留饮郁滞上中二焦，时时恶心吐清水者，宜各以类推而治之，不可执一见也"，着重阐明了脾胃与呕吐的密切关系。[①] 老年患者素体脾胃气虚，加之大病损伤正气，致脾胃虚损，使得胃虚难以盛纳水谷，脾虚不能化生精微，食滞胃中，痰气交阻，上逆成呕，正如《古今医统大全·呕吐哕》所云"久病吐者，胃气虚不纳谷也"。故治疗以健脾益气、和胃降逆为主，方用四君子汤合旋覆代赭汤加味。

四君子汤出自宋《太平惠民和剂局方》卷三（新添诸局经验秘方），曰："治荣卫气虚，脏腑怯弱，心腹胀满，全不思食，肠鸣泄泻，呕哕吐逆，常服温和脾胃，进益饮食，辟寒邪，瘴雾气。"[②] 吴崑《医方考·卷三·气门》载："是方也，人参甘温质润，能补五脏之元气；白术甘温健脾，能补五脏之母气；茯苓甘温而洁，能致五脏之清气；甘草甘温而平，能调五脏愆和之气。四药皆甘温，甘得中之味，温得中之气。犹之不偏不倚之君子也。"方中人参甘温，补益脾胃，生化气血，为君药；白术益气健脾，助人参补益中气，人参偏于补脾益胃，白术偏于健运脾胃，一补一健，补益中州，为臣药；茯苓健脾渗湿，助人参、白术补益脾

①杜静．从 5－HT3 受体和 NK1 受体探讨小半夏汤防治化疗性恶心呕吐的作用机制［D］．济南：山东中医药大学，2017.

②张峰．四君子汤证治规律研究［D］．郑州：河南中医药大学，2016.

气，为佐药；甘草健脾益胃，协调诸药，为使药。四药配伍，动静相宜，温而不燥，补而不滞，动静结合，阴阳相配。旋覆代赭汤出自《伤寒杂病论·辨太阳病脉证并治》第161条："伤寒发汗，若吐若下，解后心下痞硬，噫气不除者，旋覆代赭汤主之。"①方中旋覆花性温而能下气消痰涎，降逆以除噫，故为君药。赭石体重而沉降，擅镇冲逆，以治胃气上逆、呃逆、嗳气；生姜温胃化痰，散寒止呕；半夏祛痰散结，降逆和胃，助旋覆花、赭石以平噫气而消痞硬，共为臣药；人参益气补虚，大枣温益中气，扶助已伤之中气，共为佐药；炙甘草养胃补脾，调和诸药，为使药。现代实验研究表明，旋覆代赭汤能增强胃运力、抗炎、抑制黏膜过度增生，改善食管黏膜功能状态、抑酸、抗胃溃疡、镇吐。②

方中党参易人参，与重剂黄芪相合，大补脾胃之气；茯神易茯苓，健脾渗湿，宁心安神；紫苏梗味辛性温，《本草正义》曰"紫苏梗，茎干中空，芳香气烈，故能彻上彻下，外开皮毛，泄肺气而通腠理，上则通鼻塞，清头目，中则开胸膈，醒脾胃，宣化痰饮，解郁结而利气滞"，其与旋覆花、赭石相合，行气祛痰，降逆止呕；③对药柴胡、升麻升

①（汉）张仲景述；（晋）王叔和撰次；钱超尘，郝万山整理.伤寒论[M].北京：人民卫生出版社，2005：62.

②袁红霞，杨幼新，贾瑞明，等.旋覆代赭汤对反流性食管炎模型大鼠神经递质合成酶活力的影响[J].辽宁中医杂志，2012，39（8）：1439-1440.

③田丽，胡淑萍.胡淑萍运用紫苏梗治疗小儿常见病案例举隅[J].亚太传统医药，2017，13（7）：82-83.

脾胃之清气，一则助黄芪、党参恢复脾胃运化之职，二则防重镇降逆太过；《伤寒论三注·卷四》载"然则仲景立吴茱萸汤，本以治厥阴病，乃于阳明之食呕而用之何哉？盖脾胃既虚，则阳退而阴寒独盛，与辛热之气相宜，况土虚则木必乘，乘则不下泄，必上逆，自然之理也"。吴茱萸与党参相伍，合"吴茱萸汤"之意，暖肝和胃，降逆止呕。二诊诸症减轻，饮食欠佳，故加鸡内金、山楂、麦芽消食和胃。三诊口干多饮，故去党参、甘草，加太子参、麦冬、葛根、乌梅以益胃养阴，生津止渴，调方继服，巩固疗效。

医案 57 肝胃不和

郭某某，男，50 岁。

初诊： 2021 年 10 月 8 日

主诉： 恶心呕吐 2 周余。

临床表现： 患者诉恶心呕吐 2 周余，伴嗳气频作，口苦，纳呆，眠可，二便调，舌淡，苔白腻，脉弦滑。3 年前查胃镜示：慢性非萎缩性胃炎；十二指肠球部溃疡。幽门螺杆菌检测为阴性。

西医诊断： 慢性胃炎

中医诊断： 呕吐

证型： 肝胃不和

治则： 疏肝和胃，降逆止呕

处方： 自拟"小柴平汤"加味

柴胡 12g，黄芩 12g，姜半夏 12g，党参 15g，苍术 15g，

陈皮 12g，厚朴 12g，炙甘草 6g，麸炒枳壳 15g，醋香附 12g，盐川楝子 12g，鸡内金 15g，山楂 15g，麦芽 15g，蜜旋覆花（包煎）15g，赭石（先煎）30g，紫苏梗 12g，白芷 12g。

共 7 剂，每日 1 剂，水煎 600mL，分 3 次温服（每次约 200mL，餐后 1 小时口服）。

二诊： 2021 年 10 月 15 日

呕吐明显缓解，嗳气好转，纳佳。上方去山楂、麦芽，赭石减至 15g。继服 7 剂，煎服方法同前。

1 个月后随访得知，患者诸症好转，余无不适。

按语

《灵枢·四时气》曰"善呕，呕有苦，长太息……邪在胆，逆在胃，胆液泄，则口苦，胃气逆，则呕苦，故曰呕胆"[①]，认为肝胆之气犯胃，可使胃失和降，胃气上逆而致呕。《灵枢·经脉》云"肝足厥阴之脉……是主肝所生病者，胸满，呕逆，飧泄"[②]，指肝气不舒，脾胃失司，导致呕吐。《景岳全书·呕吐》谓："气逆作呕者，多因郁怒，致动肝气，胃受肝邪，所以作呕。"《临证指南医案》云"肝为起病之源，胃为传病之所"，并提出"泻肝安胃"为呕吐治疗纲领。肝主疏泄，喜条达，可调畅人体一身之气，促进脏腑气机升降平衡，助胃气下降、腐熟水谷；胃气下降，脾气上升，

---

①田代华，刘更生整理．灵枢经［M］．北京：人民卫生出版社，2005：37.

②田代华，刘更生整理．灵枢经［M］．北京：人民卫生出版社，2005：56.

气机健运如常，气血化生有源，水谷精微充足，能助肝阴濡润而疏泄正常。平素喜怒愤懑，五志过极，肝失疏泄，气行不畅，滞于胃腑，木郁土壅，滞而不通，胃气不降，导致气逆作呕，故治疗以疏肝和胃、降逆止呕为主，方用自拟"小柴平汤"加味。

汪龙德主任医师临床三十余载，善用自拟"小柴平汤"（即小柴胡汤合平胃散）加味治疗多种疾病，如胃痞、胃痛、呕吐等，疗效显著。小柴胡汤出自《伤寒杂病论》，方中柴胡疏利肝胆之气郁，黄芩清退肝胆之郁蒸，半夏平降肝胃之气逆，生姜散脾胃之气壅，四药相须，通行肝经郁结之气，人参、甘草、大枣补中益胃，以防柴、芩、夏、姜因发散太过耗伤肝阴之弊，全方温而不伤阴，寒而不伤阳，汪龙德主任医师认为小柴胡汤有升清降浊、推陈致新之功效，为治疗气郁呕吐之良方。平胃散出自《太平惠民和剂局方》，方中苍术燥湿运脾，厚朴行气除满，且可化湿，陈皮理气和胃、燥湿醒脾，甘草调和诸药，且益气和中，加生姜温散水湿、和胃降逆，大枣补脾益气，纵观全方，燥湿与行气并用，以燥湿为主。方中枳壳、香附、川楝子疏肝行气；对药鸡内金、山楂、麦芽消食化积，健脾助运；对药旋覆花、赭石与紫苏梗相合，降逆止呕；白芷为风药，醒脾化湿。诸药相合，共奏疏肝和胃、降逆止呕之功。

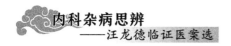

呃 逆

医案 58 脾虚湿阻，胃气上逆

任某某，女，17 岁。

初诊：2022 年 6 月 21 日

主诉：呃逆频作 1 月余。

临床表现：患者诉 1 个月前因饮食不慎出现呃逆，伴恶心欲吐，反酸时作，纳眠可，二便调，舌淡，苔白腻，脉滑。胃镜示：慢性浅表性胃炎；胆汁反流。腹部彩超示：胆囊息肉样病变。既往过敏性紫癜病史，阑尾切除术后。

西医诊断：1. 膈肌痉挛

　　　　　　2. 慢性浅表性胃炎伴胆汁反流

　　　　　　3. 胆囊息肉

中医诊断：呃逆

证型：脾虚湿阻，胃气上逆

治则：燥湿健脾，降逆止呃

处方：平胃散加味

苍术 15g，陈皮 12g，厚朴 12g，炙甘草 6g，广藿香 12g，佩兰 15g，石菖蒲 15g，海螵蛸 15g，浙贝母 10g，煅瓦楞子（先煎）15g，鸡内金 15g，蜜旋覆花（包煎）15g，赭石

（先煎）30g，紫苏梗 12g。

共 7 剂，每日 1 剂，水煎 600mL，分 3 次温服（每次约 200mL，餐后 1 小时口服）。

二诊：2022 年 6 月 28 日

嗳气较前缓解，纳眠可，二便调，舌淡，苔略白腻，脉滑。上方去浙贝母，加泽兰 10g、丹参 12g。继服 7 剂，煎服方法同前。

1 个月后随访得知，患者诸症好转，余无不适。

按语

呃逆又称"哕逆"，是一种以发出呃呃连声为临床表现的一种病证。先秦时期，《诗经》和《礼记》中使用"哕"字，这是有关呃逆的最早记载。[1]《素问·宣明五气》曰"胃为气逆为哕"[2]，此处"哕"与呃逆的病症相同。张仲景《金匮要略》中也有关于呃逆的记载，如"哕逆者，橘皮竹茹汤主之"[3]，这里"哕逆"指呃逆。《灵枢·口问》载哕之病机，即"谷入于胃，胃气上注于肺，今有故寒气与新谷气，俱还入于胃，新故相乱，真邪相攻，气并相逆，复出于胃，故为哕"[4]，体现呃逆为气逆发病，主病脏腑与胃肺密切相关。

①刘冉.降浊和胃针刺治疗中风后顽固性呃逆的临床研究[D].长春：长春中医药大学，2021.

②田代华整理.黄帝内经·素问[M].北京：人民卫生出版社，2005：49.

③（汉）张仲景撰；何任，何若苹整理.金匮要略[M].北京：人民卫生出版社，2005：67.

④田代华，刘更生整理.灵枢经[M].北京：人民卫生出版社，2005：70.

《丹溪心法·咳逆》曰"咳逆为病，古谓之哕，近谓之呃，乃胃寒所生，寒气自逆而呃上"，认为食用生冷寒凉之物，致使寒气积聚于胃中，使胃失和降，胃气上逆，并可循行于手太阴肺经之脉而影响膈肌，使其气机不舒，逆气上升窜至喉部，发出呃声。[1]《景岳全书·呃逆》曰"皆其胃中有火，所以上冲为呃"[2]，若食用辛辣热炒、香酒厚味过多，致火热内聚，脏腑之气不通，胃气上逆而影响膈肌运动，亦引起呃逆。《景岳全书·呃逆》云"然致呃之由，总由气逆。气逆于下，则直冲于上，无气则无呃……此病呃之源，所以必由气也"[3]，强调呃逆的病机在于气机上逆。时值暑月，饮食不洁，损伤脾胃，脾失健运，水谷不得运化，聚而为湿，影响脾胃气机升降，胃失和降，胃气上逆，发为呃逆，治疗当以燥湿健脾、降逆止呃，方用平胃散加味。

《脾胃论·脾胃胜衰论》云："如脉缓，病怠惰嗜卧，四肢不收，或大便泄泻，此湿胜，从平胃散。"张介宾亦云："平胃者，欲平治其不平也。此为胃强邪实者设。"平胃散作为治脾胃之圣剂，主要由苍术、厚朴、陈皮、甘草组成。方中重用苍术辛苦温燥，以燥湿强脾为君，柯琴评论苍术："猛而悍，迅于除湿，故以为君耳。"[4]厚朴行气消满，且有

---

①李志扬.青龙摆尾针法治疗肝气犯胃型呃逆的临床研究[D].长春：长春中医药大学，2019.

②张景岳.景岳全书[M].太原：山西科学技术出版社，2012：228.

③邓铁涛.中医诊断学（修订版）[M].上海：上海科技出版社，2006：218.

④李飞.方剂学[M].北京：人民卫生出版社，2002：1564.

苦燥芳化之性，行气祛湿两者兼顾，为臣药，《本草汇言》谓："厚朴，宽中化滞，平胃气之药也"。陈皮理气和胃化痰湿，芳香醒脾，助苍术健脾，协厚朴行气，为佐药。甘草能补能和，使湿祛而土不伤，致于平和也，为使药。用法中加入生姜、大枣，调和脾胃而助中运以为引。汪龙德主任医师认为，诸药相合，从辛、从燥、从苦，而能消、能散、能化，对凡属脾虚湿阻所致的病变，均有良好的效果。方中对药藿香、佩兰、石菖蒲芳香醒脾，助平胃散健脾祛湿；海螵蛸、浙贝母、瓦楞子制酸和胃；鸡内金消食助运，旋覆花、赭石、紫苏梗重镇降逆，下气止呃。纵观全方，使湿去则脾运有权，气机调畅，津气皆行，脾胃自和，呃逆自愈。

医案 59　肝胃不和，痰阻气逆

谢某某，女，45 岁。

初诊： 2022 年 5 月 15 日

主诉： 呃逆 3 年，加重伴胸闷气短半年。

临床表现： 患者诉 3 年前无明显诱因出现呃逆，腹部胀痛，未予以系统诊治。半年前呃逆加重，伴胸闷气短，于 2022 年 3 月 3 日于外院诊断为"顽固性呃逆"，给予抑酸护胃及促胃肠动力药等对症治疗后好转出院。刻下见：呃逆频作，腹部胀痛，伴胸闷气短，倦怠乏力，胸胁部疼痛，恶心欲吐，恶风寒，纳呆，眠差，大便干结，舌红，苔薄黄，脉弦。入院查腹部 CT 示：食管轻度扩张，胃充盈欠

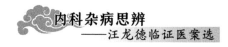

佳，结肠气粪影明显；胃镜示：慢性萎缩性胃炎，幽门螺杆菌检测为阴性。

西医诊断：1. 膈肌痉挛

2. 慢性萎缩性胃炎

中医诊断：呃逆

证型：肝胃不和，痰阻气逆

治则：疏肝理气祛痰，和胃降逆止呃

处方：柴胡桂枝汤合旋覆代赭汤加味

柴胡15g，黄芩12g，姜半夏12g，党参12g，桂枝10g，白芍10g，蜜旋覆花（包煎）15g，赭石（先煎）30g，沉香3g，磁石（先煎）50g，丹参15g，丁香12g，合欢皮30g，瓜蒌15g，黄连6g，干姜10g，炙淫羊藿15g，炙甘草10g。

共7剂，每日1剂，水煎600mL，分3次温服（每次约200mL，餐后1小时口服）。

二诊：2022年5月18日

仍嗳气频作，腹部胀痛稍有减轻。上方加紫苏梗12g。继服3剂，煎服方法同前。

三诊：2022年5月21日

嗳气明显减轻，腹部胀痛改善。上方去黄连、桂枝、沉香，加醋香附12g、柿蒂10g、蜈蚣3g、全蝎3g。继服7剂，煎服方法同前。

1个月后随访得知，患者诸症缓解，余无不适。

按语 ❀

呃逆病名首见于《景岳全书·呃逆》："咳逆者，咳嗽之

甚者也，非呃逆也。"①汉代张仲景在《金匮要略·呕吐哕下利病脉证治》中将呃逆分为三种：一为实证，即"哕而腹满，视其前后，知何部不利，利之则愈"；二为寒证，即"干呕，哕，若手足厥者，橘皮汤主之"；三为虚热证，即"哕逆者，橘皮竹茹汤主之"，②这为后世寒热虚实辨证分类奠定了基础。《景岳全书·杂证谟》载"凡杂证之呃……有因食滞而逆者，有因气滞而逆者，有因中气虚而逆者，有因阴气竭而逆者"①，将呃逆的病因归结为两类，分别为饮食不当和体虚病后。《三因极一病证方论·哕逆论证》谓"大率胃实则噫，胃虚则哕，此由胃中虚，膈上热，故哕"，指出发病与膈相关。《类经·十三卷》曰"哕噫者，肾脉上贯肝膈，阴气逆也"，证明呃逆与肝肾相关，肝者主疏泄，调畅气机，气机发病当涉及肝。《景岳全书·呃逆》曰："呃之大要，亦惟三者而已，则一曰寒呃，二曰热呃，三曰虚脱之呃。寒呃可温可散，寒去则气自舒也。热呃可降可清，火静而气自平也。惟虚脱之呃，则诚危殆之证。"①清代李中梓在《证治汇补·呃逆》提出"伤寒及滞下后，老人、虚人、妇人产后，多有呃症者，皆病深之候也。若额上汗出，连声不绝者危"，此外还对本病系统的提出治疗法则"治当降气化痰和胃为主，随其所感而用药。气逆者，疏导之；食停者，消化之；痰滞者，涌吐之；热郁者，清下之；血瘀者，破导之；若汗吐下后，服凉药过多者，当温补；阴火上冲者，

---

①（明）张介宾著；赵立勋主校.景岳全书[M].北京：人民卫生出版社，1991：248.

②（汉）张仲景撰；何任，何若苹整理.金匮要略[M].北京：人民卫生出版社，2005：64-67.

当平补；虚而夹热者，当凉补"①。情志不畅，恼怒伤肝，气机不利，横逆犯胃，胃失和降，胃气上逆动膈。又肝郁所致脾失健运，痰饮内停，上扰胸膈，从而引发呃逆，治疗当以疏肝理气、和胃降逆为先，方用柴胡桂枝汤合旋覆代赭汤加味。

柴胡桂枝汤见于《伤寒论·辨太阳病脉证并治》第146条："伤寒六七日，发热微恶寒，支节烦疼，微呕，心下支节，外证未去者，柴胡桂枝汤主之。"②柴胡桂枝汤为小柴胡汤和桂枝汤的合方：小柴胡汤为和解少阳，调理枢机之方，此处所调的枢机是指少阳之枢，包括表里出入之枢、阴阳虚实之枢、上下升降之枢等；③桂枝汤调营卫，和脾胃，又能平冲逆，且桂枝汤燮理阴阳，有补益之功。柴胡、黄芩、半夏相配，和解枢机，和胃降逆；桂枝与白芍，生姜与大枣，调和营卫，顾护脾胃，兼有平冲降逆之效；人参、甘草扶正祛邪。全方合用，调枢机、理脾胃、降冲逆，具有和胃降逆止呃的作用。④旋覆代赭汤出自《伤寒论》，原方为"旋覆花三两，人参二两，生姜五两，代赭一两，炙甘草三两，洗半夏半升，大枣十二枚，以水一斗，煮取六升，去

---

①王永炎.中医内科学[M].上海：上海科学技术出版社，1999：188.

②（汉）张仲景述；（晋）王叔和撰次；钱超尘，郝万山整理.伤寒论[M].北京：人民卫生出版社，2005：59.

③吴凤全，卢月英，郝秀芝.论"少阳主枢"[J].河北中医学院学报，1995，10(1)：9-11.

④刘晶晶.柴胡桂枝汤配合六字诀治疗肝胃不和型中风后呃逆疗效观察[D].北京：中国中医科学院，2017.

滓，再煎取三升，温服一升，日三服"①。方中旋覆花为君，旋覆花又名金沸草，性温味咸，行化痰消痞之能，《神农本草经》言旋覆花"主结气，胁下满，惊悸。除水，去五脏间寒热，补中，下气"。赭石为臣，质重而镇其虚气，邹时乘言其"重镇坠下，使恋阳留滞之阴，降而下达"。生姜于本方用量宜重，其寓意有三：一为和胃降逆以增止呕之效，二为宣散水气以助祛痰之功，三可制约赭石的寒凉之性，使其镇降气逆而不伐胃；半夏辛温，祛痰散结，降逆和胃，共为臣药。人参、甘草、大枣益脾胃、补气虚，扶助已伤之中气，为佐使之用。现代研究表明，旋覆代赭汤可引起食管平滑肌的收缩，降低一过性食管下括约肌松弛的发生率。②

　　方中沉香味辛性温，降逆调中，清代徐大椿《药性切用》言其"诸木皆浮，而沉香独沉，力能堕痰下气，为宣导下行专药"③；大剂磁石重镇降逆，《神农本草经》曰"味辛，寒。主周痹，风湿，肢节中痛，不可持物，洗洗酸消，除大热，烦满及耳聋"；丁香辛温，以暖脾胃为主，且走窜行气滞，同时可降气止逆，故有温中散寒、降逆止呃之功，为治胃寒呕逆之要药，《本草正》载"治上焦呃逆，除胃寒泻

　　①（汉）张仲景述；（晋）王叔和撰次；钱超尘，郝万山整理. 伤寒论[M]. 北京：人民卫生出版社，2005：62.

　　②黄棱，鲁军，王霞，等. 旋覆代赭汤含药血清对食管平滑肌细胞5－羟色胺4受体、环磷酸腺苷及钙离子浓度的影响[J]. 中医杂志，2019，60(10)：1679－1683.

　　③（清）徐大椿撰；伍悦点校. 神农本草经百种录[M]. 北京：学苑出版社，2011：126.

痢、七情五郁"；气机阻滞日久，瘀血内生，故胸胁部疼痛，加丹参行气活血、祛瘀止痛；合欢皮安神解郁，现代药理研究表明，合欢皮具有抗抑郁、抗肿瘤、抑制生育以及调节人体免疫功能的作用；[1] 瓜蒌既可涤痰宽胸，又可润肠通便；黄连与姜半夏、黄芩相伍，合"半夏泻心汤"之意，辛开苦降，调畅气机；淫羊藿、干姜补火暖土，可温化痰饮。二诊加紫苏梗增强下气止呃之力。三诊加香附疏肝解郁，理气宽中；柿蒂苦泄，专入胃经，善降胃气而止呃逆，为止呃要药，《本草纲目》言"古方单用柿蒂煮汁饮之，取其苦温能降逆气也"；现代医学认为，呃逆是由于膈神经或迷走神经受到相应刺激引起膈肌持续性痉挛收缩所致，故加蜈蚣、全蝎缓急止痉，蜈蚣辛温，性善走窜，有通络止痛功效，为息风解痉之要药；[2] 现代药理研究表明，全蝎能降低反射反应和横纹肌紧张度，有良好的定惊、解痉、镇静的作用。[3]

①蔚冬红，乔善义，赵毅民．中药合欢皮研究概况[J]．中国中药杂志，2004，29(7)：619-624．

②王贝，姜淑君．顽固性呃逆的中医治疗进展[J]．中西医结合研究，2019，11(6)：316-318．

③李延昌，石英辉．全蝎芍甘汤治疗顽固性呃逆16例[J]．河北中医，2002，24(5)：378．

噎 膈

医案 60　肝郁气滞，痰气交阻

马某某，女，46 岁。

初诊：2020 年 10 月 13 日

主诉：咽部哽噎感 1 月余。

临床表现：患者诉 1 个月前无明显诱因自觉咽部噎塞感，平素急躁易怒，眠差，大便干结，两日一行，舌淡红，苔薄白，脉弦滑。喉镜未见明显异常。

西医诊断：反流性食管炎

中医诊断：噎膈

证型：肝郁气滞，痰气交阻

治则：疏肝理气，开郁化痰

处方：半夏厚朴汤合小柴胡汤加味

姜半夏 12g，厚朴 12g，茯苓 12g，紫苏梗 12g，柴胡 12g，黄芩 6g，党参 12g，黄连 6g，煅龙骨（先煎）15g，煅牡蛎（先煎）15g，桂枝 10g，瓜蒌 30g。

共 7 剂，每日 1 剂，水煎 600mL，分 3 次温服（每次约 200mL，餐后 1 小时口服）。

后随访得知，患者无不适。

按语

喹膈相关病名首见于《黄帝内经》，《素问·阴阳别论》曰"三阳结谓之隔"[①]，《灵枢经·上膈》云"气为上膈者，食饮入而还出"[②]，《素问·六元正纪大论》谓"膈咽不通，饮食不下""隔""上膈""膈咽不通"[③]等，都是喹膈相关病名的最早记载。《严氏济生方》将"喹""膈"并朴为"喹膈"或"膈喹"，谓："调顺阴阳，化痰下气，阴阳平匀，气顺痰下，膈喹之疾无由作矣。"此处"膈喹"即喹膈。[④]《症因脉治·喹膈论》描述喹膈临床表现为"火热煎熬，血液衰耗，胃脘干枯，其干在上，近喉之间，水饮可入，食物不进，名之曰喹""夫喹者，饮食在喉，不得下咽，喹住喉间；隔者，饮食稍能入咽，顷刻上逆吐出"。《诸病源候论》载"此由忧恚所致，忧恚则气结，气结则不宣流，使喹"[⑤]，认为情志不遂导致气机郁滞，于是病喹膈。《景岳全书》云："忧思过度

---

①田代华整理．黄帝内经·素问[M]．北京：人民卫生出版社，2005：15.

②田代华，刘更生整理．灵枢经[M]．北京：人民卫生出版社，2005：133.

③田代华整理．黄帝内经·素问[M]．北京：人民卫生出版社，2005：170.

④张涛．喹膈病证方药规律研究[D]．哈尔滨：黑龙江中医药大学，2018.

⑤南京中医学院．诸病源候论[M]．北京：人民卫生出版社，1980：623.

则气结，气结则施化不行……气不行，则噎膈病于上。"①
明代龚廷贤在其著作《寿世保元》中认为，噎膈是由于七情
内伤，致使气机郁滞，进而"郁而生痰，痰与气搏，升而不
降"②，最终导致"饮食不下"而病噎膈。肝主疏泄，平素情
志不疏，人体气机郁滞，上逆胸膈，痰气交阻，而为噎膈，
故治疗当以疏肝理气、开郁化痰，方用半夏厚朴汤合小柴
胡汤加味。

半夏厚朴汤出自《金匮要略·妇人杂病》，其曰"妇人咽
中如有炙脔，半夏厚朴汤主之"③，药物组成为半夏、厚朴、
茯苓、苏叶、生姜。陈无择的《三因极一病证方论》称此方
为"大七气汤"，主治喜怒不节、忧思兼并而致咽中如有炙
脔者。王硕的《易简方》称此方为"四七汤"，主治七情之气
不平，结成痰涎，如梅核卡于咽喉之间，咯之不出，咽之
不下者。半夏性味辛散平和，辛则开结，平则降逆，有化
痰散结、宽中降逆之功；厚朴性味苦泄温和，可达心肺之
所，开郁散结，下气除满，共为君药。茯苓甘淡渗湿，降
中寓升，泻中有补，既助半夏利饮行涎，又能培土生金，
有健脾安神之效；苏叶既辛散又降逆，既可开散郁遏之气，
又加强厚朴下气除满之功，共为臣药。生姜和胃降逆，且
可制半夏之小毒，为佐使。全方辛苦并用，辛以宽中行气，

①（明）张介宾著；赵立勋主校.景岳全书［M］.北京：人民卫生出版社，1991：493.

②龚廷贤.寿世保元·卷三·翻胃.中华医典［CD］.5版.长沙：湖南电子音像出版社，2014.02.

③（汉）张仲景撰；何任，何若苹整理.金匮要略［M］.北京：人民卫生出版社，2005：83.

苦以燥湿降逆，使气郁得消，痰凝得化，则本病自愈。小柴胡汤出自《伤寒论·辨太阳病脉证并治》第 96 条"伤寒五六日，中风，往来寒热，胸胁苦满，嘿嘿不欲饮食，心烦喜呕……小柴胡汤主之。方用柴胡半斤，黄芩三两，人参三两，半夏半升(洗)，炙甘草、生姜(切)各三两，大枣十二枚，上七味，以水一斗二升，煮取六升，去滓，再煎，取三升，温服一升，日三服"[①]。全方药虽七味，但寒热并用，辛开苦降，清透并行，调理肝肺，平泻胆火，清散郁热，通行津液，和顺胃气，攻补兼施，共奏宣通内外、调达气机之功。[②]方中紫苏梗易紫苏叶，因紫苏梗最擅下气祛痰，《药品化义》记载："苏梗，能使郁滞上下宣行，凡顺气诸品惟此纯良，其性微温，比枳壳尤缓。病之虚者，宽胸利膈，疏气而不迅下，入安胎饮，顺气养阴；入消胀汤，散虚胀满。"[③]桂枝辛温发散，助半夏化饮降逆；瓜蒌既可涤痰化饮痰，有可润肠通便；龙骨、牡蛎重镇安神。

医案 61　痰阻气逆

蒋某，男，53 岁。

①(汉)张仲景述；(晋)王叔和撰次；钱超尘，郝万山整理.伤寒论[M].北京：人民卫生出版社，2005：46.

②康静.基于数据挖掘技术分析张永康教授运用小柴胡汤组方规律[D].晋中：山西中医药大学，2021.

③李冰心.紫苏叶、紫苏梗、紫苏子及药对陈皮－苏梗、陈皮－生姜化学成分研究[D].长沙：中南大学，2011.

初诊：2020 年 10 月 10 日

主诉：咽部哽噎不适 30 年，加重半月。

临床表现：患者诉 30 年前恣食生冷后咽部哽噎不适，自行服药（具体药物不详）未见好转，后于各地医院寻求诊治，疗效不佳，病情反复且进行性加重。半月前因恼怒后上述症状再次加重，刻下见：咽部哽噎感，吞咽梗阻，饮食难下，伴胸膈满闷胀痛，食欲不振，泛吐涎沫，气短乏力，眠可，舌淡，苔白腻，脉弦滑。2020 年 9 月于本地某医院查胃镜示：贲门失弛缓症；慢性萎缩性胃炎。幽门螺杆菌检测为阴性。

西医诊断：1. 贲门失弛缓症

2. 慢性萎缩性胃炎

中医诊断：噎膈

证型：痰阻气逆

治则：行气化痰，和胃降逆

处方：半夏厚朴汤合旋覆代赭汤加减

姜半夏 12g，厚朴 12g，生姜 12g，紫苏梗 12g，蜜旋覆花（包煎）15g，赭石（先煎）30g，大枣 6g，炙甘草 10g，瓜蒌 15g，薤白 10g，桂枝 10g，沉香 12g，柴胡 12g，醋香附 12g，盐川楝子 10g，炒白芍 30g。

共 7 剂，每日 1 剂，水煎 600mL，分 3 次温服（每次约 200mL，餐后 1 小时口服）。

二诊：2020 年 10 月 17 日

咽部哽噎感明显减轻，胸膈满闷好转。效不更方，继服 14 剂，煎服方法同前。

1 个月后随访得知，患者咽部哽噎感及胸膈满闷尽消。

按语 🌸

　　"噎"的名称较早见于隋代巢元方的《诸病源候论》："夫阴阳不和，则三焦隔绝。三焦隔绝，则津液不利，故令气塞不调理也，是以成噎。"[①]"膈"的病名最早见于《黄帝内经》，《素问·通评虚实论》："隔塞闭绝，上下不通，则暴忧之病也。"[②]"隔"通"膈"。张石顽在《千金方衍义》中说"噎之与膈，本同一气。膈证之始，靡不由噎而成"[③]，意在表明噎为膈之始，膈为噎之渐，噎与膈病因病机一致，但噎轻膈重。《灵枢·上膈》曰"喜怒不适，食饮不节，寒温不时"[④]，将"寒温不时"作为膈的病因之一。《订补明医指掌》云"膈病多起于忧郁，忧郁则气结于胸臆而生痰，久则痰结成块，胶于上焦，道路狭窄，不能宽畅，饮或可下，食则难入，而病已成矣"，明确指出痰气交阻为噎膈之主要病机。尤在泾曰："气郁痰凝，阻隔胃脘，食入则噎。"明代李中梓在《医宗必读·反胃噎塞》中曰："大抵气血亏损，复因悲思忧恚，则脾胃受伤，血液渐耗，郁气生痰，痰则塞而不通，气则上而不下，妨碍道路，饮食难进，噎塞所由成

---

　　①(隋)巢元方著；刘宇，孙冬莉点校.诸病源候论[M].北京：北京科学技术出版社，2016：212-213.

　　②田代华整理.黄帝内经·素问[M].北京：人民卫生出版社，2005：59.

　　③张璐.千金方衍义[M].北京：中国中医药出版社，1998：347.

　　④田代华，刘更生整理.灵枢经[M].北京：人民卫生出版社，2005：133.

也。"[1]。患者久病损伤脾胃，运化失职，痰湿内生，又因情志不遂，肝气郁结，痰气交阻于咽喉，则咽部哽噎不适，故治疗当行气化痰、和胃降逆，方宜半夏厚朴汤合旋覆代赭汤加味。

半夏厚朴汤出自汉代张仲景《金匮要略》，具有行气散结、降逆化痰的功效，原载用于治"咽中如有炙脔""胸满，心下坚""胸中痛，气上冲咽"等症。方中半夏降逆气为君，厚朴苦辛性温，下气除满，助半夏散结降逆，茯苓消痰渗湿，尤妙以生姜通神明兼宣郁，助正祛邪，以紫苏之辛香散其郁气，郁散气调，凝结化焉。[2] 现代医家研究发现，半夏厚朴汤具有改善吞咽功能、促进胃排空、改善炎症反应、减少反流等药理作用。[3] 旋覆代赭汤出自《伤寒论》，以治疗伤寒解后胃虚气逆、心下痞硬之痰气痞，具有涤痰化饮、镇肝降逆、调补脾胃之功效。现代药理研究表明，旋覆代赭汤可促进消化道平滑肌的收缩幅度、收缩频率，从而改善食管下括约肌的舒缩功能，增强消化道蠕动，减少胃和十二指肠内容物反流的发生，从而减少炎症因子刺激，促进食管黏膜损伤的恢复。[4] 方中瓜蒌、薤白、桂枝与厚朴相伍，合"枳实薤白桂枝汤"之意，既治痰气互结之标，又治

---

①李中梓. 医宗必读[M]. 北京：中国医药科技出版社，2018：16.

②谭超，刘素荣. 刘素荣教授巧用半夏厚朴汤验案举隅[J]. 世界最新医学信息文摘（连续型电子期刊），2018，18(9)：188，190.

③胡雨峰，俞晶华，陈亮，等. 加味半夏厚朴汤对 RE 模型大鼠血 MTL、SOD、MDA 含量变化的影响[J]. 南京中医药大学学报，2012，28(2)：156–159.

④崔含. 基于气机升降理论研究旋覆代赭汤对反流性食管炎大鼠血清 FT4、TSH 浓度的影响[D]. 天津：天津医科大学，2014.

胸阳不振之本，标本兼顾，具有通阳宣痹、行气降逆的功效；柴胡、香附、川楝子疏肝行气；沉香行气散寒、温中补虚，《珍珠囊补遗药性赋总赋》描述沉香"调中顺气，疗痛绞心腹……疗肿除风去水，止霍乱转筋，壮元阳，辟恶气"[①]；白芍与甘草相合，酸甘化阴，缓急止痛。

医案62　痰火胶结

赵某某，女，65岁。

初诊： 2020年12月8日

主诉： 咽部哽噎不适2周。

临床表现： 患者诉2周前无明显诱因出现咽部哽噎不适，吞咽梗涩而痛，伴胃脘部胀痛，连及后背，反酸时作，口干口苦，疲乏嗜睡，嗳气频作，二便调，纳眠可，舌淡红，苔黄腻，脉弦滑。胃镜示：反流性食管炎。幽门螺杆菌检测为阴性。

西医诊断： 反流性食管炎

中医诊断： 噎膈

证型： 痰火胶结

治则： 清热化痰，降逆除嗳

处方： 黄连温胆汤加味

黄连6g，陈皮12g，姜半夏12g，茯苓12g，麸炒枳实

---

①（金）张元素撰；（元）李东垣撰；伍悦点校. 珍珠囊·珍珠囊补遗药性赋[M]. 北京：学苑出版社，2011：38-39，178.

15g，竹茹 5g，蜜旋覆花（包煎）15g，赭石（先煎）30g，紫苏梗 12g，海螵蛸 15g，浙贝母 10g，煅瓦楞子（先煎）15g，瓜蒌 15g，丹参 10g，麸炒白芍 15g，甘草 6g，柴胡 12g，醋香附 12g。

共 7 剂，每日 1 剂，水煎 600mL，分 3 次温服（每次约 200mL，餐后 1 小时口服）。

后随访得知，患者服药后诸症减轻。

按语

《局方发挥》曰"其槁在上，近咽之下，水饮可行，食物难入，间或可入，入亦不多，名之曰噎。其槁在下，与胃为近，食虽可入，难尽入胃，良久复出，名之曰膈"[①]，《杂病广要·脏腑类·膈噎》曰"膈与噎，其证虽异，而其因相均，其治亦相出入，是以不得区而析之……噎之与膈，本同一气，膈病之始，靡不由噎而成"[②]，指出噎与膈的临床表现虽然不同，但病因病机、治则治法相同，因此不必划为两种疾病分而治之，故噎膈并称，合而为一病。宋代杨士瀛在其著作《仁斋直指方论》中，认为噎膈的病机是由于七情太过，郁而化火，火蒸津液而成痰，从而使"痰火益盛，脾胃渐衰，饮食不得流利，为膈、为噎"[③]。《古今医统大全》认为噎膈的病机是"火积而痰凝"，火炽则炼液成痰，

①朱震亨. 局方发挥[M]. 北京：中国书店出版社，2013：135.
②丹波元坚. 杂病广要[M]. 北京：人民卫生出版社，1983：753 - 758.
③龚廷贤. 万病回春[M]. 北京：中国医药科技出版社，2014：85 - 86.

进而痰火胶结，妨碍饮食道路，饮食不下而患噎膈。《证治汇补·噎膈》同样从"气郁"的角度，论述了"痰火胶结"中"火"的来源，即"气郁化火"，从而"液凝为痰，痰火固结，妨碍道路，饮食难进，噎膈所由成也"[1]。《灵枢·四时气》云："邪在胆，逆在胃，胆液泻则口苦，胃气逆则呕苦。"[2] 胆气枢机不利，郁而化热化火，火热蒸液为痰，最终导致痰与火胶结不散，阻塞上焦饮食道路，从而发为噎膈，故治疗清热化痰、降逆除噎，方用黄连温胆汤加味。黄连温胆汤首载于《六因条辨》，是由《三因极一病证方论》中的温胆汤演化而来，方中半夏和脾胃、降气逆、燥痰湿，枳实消痰破气，茯苓健脾气化湿邪，黄连清泻心火；陈皮配竹茹，行气运脾、清化痰热；黄连配半夏，辛开苦降；枳实合竹茹，可清脏腑之热，顺气消痞；黄连温胆汤方药组成可有多重变化，为通调气机、解郁清热祛痰之主方。[3] 方中瓜蒌增强清热化痰之力；对药旋覆花、赭石、紫苏梗功擅行气祛痰、降逆除噎；海螵蛸、浙贝母、瓦楞子制酸止痛；柴胡、香附与丹参相伍，疏肝理气，活血化瘀；白芍、甘草相合，缓急止痛。纵观全方，寒温并用，升降相宜，气血同调，使气机调畅，痰热得清，则噎膈自愈。

---

①李中梓.证治汇补·卷之五·胸膈门·噎膈.中华医典［CD］.5版.长沙：湖南电子音像出版社，2014.02.

②田代华，刘更生整理.灵枢经［M］.北京：人民卫生出版社，2005：56.

③邓国志，路玉良，马清翠.浅谈黄连温胆汤的方义与应用［J］.中医临床研究，2014，6（27）：143－144.

医案 63　脾虚湿滞，痰气交阻

张某某，男，64 岁。

初诊：2021 年 9 月 18 日

主诉：咽部哽噎不顺 1 月余。

临床表现：患者诉 1 个月前无明显诱因出现咽部哽噎不顺，伴饮食难下，疲乏无力，嗳气频作，纳呆，眠可，二便调，舌淡，苔白腻，脉细弱。2017 年 10 月 19 日因"胃恶性肿瘤"于本地某医院行"胃癌根治术"；2021 年 5 月 20 日查胃镜示：胃大部切除术后（毕Ⅰ式术后胃），胃潴留，吻合口炎。幽门螺杆菌检测为阴性。

西医诊断：胃恶性肿瘤（术后）

中医诊断：噎膈

证型：脾虚湿滞，痰气交阻

治则：燥湿健脾，行气化痰

处方：平胃散合半夏厚朴汤加味

苍术 15g，陈皮 12g，厚朴 12g，姜半夏 12g，茯苓 12g，紫苏梗 12g，太子参 15g，广藿香 12g，佩兰 15g，石菖蒲 15g，白芷 10g，海螵蛸 15g，浙贝母 10g，煅瓦楞子（先煎）15g，鸡内金 15g，山楂 15g，麦芽 15g，醋香附 12g，盐川楝子 10g，麸炒枳壳 15g，蜜旋覆花（包煎）15g，赭石（先煎）30g。

共 7 剂，每日 1 剂，水煎 600mL，分 3 次温服（每次约 200mL，餐后 1 小时口服）。

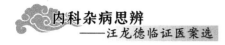

二诊：2021 年 9 月 25 日

咽部哽噎感减轻，仍觉疲乏无力，舌淡，苔略白腻，脉弱。上方加黄芪 30g。继服 7 剂，煎服方法同前。

三诊：2021 年 10 月 9 日

咽部哽噎感明显好转，纳可，舌淡红，苔薄白，脉弱。上方去浙贝母、煅瓦楞子、山楂、麦芽。继服 14 剂，煎服方法同前。

1 个月后随访得知，患者无不适。

按语

《丹溪心法》云"噎膈、反胃，名虽不同，病出一体，多由气血虚弱而成"①，《金匮翼·膈噎反胃统论》谓"噎膈之证，大都年逾五十者是津液枯槁者居多"②，认为中老年人，脏腑功能减弱，精血不足，加之脾胃损伤，因而易发噎膈。《针灸逢源》认为噎膈的病机总为"脾胃虚伤"，以致"不能运化五谷"，致使"膈间受病"，而患噎膈。黄元御言"其上下之开，全在中气。中气虚败，湿土湮塞，则肝脾遏陷，下窍闭涩而不出，肺胃冲逆，上窍梗阻而不纳，是故便结而溺癃，饮碍而食格也"③，认为"中气虚败"为噎膈主要病机。《医学衷中参西录·论胃病噎膈治法及反胃治法》提出

①朱丹溪．丹溪心法［M］．北京：中国医药科技出版社，2012：125.

②（清）尤怡著；许有玲校注．金匮翼［M］．2 版．北京：中医中医药出版社，2015：70.

③黄元御．四圣心源·卷五·杂病解上·噎膈根原．中华医典［CD］．5 版．长沙：湖南电子音像出版社，2014.02.

噎膈的病机为"中气衰弱，不能撑悬贲门"，导致"贲门缩如藕孔"，中气衰弱，致痰湿内蕴，"痰涎遂易于壅滞，因痰涎壅滞冲气更易于上冲，所以不能受食"①，故病噎膈。患者大病体虚，中气不足，无力运化，则蕴湿生痰，久之痰涎壅滞，阻塞道路，而致噎膈，治疗当以燥湿健脾、行气化痰，方用平胃散合半夏厚朴汤加味。平胃散为治脾虚湿滞之经典方，汪昂《医方集解》曰："此足太阴、阳明药也。苍术辛烈，燥湿而强脾；厚朴苦温，除湿而散满；陈皮辛温，利气而行痰；甘草，中州主药，能补能和……务令湿土底于和平也。"②全方燥湿健脾、理气和胃，祛除湿邪以复脾之健运，调理气机恢复脾升胃降，使脾运、胃消、肠动，平胃土之不平，故名"平胃"。半夏厚朴汤源于东汉末年张仲景的《伤寒杂病论》，《保命歌括·膈噎》载"凡治膈噎反胃……或因七情所致，或因食物所哽，问其从来。如因七情得之……在中下二焦者，宜半夏厚朴汤"③。方中对药藿香、佩兰、石菖蒲与白芷相合，芳香醒脾化湿；海螵蛸、浙贝母、瓦楞子制酸和胃；鸡内金、山楂、麦芽消食助运；香附、川楝子、枳壳调畅气机，增强行气之力；旋覆花、赭石与半夏相伍，合"旋覆代赭汤"之意，降气祛痰；黄芪、太子参补脾益气，扶正祛邪。

---

①张锡纯．医学衷中参西录·论胃病噎膈（即胃癌）治法及反胃治法．中华医典［CD］．5版．长沙：湖南电子音像出版社，2014.02.

②李飞．方剂学［M］．北京：人民卫生出版社，2002：1564.

③杨珂舒．黄煌教授使用半夏厚朴汤的经验整理及研究［D］．南京：南京中医药大学，2016.

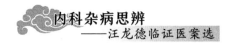

医案 64　瘀血内结

王某某，男，60 岁。

初诊：2022 年 5 月 12 日

主诉：咽部哽噎不顺 3 月余。

临床表现：患者诉 3 个月前咽部哽噎不顺，遂就诊于本地某医院，入院后查胃镜示：贲门肿物并出血，慢性萎缩性胃炎；病理检查示：考虑腺癌，积极对症治疗后症状未见明显缓解。刻下见：咽部哽噎不顺，伴胃脘部胀满不适，胸骨后烧灼感，面色暗淡，形体羸瘦，食欲不振，大便干结，两三日一行，舌紫暗，苔薄白，脉细涩。既往高血压、高血脂病史 10 余年。幽门螺杆菌检测为阴性。

西医诊断：贲门恶性肿瘤

中医诊断：噎膈

证型：瘀血内结

治则：破结行瘀，滋阴养血

处方：通幽汤加味

炒桃仁 10g，红花 6g，生地黄 15g，熟地黄 15g，当归 12g，升麻 12g，炙甘草 6g，黄芪 30g，厚朴 12g，紫苏梗 12g，海螵蛸 15g，煅瓦楞子（先煎）15g，白花蛇舌草 30g，半枝莲 30g，三棱 10g，莪术 10g。

共 7 剂，每日 1 剂，水煎 600mL，分 3 次温服（每次约 200mL，餐后 1 小时口服）。

1 个月后随访得知，患者诸症缓解，余无不适。

按语

　　徐灵胎在评注《临证指南医案·噎膈反胃》时提道："噎膈之症，必有瘀血、顽痰、逆气。阻膈胃气，其已成者，百无一治。其未成者，用消瘀去痰降气之药，或可望其通利"。清代尤怡在《金匮翼》中曰："噎膈之病，有虚有实，实者或痰或血，附着胃脘，与气相搏"[①]，可见痰饮瘀血是噎膈的关键致病因素。《证治准绳》载"食物下咽，屈曲自膈而下，梗涩作微痛，多是瘀血"[②]，认为有形之瘀血实邪，阻塞饮食道路，致食物下咽不通，则梗涩作痛。《证治汇补·噎膈》曰"饮食不下，心胃作疼，此痰凝血瘀"[③]，提出痰瘀互结，阻于食道，则饮食不下而作痛。《医学源流论》中论述噎膈久病的病机为"惟留一线细窍，又为痰涎瘀血闭塞，饮食不能下达，即勉强纳食，仍复吐出"，即痰涎瘀血交结，闭阻食道，则饮食难下，下即吐出。明代赵献可在《医贯》中指出"唯男子年高者有之，少无噎膈"[④]，张景岳亦云"少年少见此证，而惟中衰耗伤者多有之"，认为噎膈多见于中老年气血津液耗伤之人。《瞻山医案》指出"夫噎膈证，惟老年人及精气亏虚者方有此病，而少壮者少有，则

　　①尤在泾．尤在泾医学全书[M]．北京：中医中医药出版社，2015：217.

　　②王肯堂．证治准绳·杂病·第三册·诸呕逆门·噎．中华医典[CD]．5版．长沙：湖南电子音像出版社，2014.02.

　　③李中梓．证治汇补·卷之五·胸膈门·噎膈．中华医典[CD]．5版．长沙：湖南电子音像出版社，2014.02.

　　④赵献可．医贯[M]．北京：人民卫生出版社，2005：100.

噎膈证，原于虚损"，说明老年人精血津液亏虚，津气失布，阴损及阳，气不化津，津液失濡，致机体胃脘部枯槁，发为噎膈。肿瘤患者，正气虚衰，病久耗气伤阴，痰瘀互结，交阻于食道，形成噎膈之症，治以破结行瘀、滋阴养血，方用通幽汤加味。

通幽汤出自李东垣的《脾胃论·脾胃损在调饮食适寒温》，原文记载"治幽门不通，上冲，吸门不开，噎塞，气不得上下，治在幽门闭，大便难，此脾胃初受热中，多有此证，名之曰下脘不通"[1]。方中生地黄清热凉血，养阴生津，为君药；桃仁润肠通便，配伍红花以破结行瘀，共为臣药；佐以熟地黄滋阴生津，当归养血活血，升麻清热解毒，升清阳，有欲降先升之妙；甘草益气补中，调和诸药，为使药。清代汪昂《医方集解》中对通幽汤记载："治在幽门通利，泄其阴火，润其燥血，生其新血，则幽门通，吸门亦不受邪，膈噎得开，胀满俱去矣，是浊阴得下归地也。"[2]方中黄芪善补中州，使祛邪而不伤正；厚朴、紫苏梗行气除满；海螵蛸、瓦楞子制酸和胃；大剂白花蛇舌草、半枝莲清热解毒，现代研究表明，白花蛇舌草、半枝莲配伍后表现出抗肿瘤、抗氧化、抑菌等生物活性，其中抗肿瘤活性较为突出；[3]三棱、莪术增强破血行气之力，《医学衷中

---

①（金）李东垣撰．文魁，丁国华整理．脾胃论[M]．北京：人民卫生出版社，2005：90.

②宋洋．经典名方通幽汤的组方及功能考证研究[D]．哈尔滨：黑龙江中医药大学，2018.

③王爱洁．白花蛇舌草和半枝莲微粉配伍对小鼠H22肝癌细胞PCNA表达的影响[J]．时珍国医国药，2012，18(23)：290-292.

参西录》载"三棱气味俱淡，微有辛意；莪术味微苦，气微香亦微有辛意。性皆微温，为化瘀血之要药。……若细核二药之区别，化血之力三棱优于莪术，理气之力莪术优于三棱"，现代研究表明，三棱的化学成分主要有挥发油类、有机酸类、甾体类、黄酮类和苯丙素类等，具有抗肿瘤作用；[1] 莪术的抗肿瘤机制主要有：抑制癌基因、激活抑癌基因及其蛋白的表达、抑制肿瘤细胞的增殖、促进肿瘤细胞的凋亡等。[2]

食 积

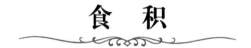

医案 65　痰湿中阻

汪某某，女，5 岁。

初诊：2020 年 10 月 19 日

主诉：纳呆 2 月余，伴打鼾及夜卧不宁 1 周。

临床表现：患儿 2 个月前出现纳呆，1 周前出现打鼾及夜卧不宁，平素易外感，二便调，舌体瘦，舌尖红，苔白

①董学，姚庆强．中药三棱的化学成分及药理研究进展[J]．齐鲁药事，2005，24（10）：40－42．

②黄臣虎，陆茵，孙志广，等．莪术抗癌作用机制研究进展[J]．中草药，2010，41（10）：1745－1747．

腻。查鼻咽镜示：腺样体肥大。

西医诊断：功能性消化不良

中医诊断：食积

证型：痰湿中阻

治则：燥湿化痰，消食化积

处方：二陈汤加味

陈皮 12g，姜半夏 12g，茯苓 12g，白术 15g，鸡内金 15g，山楂 15g，浙贝母 10g，皂角刺 6g，路路通 10g，威灵仙 10g，三棱 5g。

共 7 剂，每日 1 剂，水煎 600mL，分 3 次温服（每次约 200mL，餐后 1 小时口服）。

1 个月后随访得知，患者诸症缓解，余无不适。

按语

《小儿药证直诀》云："脏腑柔弱……骨气未成……五脏六腑，成而未全，全而未壮。"由此可见小儿脏腑功能稚弱，形气未充，与成人相比，各脏腑的生理功能尚未发育完善。在《诸病源候论》中也曾记载小儿"脏腑之气软弱"的特点，故后世提出小儿具有"肺常不足，脾常不足，肾常虚"的生理特点。[1]《诸病源候论·小儿杂病诸候·宿食不消候》言"宿食不消，由脏气虚弱……故使谷不化也。宿谷未消，新

---

①赵云鸽. 基于古今文献学习探讨小儿厌食症（脾虚食积证）用药规律及健脾消食方的疗效观察[D]. 天津：天津中医药大学，2021.

谷又入，脾气既弱，……则经宿而不消也"①，阐明了小儿食积的病因。《活幼心书·明本论·伤积》谓"婴孩所患积证，皆因乳哺不节，过餐生冷坚硬之物，脾胃不能克化，积停中脘""有食饱伤脾，脾气稍虚，物难消化，留而成积"，既说明了哺乳不节、饮食过饱或过食生冷是形成食积的外在因素，又点明了脾胃受损、脾胃不足是造成小儿食积发病的内在因素。②《医宗金鉴·幼科心法要诀食积》言："小儿恣意肥甘生冷，不能运化，则肠胃积滞矣。"根据小儿稚阴稚阳之体，脾常不足，若家长喂养不当，进一步损伤脾胃，致痰湿中阻，从而不欲食，故治疗以燥湿化痰、消食化积为主，方用二陈汤加味。

二陈汤出自《太平惠民和剂局方》，由半夏、陈皮、茯苓、甘草组成，功用燥湿化痰、理气和中，主治湿痰证。本方标本兼顾，燥湿理气祛除已生之痰，渗湿健脾杜绝生痰之源，祛湿化痰之中佐理气之品，使气顺痰消，体现"治痰先治气"的原则。③"治病必求于本"，故加白术补脾益气，脾健则运化如常，痰湿自消；鸡内金、山楂消食化积，健脾助运。痰湿内停日久，影响气血运行，致痰瘀互结，积聚于咽喉之部位，从而引发腺样体肥大。汪龙德主任医师认为儿童腺样体肥大的主要病机为脾气不足，痰瘀互结为

---

①（隋）巢元芳等著．诸病源候论［M］．北京：人民卫生出版社，1955：252.

②单士喆．李燕宁教授辨治小儿食积咳嗽规律研究［D］．济南：山东中医药大学，2021.

③孙桂丽．二陈汤合三子养亲汤治疗 AECOPD 痰浊阻肺证患者的临床研究及对痰液中 MUC5AC 的影响［D］．南宁：广西中医药大学，2021.

关键病理因素，在治疗上以化痰散结、活血散瘀为原则，故加浙贝母清热化痰、开郁散结。《本草汇言》中指出浙贝母"解痈毒，破癥结，消实痰，敷恶疮……味苦性劣"[1]；皂角刺味辛性温，归肺、大肠经，《本草从新》载"其锋锐直达病所，溃散痈疽"，为散结佳品；三棱始载于《本草拾遗》，功擅破血行气散瘀，现代药理研究表明，三棱中含有的多种相关活性化学成分具有活血通络化瘀、抗细胞增殖、促进细胞凋亡等作用；[2]威灵仙性善走窜，能贯通五脏、十二经络，路路通味苦性平，因其多孔，有通行十二经之功，两药相合，活血通络，现代药理研究表明，路路通具有保肝、抗血栓、抗血小板凝聚、缓解心肌梗死、止血等作用。[3]

医案66 脾虚不运，宿食内停

林某某，女，6岁。

初诊：2021年1月23日

主诉：纳呆伴腹痛腹胀半月余。

---

①张德鸿，杨建宇，李杨，等. 道地药材浙贝母的研究近况[J]. 光明中医，2020，35（20）：3304-3306.

②严谨，王芙蓉，贺丰杰，等. 基于网络药理学的祛膜止崩乳膏中"三棱-莪术"药对作用机制分析[J]. 时珍国医国药，2018，29（2）：489-491.

③刘秀娟，彭亚南. 路路通临床新用[J]. 内蒙古中医药，2010，29（8）：46-47.

临床表现：患儿于半月前因饮食不慎后出现纳呆，伴腹痛腹胀，服用"健胃消食片"后上述症状稍有缓解。刻下见：纳呆，腹痛腹胀，尤以脐周为甚，眠可，大便二日未解，舌淡，苔厚，脉细滑。

西医诊断：功能性消化不良

中医诊断：食积

证型：脾虚不运，宿食内停

治则：健脾益气，消积助运

处方：自拟"参术运脾汤"加味

太子参 8g，白术 8g，白芷 3g，酒大黄 4g，槟榔 6g，瓜蒌 6g，鸡内金 8g，山楂 8g，麦芽 8g，麸炒枳实 6g，陈皮 5g，桂枝 3g，麸炒白芍 6g，炙甘草 4g。

共 7 剂，每日 1 剂，水煎 600mL，分 3 次温服（每次约 200mL，餐后 1 小时口服）。

二诊：2021 年 1 月 30 日

纳佳，仍腹痛。上方加醋香附 6g。继服 7 剂，煎服方法同前。

1 个月后随访得知，患者无不适。

按语

食积一词，最早见于《儒门事亲》卷三："食积，酸心腹满，大黄、牵牛之类，甚者礞石、巴豆。"万全在《育婴家秘》提出小儿"脾常不足"一说，谓"儿之初生，脾薄而弱，乳食易伤，故曰脾常不足也"①。《幼科指掌》云"食积之因，食后即乳，乳后即食，以致凝滞不化，或恣食生冷、面食、肥腻、硬物停聚而成"，说明不合理的喂养是导致肠胃功能受损、饮食物停聚的原因。《小儿药证直诀》载："脾胃不和，不能乳食，致肌瘦。"由此可概括小儿食积病位主要在脾，脾胃不和为关键病机。《幼幼集成·伤食证治》云"如小儿之怯弱者，脾胃素虚，所食原少，或因略加，即停滞而不化，此乃脾虚不能消谷，转运迟耳"，若饮食不节、饥饱不适，便易损伤脾胃，脾胃运化不及，则饮食停聚，故治疗当以健脾益气、消积助运，方用自拟"参术运脾汤"加味。

自拟"参术运脾汤"为汪龙德主任医师在小儿"脾常不足，运化无力"的生理基础上结合多年临床经验总结而成，由太子参、白术、白芷、酒大黄、柴胡、升麻、槟榔、瓜蒌8味药组成。太子参甘润，健脾益气，为君药；白术为臣，助太子参补益中州；白芷为风药，可醒脾化湿，大黄、槟榔逐瘀化滞，且可清泻食积所化之热，瓜蒌润肠通便，共为佐药；柴胡、升麻相伍，升举阳明清气，为使药。加对药鸡内金、山楂、麦芽消食化积；枳实、陈皮与香附相合，行气止痛；桂枝、白芍、甘草相伍，合"桂枝汤"之意，可调阴阳，和脾胃。

---

①阮燕君. 泻黄散加味配合小儿推拿治疗小儿积滞食积化热证的临床研究［D］. 广州：广州中医药大学，2018.

医案67 脾虚夹积

陈某某，男，5岁。

初诊： 2019年11月16日

主诉： 厌食1月余。

临床表现： 患儿厌食1月余，伴食后脘腹饱胀，大便干结，三四日一行，消瘦乏力，动辄汗出，眠可，舌尖红，苔白厚腻，脉沉。

西医诊断： 功能性消化不良

中医诊断： 食积

证型： 脾虚夹积

治则： 健脾和胃，消食化积

处方： 六君子汤加味

太子参8g，茯苓8g，白术8g，陈皮6g，姜半夏6g，鸡内金10g，山楂10g，麦芽10g，白芷3g，防风5g，黄芪10g，酒大黄4g，厚朴8g，瓜蒌8g，莱菔子8g。

共7剂，每日1剂，水煎600mL，分3次温服（每次约200mL，餐后1小时口服）。

二诊： 2019年11月23日

纳食好转，腹胀、出汗等症减轻，大便仍干结，两三日一行。舌尖红，苔白腻，脉沉。上方去太子参，加黄芩6g、麸炒枳实6g。继服5剂，煎服方法同前。

三诊： 2019年11月28日

纳佳，大便可，汗出明显改善，舌淡红，苔略白腻，

脉沉。上方去酒大黄、黄芪、防风。继服 5 剂，煎服方法
同前。

1 个月后随访得知，患儿无不适。

按语

  清代张莜衫在《厘正按摩要术·列证·食积》中曰"食
积，由乳食积滞，胸闷肠鸣，嗳气酸腐，见食则恶，或胀
或痛，大便臭秽，矢气有伤食之味"，《灵枢·脉度》云"脾
气通于口，脾和则口能知五谷矣"[①]，《脾胃论·脾胃胜衰
论》曰"脾胃俱虚，则不能食而瘦"[②]，《幼科发挥·卷之四》
云"乳食减少，吐痢频并，此肠胃不足也"，认为食积与脾
胃关系密切。《察舌辨症新法》云"此为厚腻，为阳气被阴邪
所抑，必有湿浊、痰饮、食积……为病"，《厘正按摩要术·
辨证·验舌苔》云"白苔在杂症，是胃中积滞"，说明食积者
或为厚腻苔，或为白苔。[③]《不知医必要·腹胀腹痛》谓"虽
由食积与寒凉伤脾而然，然使脾胃不虚，则腹中和暖，运
化以时，何至为寒凉食积所伤"，《幼科释谜》亦云"小儿食
积者因脾胃虚冷，现食不化，久而成积"，《成方切用·消
导门》指出"胃虚则不能容受，故不嗜食；脾虚则不能运化，
故有积滞"，均说明脾胃虚弱乃食积主要病机。明代万全总

---

  ①田代华，刘更生整理.灵枢经[M].北京：人民卫生出版社，
2005：52.
  ②（金）李东垣撰.文魁，丁国华整理.脾胃论[M].北京：人民卫生
出版社，2005：8.
  ③魏海军.积术温胆汤治疗食积化热型小儿积滞的临床观察[D].
哈尔滨：黑龙江中医药大学，2016.

结小儿的生理特点，提出"三不足、二有余"学说，其中"脾常不足"的特点决定了小儿脾胃对食物的运化能力较弱，从而增加了食积的患病率，故治疗以健脾和胃、消食化积为主，方用六君子汤加味。

六君子汤首见于明代《医学正传》，由人参、白术、茯苓、甘草、陈皮、半夏6味中药组成。方中人参健脾益气养胃，为君药；白术、茯苓益气健脾祛湿，杜生痰之源，共为臣药；陈皮、半夏理气健脾，燥湿化痰，共为佐药；甘草益气和中，调和诸药，为使药。诸药合用，补气而不滞气，祛痰而不伤正，可促进脾胃运化，则脾气虚弱之症尽消。方中太子参易人参，甘凉清润，益气健脾养胃；鸡内金、山楂、麦芽消食化积；白芷轻扬擅行，醒脾化湿；黄芪、防风与白术相伍，合"玉屏风散"，益气固表止汗；厚朴行气燥湿、消胀除满；大黄、瓜蒌、莱菔子，三药并行，泻热导滞，润肠通便。二诊纳食好转，恐太子参滋腻碍胃，故去之，食滞胃肠日久，郁而化热，故加黄芩、枳实与大黄相合，清热导滞。三诊症状明显改善，调方继服以巩固疗效。

肝胆系病证

肝胆系病证

胁 痛

医案 68　胆胃不和

张某某，女，50 岁。

初诊：2020 年 11 月 15 日

主诉：右侧胁肋疼痛伴后背胀痛 3 月余。

临床表现：患者诉 3 个月前出现右侧胁肋疼痛伴后背胀痛，晨起偶有恶心，反酸，口苦，嗳气，纳呆，眠差，小便色红，大便正常，舌红，苔黄灰相间，脉沉。胃镜示：慢性萎缩性胃炎伴糜烂；胆汁反流。幽门螺杆菌检测为阴性。

西医诊断：1. 慢性萎缩性胃炎伴糜烂

　　　　　　2. 胆汁反流

中医诊断：胁痛

证型：胆胃不和

治则：清热化痰，利胆和胃

处方：黄连温胆汤加味

黄连 6g，陈皮 12g，姜半夏 12g，茯苓 12g，麸炒枳实 10g，竹茹 6g，蜜旋覆花（包煎）15g，赭石（先煎）15g，紫苏梗 15g，鸡内金 15g，厚朴 12g，醋香附 10g，羌活 15g，姜黄 10g，胆南星 6g。

共 7 剂，每日 1 剂，水煎 600mL，分 3 次温服（每次约 200mL，餐后 1 小时口服）。

二诊：2020 年 11 月 29 日

胁肋部疼痛减轻。效不更方，继服 7 剂，煎服方法同前。

1 个月后随访得知，患者无不适。

按语

胁痛病名首见于《黄帝内经》，《灵枢·五邪》曰"邪在肝，则两胁中痛"①，《素问·脏气法时论》曰"肝病者，两胁下痛引少腹"②，《素问·缪刺论》曰"邪客于足少阳之络，令人胁痛不得息"③，表明本病的发生通常与肝脏有关。肝居胁下，其经脉分布于两胁，胆附于肝，其脉亦循于胁，故胁痛之病主要责于肝胆。④《难经·七十七难》谓："见肝之病，则知肝当传之于脾，故先实其脾气，无令得受肝之邪。"《金匮要略》亦云："见肝之病，知肝传脾，当先实脾，四季脾旺不受邪……脾实，则肝自愈。"⑤肝主疏泄，性喜条

---

① 田代华，刘更生整理．灵枢经［M］．北京：人民卫生出版社，2005：58.

② 田代华整理．黄帝内经·素问［M］．北京：人民卫生出版社，2005：48.

③ 田代华整理．黄帝内经·素问［M］．北京：人民卫生出版社，2005：123.

④ 邢德伦，谭利明，张林，等．肝康 2 号方治疗肝胆湿热型胁痛临床体会［J］．实用中医药杂志，2017，33（7）：853－854.

⑤ 冀南，谢军．谢军教授辨治胁痛经验［J］．中国中医药图书情报杂志，2022，46（4）：49－51，55.

达舒畅，外湿内蕴或饮食所伤，导致脾失健运、痰湿中阻，日久则气郁化热，阻滞气机，致使肝胆失其条达，气机郁阻，不通则痛，故见胁肋疼痛伴后背胀痛，治宜清热化痰、利胆和胃，方用黄连温胆汤加味。

黄连温胆汤是在《三因极一病证方论》所载温胆汤的基础上去大枣，加黄连化裁而成，在清代陆廷珍的《六因条辨·伤暑条辨》中首次提出："治疗伤暑，汗出，身不大热，而舌黄腻，烦闷欲呕，邪踞肺胃，留恋不解证。"方中黄连苦寒，尤长于清泄胃肠湿热，泻火解毒；半夏辛温能燥湿化痰，降逆和胃止呕；竹茹甘寒合半夏能清化热痰，痰火清则心神安；陈皮理气畅中，燥湿以化痰，枳实行气除痞以消痰，二药相伍使气行则痰满消；茯苓甘淡，既补益心脾而安定心神，又利水渗湿而使痰无由生；辅以生姜、甘草调益脾胃，和中止呕，调和诸药，即可制约姜半夏之毒性，又能缓和黄连之苦寒。随着中医理论的创新发展，近现代医家将黄连温胆汤广泛应用于心血管系统、精神神志系统、消化系统疾病及各种代谢性疾病，效果颇佳。① 方中旋覆花、赭石、紫苏梗降气除噫；姜黄、羌活通络止痛；香附、厚朴相伍，行气燥湿；合用胆南星增强清热化痰之力。

---

①洪广祥.黄连温胆汤的临证发挥[J].中医药通报，2006(6)：6-9.

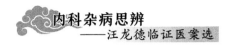
医案 69 气机不利

詹某，男，27 岁。

初诊：2019 年 10 月 19 日

主诉：右胁部及后背疼痛 1 个月，加重伴胸骨后灼痛半月余。

临床表现：患者诉 4 个月前右侧胁肋部连及后背疼痛，自服"消炎利胆片（每次 1.52g，每日 3 次）"后症状缓解，半月前因饮食油腻后上述症状加重，伴胸骨后灼痛，口臭口干，嗳气反酸，纳眠可，便溏，日二三行，舌红，苔薄白，脉沉缓。既往胆囊炎病史 10 年余，胆汁反流性胃炎病史 5 年余。

西医诊断：1. 慢性胆囊炎

2. 胆汁反流性胃炎

中医诊断：胁痛

证型：气机不利

治则：疏肝行气，通络止痛

处方：柴胡桂枝干姜汤加味

柴胡 12g，桂枝 10g，干姜 10g，黄芩 12g，白芍 12g，姜半夏 12g，党参 15g，姜黄 10g，羌活 10g，蜜旋覆花（包煎）15g，赭石（先煎）30g，紫苏梗 10g，麸炒枳壳 15g，醋香附 12g，盐川楝子 10g。

共 7 剂，每日 1 剂，水煎 600mL，分 3 次温服（每次约 200mL，餐后 1 小时口服）。

二诊：2019 年 11 月 2 日

右侧胁肋部减轻，胸骨后灼痛好转，仍后背胀痛。上方去干姜、白芍，加赤芍 12g、丹参 12g。继服 7 剂，煎服方法同前。

2 个月后随访得知，患者无不适。

按语

《素问·至真要大论》曰："少阳之胜，热客于胃……呕酸善饥，耳痛，溺赤，善惊谵妄。"《沈氏尊生书》云："嗳气、嘈杂、吞酸、恶心……皆胃家之病，而治之之法，固不离乎胃矣。而亦有不专主胃者，盖胃司纳食，主乎通降。通降则无此四者之病。"①肝为刚脏，体阴用阳，情志不疏，肝郁气结，枢机不利，则胁肋部疼痛；气机阻滞，化热化火，因肝胆互为表里，肝热移胆，故见口干口苦；肝胆之气横犯脾胃，运化失职，故见便溏，治疗宜疏肝行气、通络止痛，方用柴胡桂枝干姜汤加味。柴胡桂枝干姜汤出自张仲景《伤寒杂病论》，由柴胡、桂枝、干姜、黄芩、天花粉、牡蛎、炙甘草 7 味药组成。②《伤寒论·辨太阳病脉证并治下》第 147 条："伤寒五六日，已发汗而复下之，胸胁满微结，小便不利，渴而不呕，但头汗出，往来寒热，心烦者，此为未解也，柴胡桂枝干姜汤主之。"③《金匮要略·

①霍磊，张欢润，詹向红，等."肝主疏泄"内涵演变[J].中国中医基础医学杂志，2021，27(10)：1533-1535.

②廖玲玲，黄新艳.黄新艳运用柴胡桂枝干姜汤验案举隅[J].中国中医药图书情报杂志，2022，46(5)：58-60.

③(汉)张仲景述；(晋)王叔和撰次；钱超尘，郝万山整理.伤寒论[M].北京：人民卫生出版社，2005：59.

疟病脉证并治第四》以柴胡桂姜汤指代柴胡桂枝干姜汤，
"治疟寒多微有热，或但寒不热，服一剂如神"[1]。清代柯琴
在《伤寒来苏集》说"此方全从柴胡加减，心烦不呕不渴"。
柴胡桂枝干姜汤属于以小柴胡汤为基础的柴胡类方，由小
柴胡汤去人参、半夏、大枣，干姜易生姜，加桂枝、牡蛎、
天花粉化裁而成。[2] 方中柴胡疏肝解郁、和解退热，黄芩清
热燥湿，二者共用有和解少阳之用；天花粉清热生津除烦，
牡蛎软坚散结、重镇安神；桂枝温经通脉、助阳化气，干
姜温补脾阳，两者合用加强了温通脾阳之效；同时干姜与
甘草同用，辛甘化阳，温补脾阳，甘草又能调和诸药。与
小柴胡汤相比，柴胡桂枝干姜汤保留了柴芩二味，以发挥
疏泄肝胆之热、和解少阳的作用，加入桂枝、干姜温补脾
肾，体现了寒温并用；兼天花粉清热除烦，牡蛎软坚散结，
桂枝、干姜、甘草温脾补肾，体现了攻补兼施；全方既能
疏泄肝胆郁热，又能温补脾肾。方中党参健脾益气，辅以
半夏燥湿健脾；白芍柔肝养阴，缓急止痛；对药姜黄、羌
活通络止痛；旋覆花、赭石、紫苏梗降气除嗳；枳壳、香
附、川楝子相伍，增强疏肝行气之力。

---

①（汉）张仲景撰；何任，何若苹整理．金匮要略［M］．北京：人民
卫生出版社，2005：17.
②沈艳莉，何心仪．柴胡桂枝干姜汤临床应用二则［J］．中国中医药
信息杂志，2019，26（7）：117－119.

医案70 肝郁脾虚

曹某某，女，48岁。

初诊：2019年10月19日

主诉：右侧胁肋部疼痛2天。

临床表现：患者诉2天前无明显诱因出现右侧胁肋部疼痛，晨起口干口苦，嗳气频，眼睛干涩，纳呆，眠差易醒，二便正常，舌红，苔薄白，脉弦细。2019年10月19日于本院查腹部彩超示：胆囊炎合并胆囊结石。既往甲状腺功能减退症病史1年余，规律服用"左甲状腺素钠"。

西医诊断：1. 胆囊炎合并胆囊结石

2. 甲状腺功能减退症

中医诊断：胁痛

证型：肝郁脾虚

治则：疏肝健脾，理气止痛

处方：丹栀逍遥散加味

牡丹皮12g，栀子10g，当归10g，白芍15g，柴胡12g，茯苓12g，麸炒白术12g，薄荷（后下）6g，郁金10g，醋香附10g，盐川楝子10g，麸炒枳壳15g，海螵蛸15g，浙贝母10g，煅瓦楞子（先煎）15g，枸杞子15g，鸡内金15g。

共7剂，每日1剂，水煎600mL，分3次温服（每次约200mL，餐后1小时口服）。

二诊：2019年10月26日

右侧胁肋部疼痛缓解，舌淡红，苔薄白，脉弦细。效不更方，继服 7 剂，煎服方法同前。

后随访得知，患者胁痛明显减轻，余无不适。

按语 ✽

《灵枢·胀论》曰"胆胀者，胁下痛胀，口中苦，善太息"[①]，描述了该病的病名以及临床常见症状。清代《医宗金鉴》曰"其两侧自腋而下，至肋骨之尽处，统名曰胁"，明确了胁部为腋以下至十二肋骨部位的统称。[②]《素问·宝命全形论》中记载"土得木而达"[③]，叶天士《临证医案指南》中记载"肝为起病之源，胃为传病之所"，故"见肝之病知肝传脾"。胁痛病位在肝胆，主要与肝络失和相关。肝主疏泄，若肝气郁结，气机阻滞，则肝脉阻滞，"不通则痛"，故见胁痛；郁而化火，火热上炎而致口干、眼干；肝病传脾，脾胃受损，则纳呆，治当疏肝健脾、理气止痛，方用肝脾同调之丹栀逍遥散加味。

丹栀逍遥散出自明代薛己的《内科摘要》，该方是在宋代陈师文等编写的《太平惠民和剂局方》中的名方逍遥散的基础上加牡丹皮、栀子而成。原方有疏肝解郁、养血健脾之效，主治"血虚劳倦，五心烦热，肢体疼痛，头目昏重，心忪颊赤，口燥咽干，发热盗汗，减食嗜卧；及血热相搏，

---

①田代华，刘更生整理．灵枢经［M］．北京：人民卫生出版社，2005：80.

②张勤生，吴明阳．国医大师张磊运用丹栀逍遥散治疗慢性胆囊炎经验［J］．中医研究，2022，35（3）：84－88.

③田代华整理．黄帝内经·素问［M］．北京：人民卫生出版社，2005：53.

月水不调，脐腹胀痛，寒热如疟；又疗室女血弱阴虚，荣卫不和，痰嗽潮热，肌体羸瘦，渐成骨蒸"；加入牡丹皮、栀子后，具有疏肝解郁健脾兼清郁热之效，主治"肝脾血虚发热，或潮热，晡热，或自汗盗汗，或头痛，目涩，或怔忡不宁，或颊赤口干，或月经不调，或肚腹作痛，或小腹重坠，水道涩痛，或肿痛出脓，内热作渴"①。方中柴胡条达肝木，疏肝解郁；当归、白芍既可养血柔肝、滋养肝木，又能防止柴胡升散之过；白术、茯苓、甘草健脾益气，使脾土强健、气血生化有源；薄荷佐助柴胡，疏肝郁，散郁热；生姜可辛散郁滞之气；牡丹皮入肝胆血分，清泻血中伏火；栀子通行三焦，清热利湿，泻火除烦。诸药合用，以水涵木，培土荣木，以遂肝木之条达。汪龙德主任医师认为本方重在条达肝木，通调营血，扶助中土，兼清郁热。肝脏最刚，具有升发之性，一旦怫郁，则易化火，火旺克金，木旺克土。因此，丹栀逍遥散于调养中又寓疏通条达，再清郁热，使肝木以遂其性，则诸病得消。方中郁金、香附、川楝子、枳壳相伍，增强疏肝行气之力；对药海螵蛸、浙贝母、瓦楞子制酸和胃；鸡内金消食助运，枸杞子养阴以治目涩。

①李庆梅. 丹栀逍遥散临床验案举隅[J]. 浙江中西医结合杂志，2018，28(7)：576-577.

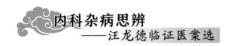

医案71 肝气郁结

王某某，女，71岁。

初诊：2021年3月6日

主诉：双侧胁肋部疼痛2个月。

临床表现：患者于2个月前无明显诱因出现双侧胁肋部疼痛，就诊于当地医院，予以对症治疗后未见明显缓解。刻下见：双侧胁肋部疼痛，偶有后背胀痛及胃脘部疼痛不适，平素情绪低落，舌红，苔白，脉弦。腹部彩超示：胆囊炎；胃镜检查示：反流性食管炎。

西医诊断：1. 慢性胆囊炎

2. 反流性食管炎

中医诊断：胁痛

证型：肝气郁结

治则：疏肝理气止痛

处方：柴胡疏肝散加减

柴胡12g，麸炒枳壳12g，麸炒白芍15g，炙甘草6g，川芎12g，陈皮12g，醋香附15g，盐川楝子15g，郁金12g，茯苓12g，白术12g。

共14剂，每日1剂，水煎600mL，分3次温服（每次约200mL，餐后1小时口服）。

二诊：2021年3月20日

双侧胁肋部疼痛较前减轻。效不更方，继服7剂，煎服方法同前。

1 个月后随访得知，患者诸症明显减轻。

按语

《素问·举痛论》曰："余知百病生于气也，怒则气上，喜则气缓，悲则气消，恐则气下，寒则气收，炅则气泄，惊则气乱，劳则气耗，思则气结。"[1]肝喜条达而恶抑郁，本例患者情绪低落，肝气郁结，气机阻滞，故见胁肋部疼痛；肝气横逆犯脾，中焦气机升降失常，则胃脘部疼痛不适，治宜疏肝理气止痛，方用柴胡疏肝散加味。柴胡疏肝散出自《景岳全书》，由四逆散加减化裁而来，具有"以疏肝理气为主，兼以养肝、调血、和胃"的特点，原方由柴胡、白芍、川芎、枳壳、陈皮、香附、甘草组成，"肝欲散，急食辛以散之"。方中柴胡疏肝解郁；因"肝以血为本，以气为用，将军之官愈压则愈亢，唯有柔之和之，顺其气以平之"，《石室秘录·正医法》中记载白芍"为肝木专经之品，尤擅平肝柔肝，肝木得平，则不远凌脾土，土得休养，则木亦益舒"[2]，其与柴胡散收结合，相反相成，共为君药；枳实疏肝破气，专泻脾经壅滞，调中焦之运动，以期"木郁达之"；白芍、甘草结合，疏理肝气以和脾胃，益气调中以养胃阴，且现代药理学证明，此二药具有促进食管抗反流

---

①田代华整理. 黄帝内经·素问[M]. 北京：人民卫生出版社，2005：78.

②郝闻致，王璐，黄俊卿，等. 经方及其共有黄酮类成分抗抑郁机制研究进展[J]. 药学学报，2022，57(10)：3035-3046.

屏障修复的作用;[①] 川芎开郁行气, 为血中之气药; 香附、陈皮理气和胃。全方合之, 药物或入脾胃, 或入肝经, 散收相合, 燥润有度, 具有疏肝理气, 清胃活血之功效。方中郁金、川楝子理气疏肝; 茯苓、白术建立中焦之气, 诚如《素问·阴阳应象大论》所言"谷气通于脾。六经为川, 肠胃为海, 九窍为水注之气。九窍者, 五脏主之。五脏皆得胃气, 乃能通利"[②]。

医案 72　邪郁少阳

杨某某, 男, 39 岁。

初诊: 2019 年 11 月 12 日

主诉: 胁肋部连及后背胀痛不适 1 个月。

临床表现: 患者诉 1 个月前因恼怒后出现胁肋部连及后背胀痛不适, 伴反酸, 消谷善饥, 纳眠可, 大便干结, 舌红, 苔白腻, 脉弦。既往急性胆囊炎伴胆囊结石病史 3 月余。

西医诊断: 急性胆囊炎伴胆囊结石

中医诊断: 胁痛

证型: 邪郁少阳

---

①周荣, 陈克龙, 吴志敏, 等. 柴胡疏肝散联合度洛西汀治疗帕金森病抑郁临床观察[J]. 浙江中西医结合杂志, 2016, 26(1): 50-52.

②谭艳, 喻嵘, 周聪, 等.《古今名医临证金鉴·胃痛痞满》胃脘痛用药规律挖掘[J]. 湖南中医药大学学报, 2021, 41(10): 1582-1586, 1600.

治则：和解少阳，内泻热结

处方：大柴胡汤加减

柴胡15g，黄芩12g，白芍12g，姜半夏12g，酒大黄6g，麸炒枳实15g，茵陈20g，海金沙（包煎）30g，金钱草30g，郁金10g，鸡内金20g。

共10剂，每日1剂，水煎600mL，分3次温服（每次约200mL，餐后1小时口服）。

后随访得知，患者服药后症状消失。

按语

《灵枢·根结》："太阳为开，阳明为阖，少阳为枢。"[1]《素问·灵兰秘典论》："胆者，中正之官，决断出焉……三焦者，决渎之官，水道出焉。"[2]足少阳胆者是出阴入阳的枢纽、亦是三阳经初始之阳，手少阳三焦者主决渎而通调水道，三焦作为人体的"孤府"是元气、水液运行的通道。[3] 足少阳胆经与手少阳三焦经在十二经脉流注顺序中相连，少阳二经的枢纽功能正常，才可保证机体气机调畅，升降自如，三焦通利，津液得以正常输布排泄。[4] 患者青年男性，

---

①田代华，刘更生整理.灵枢经[M].北京：人民卫生出版社，2005：17.

②田代华整理.黄帝内经·素问[M].北京：人民卫生出版社，2005：17.

③翟丽娜，王雷，韩俊泉，等.从少阳为枢论析治疗胰腺炎合并肾损伤疗效[J].中国城乡企业卫生，2021，36(10)：119－120.

④党中勤，马利节，党志博，许向前.胰为奇恒之腑理论探析[J].中医临床研究，2020，12(1)：45－47.

胆气不疏，邪犯少阳，枢机不利，故见胁痛，治宜和解少阳、内泻热结，方用大柴胡汤加味。大柴胡汤源自张仲景所著《伤寒论·辨太阳病脉证并治中》第 103 条："太阳病……呕不止，心下急，郁郁微烦者，为未解也，与大柴胡汤，下之则愈。"①本条指明"心下急"作为"症结"，是大柴胡汤与小柴胡汤区别所在，此乃中焦壅结，致使胃失和降、胃气上逆，所以，呕逆症状更加典型。大柴胡汤作为经典名方，外可解表证之邪，内可清里证之壅，和解、通下兼行，实为表里双解良剂。大柴胡汤是小承气汤合用小柴胡汤加减而成，该方柴胡和解为君药，配伍黄芩以助少阳疏利，解郁清热；白芍味甘性柔、缓急而止痛；生姜配半夏温中和胃、止呕降逆；大黄伍枳实破气消痞，清泻阳明热结；大枣甘缓和胃、调和药性。诸药合用，和解中之枢机兼以攻泄阳明结热。全方共奏疏利少阳、泻下里实之功，确为双解内外之剂。方中加茵陈清热利湿，金钱草、海金沙、郁金、鸡内金以化石。

医案 73　肝胆湿热

周某某，男，50 岁。

初诊： 2022 年 1 月 22 日

主诉： 胁肋部疼痛 3 年余，加重 1 个月。

---

①（汉）张仲景述；（晋）王叔和撰次；钱超尘，郝万山整理.伤寒论[M].北京：人民卫生出版社，2005：47.

临床表现： 患者诉 3 年前无明显诱因出现带状疱疹，疱疹消退后，肩胛骨下、胁下、胸骨柄三处间断性疼痛，遂就诊于当地医院，诊断为"带状疱疹后遗症"，规律服用"甲钴胺""维生素 B$_{12}$"等药物，症状有所缓解。刻下见：右侧胁肋部疼痛，伴胃脘部隐痛，食后觉舒，嗳气，反酸，舌红，苔黄腻，脉弦数。胃镜示：慢性萎缩性胃炎伴胆汁反流。幽门螺杆菌检测为阴性。

西医诊断： 1. 肋间神经痛

2. 慢性萎缩性胃炎伴胆汁反流

中医诊断： 胁痛

证型： 肝胆湿热

治则： 清热利湿，疏肝利胆

处方： 龙胆泻肝汤加味

龙胆草 10g，栀子 12g，黄芩 12g，柴胡 15g，生地黄 15g，郁金 15g，醋香附 15g，盐川楝子 12g，醋乳香 15g，丹参 15g，海螵蛸 15g，赤芍 15g，甘草 6g。

共 7 剂，每日 1 剂，水煎 600mL，分 3 次温服（每次约 200mL，餐后 1 小时口服）。

2 个月后随访得知，患者症状好转，余无不适。

按语

胁痛的发生主要责之于肝胆，《灵枢·五邪》云"邪在肝，则两胁中痛"[1]，可见肝经病变会引起胁痛。《灵枢·经

---

[1]田代华，刘更生整理. 灵枢经[M]. 北京：人民卫生出版社，2005：36.

脉》曰"胆足少阳之脉……是动则病口苦，善太息，心胁痛不能转侧"①，说明足少阳之经气厥逆会引发胁痛。《医方集解》云："此足厥阴、少阳药也"。《医宗金鉴》："胁痛口苦，耳聋耳肿，乃胆经之为病也；筋痿阴湿，热痒阴肿，白浊溲血，乃肝经之为病也。故用龙胆草泻肝胆之火，以柴胡为肝使，以甘草缓肝急，佐以芩、栀、通、泽、车前八利前阴，使诸湿热有所从出也。然皆泻肝之品，若使病尽去，恐肝亦伤矣，故又加当归、生地补血以养肝。盖肝为藏血之脏，补血即所以补肝也。而妙在泻肝之剂，反作补肝之药，寓有战胜抚绥之义矣。"本证由湿热邪毒内蕴化火，与肝火搏结，致肝胆湿热所致，治疗以清热利湿、疏肝利胆为主，方用龙胆泻肝汤加味。方中龙胆草大苦大寒，既能清利肝胆实火，又能清利肝经湿热，故为君药；柴胡舒畅肝经之气，黄芩、栀子苦寒泻火，燥湿清热，共为臣药；生地黄、赤芍养血滋阴，邪去而不伤阴血，为佐药；甘草调和诸药，为使药。海螵蛸制酸和胃；香附、郁金、川楝子疏肝解郁；丹参、乳香行气活血止痛，消除病变部位因瘀血引起的疼痛。

黄 疸

医案 74　胆腑郁热

赵某某，男，67 岁。

初诊：2021 年 9 月 7 日

主诉：全身皮肤、目睛黄染 5 天。

临床表现：患者诉 5 天前无明显诱因出现全身皮肤黄染、目黄，小便淋漓不通、尿痛，自行口服"诺氟沙星胶囊、银花泌炎灵胶囊"，症状未见缓解，为求进一步系统治疗，来我院门诊就诊，刻下见：患者全身皮肤、黏膜及目睛黄染，腹胀腹痛，偶有反酸嗳气，后背部疼痛，食欲减退，睡眠差，小便呈浓茶色、且排泄不畅，大便质硬。舌质暗，苔黄腻，脉弦。既往胃恶性肿瘤（术后）、肝继发恶性肿瘤、胰腺继发恶性肿瘤、胃肠吻合口狭窄（支架置入状态）、腹腔积液病史。

　　西医诊断：1. 梗阻性黄疸

　　　　　　　　2. 胃恶性肿瘤（术后）

　　　　　　　　3. 肝继发恶性肿瘤

　　　　　　　　4. 胰腺继发恶性肿瘤

　　　　　　　　5. 胃肠吻合口狭窄（支架置入状态）

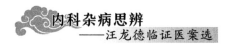

6. 腹腔积液

中医诊断：黄疸

证型：胆腑郁热

治则：疏肝泄热，利胆退黄

处方：大柴胡汤加味

柴胡 15g，黄芩 10g，酒大黄 9g，姜半夏 12g，麸炒枳实 12g，茵陈 10g，郁金 10g，白芍 12g，甘草 10g，车前草 10g，鸡内金 12g，炒酸枣仁 12g。

共 7 剂，每日 1 剂，水煎 600mL，分 3 次温服（每次约 200mL，餐后 1 小时口服）。

二诊：2021 年 9 月 14 日

患者上述症状稍缓解，仍腹胀腹痛，反酸嗳气，后背部疼痛，食欲减退，睡眠差，小便呈浓茶色、且排泄不畅，大便质硬，舌质暗红，苔黄腻，脉弦。效不更方，继服 7 剂，煎服方法同前。

1 个月后随访得知，患者腹胀腹痛明显缓解，余无不适。

按语

《伤寒论·阳明病脉证并治》云："瘀热在里，身必黄。"《张氏医通·杂门》指出："有瘀血发黄，大便必黑，腹胁有块或胀，脉沉或弦。"《金匮要略·黄疸病脉证并治》曰："诸病黄家，但利其小便。"《伤寒论·阳明病脉证并治》曰："阳明病，胁下硬满，不大便而呕，舌上白胎者，可与小柴胡汤。"《伤寒论·太阳病脉证并治》载："太阳病……呕不止，心下急，郁郁微烦者，为未解也，与大柴胡汤。"患者中年男性，因湿热郁滞，致脾胃不和，肝胆失疏，治以疏肝泄热，利胆退黄为治则，选方为大柴胡汤加味。方中以柴胡为君，和解少阳；配伍黄芩，清热祛火，柴芩合用，为和解少阳之要药，清泻肝胆之热；枳实破气消积，大黄通腑泄热；白芍缓急止痛；生姜配伍半夏，降逆止呕和胃；生姜、大枣调和营卫。全方共奏和解少阳，内泻热结之效。

医案 75　湿热阻滞

伏某某，男，52 岁。

初诊：2022 年 6 月 28 日

主诉：全身皮肤、黏膜及巩膜黄染 1 月余。

临床表现：患者诉 1 个月前无明显诱因出现皮肤、黏膜及巩膜泛黄，未予重视及诊治。之后上述症状加重，伴全身疲乏无力，小便颜色加深，遂就诊于本地某医院，行腹部彩超及腹部增强 CT 及其他检查，诊断为：自身免疫性肝炎；原发性胆汁型肝硬化；药物性肝炎；干燥综合征。予以对症治疗。刻下见：全身皮肤黏膜及巩膜黄染，口干口苦，小便色黄，无反酸烧心，无腹痛腹胀，饮食、睡眠正常。舌质红，苔黄腻，脉滑。

西医诊断：胆汁淤积性黄疸

中医诊断：黄疸

证型：湿热阻滞

治则：清热通腑，利湿退黄

处方：茵陈蒿汤加味

茵陈 20g，栀子 15g，酒大黄 9g，茯苓 15g，柴胡 12g，黄柏 10g，黄芩 12g，葛根 15g，五味子 10g，麦冬 10g，连翘 10g，车前草 12g。

共 7 剂，每日 1 剂，水煎 600mL，分 3 次温服（每次约 200mL，餐后 1 小时口服）。

二诊：2022 年 07 月 05 日

患者诉全身皮肤、黏膜及巩膜黄染较前缓解，口渴，饮食可，睡眠可，小便色黄，大便正常，舌淡苔黄腻，脉滑。效不更方，继服 7 剂，煎服方法同前。

1 个月后随访得知，患者皮肤、黏膜及巩膜无黄染，余无不适。

按语

《素问·平人气象论》曰："溺黄赤，安卧者，黄疸……目黄者曰黄疸。"《灵枢·论疾诊尺》记述到："身痛面色微黄，齿垢黄，爪甲上黄，黄疸也，小便黄赤，脉小而涩者，不嗜食。"《金匮要略·黄疸病脉证并治》指出："黄家所得，从湿得之。"《伤寒论·辨阳明病脉证并治》论述道："伤寒七八日，身黄如橘子色，小便不利，腹微满者，茵陈蒿汤主之。"患者系中年男性，因湿热熏蒸，困遏脾胃，脾胃失健，肝气郁滞，疏泄不利，致胆汁输泄失常。治以清热通腑，利湿退黄为治则，选方为茵陈蒿汤加味。茵陈蒿为清热利湿退黄之药；栀子苦寒以清利三焦之热；大黄通导阳明之积，使湿热从大小便而去；枳实行气导滞；黄芩清热燥湿，既可清肝胆之湿热，又能够疏肝胆之郁滞；茯苓甘淡渗湿，使湿热从小便分消；柴胡疏肝解郁；葛根生津止渴；五味子益气生津；麦冬益胃生津。全方共奏清热通腑、利湿退黄之效。

医案76　湿热壅滞

康某某，女，65岁。

初诊：2022年10月6日

主诉：全身皮肤、黏膜黄染1周。

临床表现：患者诉1周前因自行口服"酸枣仁、茯苓、红豆粉末"后突然出现全身皮肤黏膜黄染，伴口干、乏力、食欲减退，皮肤瘙痒，小便颜色加深，自行口服"葛根粉、四消丸、舒肝平胃丸"治疗，效果不明显。刻下见：患者全身皮肤黏膜及巩膜黄染，口干、乏力，皮肤瘙痒，上腹部不适，食欲减退，睡眠欠佳，小便颜色加深，大便正常。舌质红，苔黄腻，脉濡数。

西医诊断：胆汁淤积性黄疸

中医诊断：黄疸

证型：湿热壅滞

治则：清热利湿，健脾退黄

处方：茵陈五苓散加味

茵陈15g，茯苓15g，盐泽泻12g，猪苓10g，姜半夏10g，白术12g，厚朴12g，薏苡仁12g，炒酸枣仁9g，合欢皮10g，陈皮10。

共7剂，每日1剂，水煎600mL，分3次温服（每次约200mL，餐后1小时口服）。

二诊：2022 年 10 月 13 日

患者全身皮肤黏膜及巩膜黄染缓解，口干、乏力较前缓解，上腹部不适减轻，皮肤瘙痒，食欲减退，睡眠可，小便颜色加深，大便正常。舌质红，苔黄腻，脉濡数。上方去合欢皮，加鸡内金 10g、麦芽 10g、苍术 12g、苦参 10g。继服 7 剂，煎服方法同前。

2 个月后随访得知，患者无不适。

按语

《素问·平人气象论》曰："目黄者曰黄疸。"《灵枢·经脉》云"是主脾所生病者……黄疸，不能卧。"《金匮要略·黄疸病脉证并治》载："瘀热以行，脾色必黄。"《金匮要略·黄疸病脉证并治》强调："寸口脉浮而缓，浮则为风，缓则为痹，痹非中风，四肢苦烦，脾色必黄，瘀热以行。"《金匮要略·黄疸病脉证并治》曰："脉沉，渴欲饮水，小便不利者，皆发黄。"茵陈五苓散中以清利湿热的茵陈为君药，泽泻、猪苓、茯苓利水渗湿，白术健脾燥湿，桂枝辛温通阳化气行水。诸药合用，共奏清热解毒利湿、健脾和胃化浊之功。现代药理研究表明，茵陈五苓散具有降血脂、抗动脉粥样硬化、抗过敏、抗炎及镇痛的作用[1]。其化学成分主要是香豆素类、多糖类、萜类及挥发油等，其中芹烷二烯酮、苍术酮和白术内蜡Ⅰ、Ⅱ、Ⅲ均有抗炎活性；6，7 - 二甲氧基香豆素有显著的镇痛作用；茯苓多糖能抑制肉芽

---

① 蔡小蓉，杨建云，肖炳坤等. 茵陈五苓散的药理及临床研究进展[J]. 中国临床药理学杂志，2017，33（9）：857 - 860.

肿，抑制二甲苯引起的小鼠耳肿；茵陈挥发油可抑制炎性递质的表达；桂枝挥发油对免疫损伤性炎症有拮抗作用。①

鼓　胀

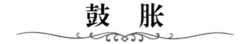

医案 77　水湿内停

王某某，女，58 岁。

初诊： 2023 年 4 月 21 日

主诉： 间断腹胀伴乏力，胸闷，气短 2 年余，加重 2 天。

临床表现： 患者诉 2 年前无明显诱因出现腹胀伴乏力、胸闷、气短，其间上述症状间断发作，曾就诊于本地多家医院，均以抗病毒、利尿、抗凝、保肝等对症治疗后病情好转出院。2 天前上述症状再次出现，并较前加重，伴有胸闷、气短，活动后加重，反酸嗳气，食欲减退，睡眠差，二便正常，舌淡白苔厚腻，脉弦滑无力。

西医诊断： 1. 慢性丙型病毒性肝炎

　　　　　　　2. 腹腔积液

①朱颖超，蔡伊，赖宇 . 茵陈五苓散加减治疗湿疹临床体会[J]. 中国民间疗法，2021，29(22)：39 - 41.

中医诊断： 鼓胀

证型： 水湿内停

治则： 温中健脾，行气利水

处方： 苓桂术甘汤加味

黄芪60g，桂枝12g，茯苓20g，盐泽泻12g，白术20g，炒葶苈子12g，建曲15g，炒莱菔子9g。

共7剂，每日1剂，水煎600mL，分3次温服（每次约200mL，餐后1小时口服）。

二诊： 2023年5月8日

患者诉胸闷、气短症状较前缓解，仍伴有腹胀乏力。上方加车前草15g，玉米须20g，醋鳖甲15g。继服7剂，煎服方法同前。

三诊： 2023年5月15日

服药后患者自诉胸闷、气短、乏力症状较之前均明显减轻，腹胀症状较前明显缓解，舌苔白，脉弦。上方加干姜9g。继服7剂，煎服方法同前。

后随访得知，患者用药后症状均明显缓解。

按语 ❀

鼓胀最早见于《黄帝内经》，因腹部膨胀如鼓而命名。临床以腹部胀大、皮色苍黄，甚则腹部脉络暴露为其特征，是中医学"风、痨、臌、膈"四大疑难症之一。隋代巢元方认为鼓胀的发生与"水毒"有关，并在《诸病源候论》中提出鼓胀的病机是"经络痞涩，水气停聚，在于腹内"。后明代医家李梴提出，鼓胀初始阶段与气有关。清代喻嘉言认为癥积日久可致鼓胀，唐容川在《血证论》中提到"血臌"。对鼓胀的病机认识，从东垣与丹溪的"湿热论"，到赵养葵、孙一奎的"火衰论"，再至喻昌的"水裹气结血凝论"。总之，鼓胀的形成主要是由于气滞、血瘀、水停于腹中影响了水液正常运行分布，导致肝、脾、肾生理功能失常。鼓胀病因繁杂，如虫毒、饮食、劳倦等均可导致鼓胀，然临床上常见的鼓胀病因多为他病迁延不愈，如肝硬化失代偿期并发腹水等疾病，他病不愈终损伤脾，脾属土，主运化，若脾病则脾运化失司，水湿聚集体内，从而进一步造成土壅木郁，肝属木，主藏血，肝病则肝疏泄失职，气滞血瘀，进而横逆犯脾，以至肝脾俱病，疾病日久便累及于肾，肾主水，司开阖，水湿不化则胀满愈甚，水液久留体内，发为水毒。《金匮要略》曾云："见肝之病，知肝传脾，必先实脾。"肝病日久，气机不畅，肝木乘土，致脾失健运；脾为后天之本，气血生化之源，肝病传脾，除水湿运化不利而水停腹中外，气血生化不足，故表现为乏力、胸闷、气短等症状。因此调护脾胃，健脾益气十分关键。《素问·至真要大论》云："诸湿肿满皆属于脾。"脾主运化，脾气得健，水湿得以运化，痰饮水湿得以消散，水液停滞腹中的症状也得以缓解。该例患者系中年女性，平素脾气亏虚，不能运化水液，水湿内停，又因气虚不能摄纳，水液不循常道，故发为鼓胀，因此选方苓桂术甘汤以温中健脾，行气利水。方中重用黄芪补气升阳为君药，茯苓健脾渗湿，利水消胀，白术健脾燥湿，二者与黄芪合用以补脾，且助黄芪益气之力；桂枝通阳化气，温化水饮，以助脾运化，葶苈子宣肺利水，加黄芪以加强健脾扶正，泽泻健脾渗湿、升清降浊，车前草渗湿利水，鳖甲软坚散结、滋阴潜阳，莱菔子行气

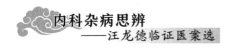

健脾和胃，补中兼疏无碍胃之弊。全方配伍严谨，温而不热，利而不峻，共奏温中健脾，行气利水之功。

医案78　湿热壅滞

土某某，女，八岁。

初诊：2023年5月4日

主诉：间断腹胀8年余，加重伴腹痛1个月。

临床表现：患者诉8年前无明显诱因出现腹胀、全身乏力、纳食差，于本地某医院住院治疗，诊断为"肝硬化合并食道静脉曲张"，给予"复方铝酸铋颗粒"等药物对症治疗，症状缓解。7年前饮食不慎后上述症状再次出现并加重，于本地某医院行"食管胃底静脉曲张硬化套扎术"，术后病情好转。1个月前患者腹胀腹痛加重，伴有胃脘部胀痛，双下肢水肿，纳呆，睡眠差，大便稀，日行五六次，小便频。舌体嫩，苔水滑，脉较弱。4年前因胃穿孔行胃大部分切除术，贫血10余年。

西医诊断：1. 肝硬化失代偿期

　　　　　　2. 贫血

　　　　　　3. 食管胃底静脉曲张硬化套扎（术后）

　　　　　　4. 胃大部切除（术后）

中医诊断：鼓胀

证型：湿热壅滞

治则：清热利湿，健脾利水，行气活血

处方：茵陈四苓汤加减

醋鳖甲（先煎）15g，煅牡蛎（先煎）15g，丹参10g，茯苓15g，盐泽泻15g，建曲15g，猪苓15g，盐车前子15g，炙甘草9g，党参15g，大腹毛15g，炒白芍15g，玉米须30g，白术15g，柴胡9g，桂枝12g。

共7剂，每日1剂，水煎600mL，分3次温服（每次约200mL，餐后1小时口服）。

二诊：2023年5月17

患者诉腹胀腹痛，全身乏力、胃脘部胀痛等症状较前有所减轻，仍双下肢水肿。上方去建曲、白术、柴胡、桂枝，加麸炒白术15g、炒鸡内金15g、水蛭粉（冲服）3g、茜草20g、茵陈20g、炙黄芪20g、太子参15g、仙鹤草30g、莪术10g、海螵蛸30g、三七粉（冲服）3g、北刘寄奴12g、盐巴戟天10g、金钱草30g、豨莶草15g、三棱10g。继服7剂，煎服方法同前。

后随访得知，患者用药后症状均明显缓解。

按语

朱丹溪在精研《黄帝内经》的基础上，运用阴阳升降和易卦理论结合临床实践，精辟地论述了鼓胀的病机，提出"湿热壅滞"之说，他认为鼓胀的根本病机在于湿热壅滞引起气机升降失常，而气血痰郁一系列病理改变是其中间环节，认为鼓胀多为感受病毒侵袭而发病，病毒属湿热病邪，湿热蕴结是其根本病因。患者因外感疫毒，毒邪侵害机体，导致气血阴阳失调，邪入于脾致脾胃运化失常，易生湿邪；肝失疏泄，横逆犯脾，致肝脾不和，正如黄元御所言"黄疸起于湿土，而成于风木"；湿邪日久化热，瘀热夹湿，脾所积湿热入于血分，外感之疫毒与内生湿热瘀结，热毒炽盛，易生危象，湿热交阻于中焦，故可伴乏力、腹胀腹痛，双下肢水肿等症状。加味茵陈四苓汤中，茵陈味苦性寒，为黄家神良之品，方中重用茵陈清热利湿退黄；泽泻、猪苓利水渗湿，佐以白术、茯苓健脾益气化湿，培土抑木，给邪以出路，邪去则阳复；白芍、丹参清热凉血、活血散瘀；大腹毛行气宽中、利水消胀；金钱草清热利湿解毒；鸡内金醒脾消食，鳖甲、牡蛎合用软坚散结。全方诸药配合不仅利湿清热，芳香化湿，利胆退黄，而且调和气机，清热透邪，使壅滞之湿热毒邪消退。

医案 79 肝郁脾虚

杨某某，女，82 岁。

初诊：2023 年 5 月 13 日

主诉：间断腹部胀满不适 1 年余，加重 1 个月。

临床表现：患者诉 1 年前出现腹胀腹痛，伴背部疼痛，遂就诊于本院，查腹部彩超示：少量腹腔积液，脾大、脾功能亢进，多发性肝囊肿。患者未予重视，未行系统治疗。1 个月前上述症状加重，刻下见：腹胀腹痛，伴背部疼痛，偶有呃逆，食欲不振，二便正常，睡眠差，舌淡红，苔薄白，脉沉。既往乙型病毒性肝炎病史。

西医诊断：1. 乙型病毒性肝炎肝硬化失代偿期

2. 腹腔积液

3. 脾功能亢进

4. 多发性肝囊肿

中医诊断： 鼓胀

证型： 肝郁脾虚

治则： 健脾化湿，利水行气

处方： 胃苓汤合逍遥散加减

黄芪 30g，麸炒白术 15g，升麻 9g，柴胡 6g，醋鳖甲（先煎）15g，当归 15g，川芎 12g，茯苓 30g，盐泽泻 12g，车前草 15g，建曲 12g，鸡内金 12g，山楂 12g。

共 7 剂，每日 1 剂，水煎 600mL，分 3 次温服（每次约 200mL，餐后 1 小时口服）。

1 个月后随访得知，患者诸症好转。

按语

鼓胀病，早在《黄帝内经》就有了明确论述："诸湿肿满皆属于脾，诸风掉眩皆属于肝。"《张氏医通》中言："单单腹胀久窒，而清者不升，浊者不降，互相结聚，牢不可破，实因脾胃之衰微所致。"《景岳全书》中言："此实脾胃病也，夫脾胃为中土之脏，为仓廪之官，其藏受水谷，则有坤顺之德，其化生气血，则有乾健之功。使脾胃强健，则随食随化，何胀之有？此唯不善调摄，而凡七情劳倦，饮食房闱，一有过分，皆能戕贼脏气，以致脾土受亏，转输失职，正气不行，清浊相混，乃成此证。"患者诊断乙型病毒性肝炎肝硬化失代偿期属"见肝之病"，出现腹胀腹痛、纳差等一派虚象属本"知肝传脾"，肝郁气滞为标，脾虚湿聚为本，故以胃苓汤合逍遥散加减，以健脾化湿、利水行气。方中白术、黄芪、茯苓、泽泻健脾化湿，以治其本，柴胡、升

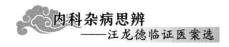
麻疏肝解郁，当归、川芎行气活血散满，车前草利水渗湿，建曲消食，缓急止痛，鸡内金、山楂健脾消食，使气血化生有物。全方合用，处处顾护脾胃，健脾化湿，利水行气，标本兼顾。

积 聚

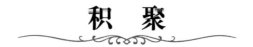

医案80　痰气交阻

赵某，男，63岁。

初诊： 2021年6月19日

主诉： 间断胸骨后哽噎感1年余，加重伴吞咽困难1个月。

临床表现： 患者自述1年前无明显诱因出现胸骨后哽噎感，伴反酸、烧心、呃逆，1个月前上述症状较前加重，伴进行性吞咽困难，饮食粗硬及固体食物时难以咽下，仅可进食少量流质食物，食后即吐，伴呃逆，嗳气，咽下疼痛，胸膈满闷，上腹部饱胀不适，食欲不振，饮食量少，睡眠可，大便干结，七至十日一行，小便可，舌红，苔白腻，脉弦涩。近1年来体重较前减轻约20kg。2021年6月15日于外院查电子胃镜示：食管癌；胃息肉；慢性萎缩性胃炎（C1型）伴糜烂；胃底憩室。2021年6月17日于本院查胸部 CT 示：食管中段明显不均匀增厚，多考虑食管癌，建议行增强 CT 扫描；主动脉及其分支硬化；纵隔多发增大淋巴结；甲状腺在侧叶增大并异常密度影，建议专科检查。胸部增强 CT 扫描示：食管中段明显不均增厚并异常强化，符合食管癌表现，纵隔多发增大并异常强化淋巴结，多考虑转移；甲状腺右侧叶增大并异常强化灶，肿瘤性病变待排，建议穿刺活检；主动脉及其分支硬化。幽门螺杆菌分型示：Ⅰ型（阳性）。病理检查示：鳞癌（食管），中分化；建免疫组织化学染色进一步明确诊断。

西医诊断：1. 食管恶性肿瘤

2. 纵隔多发淋巴结转移

3. 幽门螺杆菌感染

中医诊断：积病

证型：痰气交阻

治则：理气化痰，润燥降逆

处方：启膈散合旋覆代赭汤加减

南沙参 12g，丹参 12g，茯苓 12g，浙贝母 10g，郁金 10g，砂仁（后下）6g，荷叶 10g，白花蛇舌草 30g，三棱 15g，莪术 15g，酒大黄 6g，海螵蛸 15g，煅瓦楞子（先煎）15g，蜜旋覆花（包煎）15g，赭石（先煎）30g，姜半夏 12g，半枝莲 30g。

共 7 剂，每日 1 剂，水煎 600mL，分 3 次温服（每次约 200mL，餐后 1 小时口服）。

二诊：2021 年 06 月 26 日

食难下咽症状好转，嗳气、呃逆减轻，上腹部胀满缓解，仍纳差，眠差，舌红，苔白腻，脉弦涩。上方加炒酸枣仁 10g，鸡内金 15g。继服 14 剂，煎服方法同前。

三诊：2021 年 07 月 10 日

上述症状较前明显改善，舌红，苔薄白，脉弦涩。效不更方，继服 7 剂，煎服方法同前。

1 个月后随访得知，患者无不适。

按语

"积病"最早见于《黄帝内经》，《灵枢·五变》谓之"皮肤薄而不泽，肉不坚而淖泽，如此则肠胃恶，恶则邪气留止，积聚乃伤"。《黄帝内经》中将本病分为"五积"，《难经·五十六难》曰："五脏之积……肝之积，名曰肥气……心之积，名曰伏梁……脾之积，名曰痞气……肺之积，名曰息贲……肾之积，名曰奔豚。"《难经》又分别归纳其证候、病机等病证特点。《景岳全书·积聚》中提出："积聚之病，凡饮食、血气、风寒之属，皆能致之，但曰积曰聚，当详辨也。盖积者，积垒之谓，由渐而成者也。"张景岳总结其病因乃病邪侵体，日久成积。患者或饮食不节，或情志不遂，内犯于胃，日久则气滞、痰生、瘀阻，病证由生。治疗当理气化痰、润燥降逆，给予启膈散加减。启膈散源自《医学心悟》，书中云"通噎膈，开关之剂，屡效。沙参三钱，丹参三钱，茯苓一钱，川贝母（去心）一钱五分，郁金五分，砂仁壳四分，荷叶蒂两个，杵头糠五分，水煎服"，是治疗噎嗝证的经典方剂。现代研究表明，启膈散能够增加连接蛋白 32（connexin32，Cx32）表达水平，从而增强食管癌细胞间同质黏附力，进而抑制食管癌细胞的迁移。[1] 旋覆代赭汤源自张仲景《伤寒论·辨太阳病脉证并治》第 166 条："伤寒发汗，若吐，若下，解后，心下痞硬，噫气不除者，旋覆代赭汤主之"。方中南沙参性味甘寒，入胃经，养胃阴，泻胃热；丹参苦寒清泄，活血化瘀；茯苓味甘健脾，味淡渗湿，扶正祛邪兼顾；浙贝母甘寒，清热化痰，清胃降逆；郁金辛行苦泻，活血化瘀，理气解郁；砂仁辛温行气，温中化湿；荷叶化瘀止血。全方开郁降气，润燥化痰。白花蛇舌草，清热解毒而有活血之功；三棱、莪术理气止痛，活血祛瘀；半枝莲苦寒，清热化痰；大黄清热泻下；海螵蛸、瓦楞子及浙贝母制酸止痛；旋覆花、赭石降逆祛痰，下气消痰；半夏温中化痰。二诊眠差，给予酸枣仁宁心安神，纳差，则以鸡内金健脾开胃。

医案 81 痰瘀互结

聂某某，男，64 岁。

初诊：2022 年 10 月 29 日

主诉：咽下哽噎、进食后呕吐伴间断呕血 1 月余。

临床表现：患者于 1 年前因胸背部胀痛不适至某医院行"胃镜检查"及活体组织检查，明确诊断为"胃恶性肿瘤"，近 1 年来间断性上腹部胸骨后疼痛不适，咽下哽噎，

---

①史会娟，高静，石冬璇，等．启膈散对食管癌细胞间同质黏附力的影响[J]．中国全科医学，2016，19(27)：3317－3321．

腹部膨隆，偶有反酸烧心，心慌，胸闷，精神差，饮食量少，睡眠欠佳，二便正常，舌质黯红，苔白，脉象沉涩。近期体重明显减轻。查体：腹壁柔韧，上腹部压痛（＋）。

西医诊断：胃恶性肿瘤

中医诊断：积病

证型：痰瘀互结

治则：润燥化痰，理气行瘀

处方：通幽汤加减

炒桃仁 10g，红花 10g，生地黄 12g，熟地黄 12g，当归 12g，升麻 10g，白花蛇舌草 30g，半枝莲 30g，制吴茱萸 3g，竹茹 10g，姜半夏 12g。

共 7 剂，每日 1 剂，水煎 600mL，分 3 次温服（每次约 200mL，餐后 1 小时口服）。

二诊：2022 年 11 月 05 日

症状好转，仍反酸、烧心，舌红，苔白，脉涩。上方加海螵蛸 15g，煅瓦楞子 15g，浙贝母 10g。继服 7 剂，煎服方法同前。

1 个月后随访得知，患者无不适。

按语

积病的描述首见于《黄帝内经》，称为"积"。《素问·举痛论》曰："寒气客于小肠膜原之间，络血之中，血泣不得注于大经，血气稽留不得行，故宿昔而成积矣。"《景岳全书·杂证谟》："积聚之病，凡饮食、血气、风寒之属，皆能致之……诸有形者，或以饮食之滞，或以脓血之留，凡汁沫凝聚，旋成癥块者，皆积之类，其病多在血分，血有形而静也。"《金匮翼·积聚统论》："积聚之病，非独痰、食、气、血，即风寒外感，亦能成之。然痰、食、气、血，非得风寒，未必成积，风寒之邪，不遇痰、食、气、血，亦未必成积。"本病乃邪聚于内，久则成积。治疗当以润燥化痰，理气行瘀。以通幽汤主之。《医学汇函》："通幽汤治大便难，幽门不通，上冲，吸门不开，噎塞不便，燥闭，气不得下，治在幽门，以辛润之。当归一钱，生地黄、熟地黄、甘草炙，各七分。升麻、桃仁各一钱，红花三分，加大黄煨火麻仁各一钱，名润燥汤。上作一剂，水煎去渣，调槟榔末五分，食前稍热服。"通幽汤治脾胃之疾，可润枯槁，通壅塞，《医方集解》："通幽汤手足阳明药也。当归、二地滋阴以养血，桃仁、红花润燥行血，槟榔下坠而破气滞。加升麻者，天地之道，能升而后能降，清阳不升，则浊阴不降，经所谓地气上为云，天气下为雨也。"方中桃仁、红花活血祛瘀通络；生地黄、熟地黄、当归补血养阴；升麻调理气机，升举阳气；白花蛇舌草、半枝莲，抗癌解毒；吴茱萸、竹茹与升麻相合，升降相因；半夏降逆化痰。二诊仍反酸，给予海螵蛸、瓦楞子、浙贝母制酸止痛。

医案 82　气滞痰凝

陈某某，男，77 岁。

初诊： 2021 年 03 月 16 日

主诉： 发现肝占位性病变 5 个月。

临床表现： 患者 5 个月前于某医院住院时发现肝占位

性病变，刻下见：患者上腹部胀痛不适，口干口苦，食欲不振，睡眠差，二便调，舌质红，苔黄腻，脉象弦数。近期体重明显下降。查体：右上腹压痛（＋）。2021年3月15日于本院查肿瘤标志物示：甲胎蛋白59.28ng/mL，鳞状上皮细胞癌抗原检测17.94ng/mL，细胞角蛋白19片段测定3.46ng/mL，神经元特异性烯醇化酶37.29ng/mL；腹部彩超示：肝脏实性占位性病变(肿瘤可能)，建议超声造影检查；胆、胰、脾、双肾声像图未见异常。腹部CT示：肝右叶占位，建议行增强CT检查；肝内多发囊肿。增强CT扫描示：肝右叶巨大异常强化肿物，考虑肝癌；双肺及双侧胸膜下多发结节，转移待排，建议短期复查；肝内多发囊肿。

西医诊断：肝恶性肿瘤

中医诊断：积病

证型：气滞痰凝

治则：理气化瘀，活血散结

处方：鳖甲煎丸加减

醋鳖甲（先煎）15g，柴胡12g，黄芩16，射干12g，炒桃仁10g，酒大黄15g，桂枝12g，蜜旋覆花（包煎）15g，赭石（先煎）15g，厚朴15g，白芍10g，姜半夏12g，郁金10g，茵陈30g，白花蛇舌草30g，半枝莲15g，茯苓12g，麸炒白术15g，黄芪15g，麸炒枳实15g。

共7剂，每日1剂，水煎600mL，分3次温服（每次约200mL，餐后1小时口服）。

二诊：2021年3月23日

症状好转，舌质红舌，舌苔黄腻，脉象弦数。效不更方，继服 7 剂，煎服方法同前。

2 个月后随访得知，患者无不适。

按语

《灵枢·五变》："皮肤薄而不泽，肉不坚而淖泽。如此，则肠胃恶，恶则邪气留止，积聚乃伤，脾胃之间，寒温不次，邪气稍至，蓄积留止，大聚乃起。"最早在《黄帝内经》中多将"聚""积"并称，《难经·五十五难》："积者五脏所生，聚者六腑所成。""积者阴气也，聚者阳气也……气之所积名曰积，气之所聚名曰聚。故积者，五脏所生，聚者，六腑所成也。积者，阴气也，其始发有常处，其痛不离其部，上下有所终始，左右有所穷处。"《景岳全书·积聚》："盖积者，积垒之谓，由渐而成者也；聚者，聚散之谓，作止不常者也。由此言之，是坚硬不移者，本有形也，故有形者曰积；或聚或散者，本无形也，故无形者曰聚。"《医宗金鉴·杂病心法要诀》："积者属脏，阴也，故发有常处，不离其部；聚者属腑，阳也，故发无根本，忽聚忽散。"肝主疏泄，《血证论》中曾言"肝属木，木气冲和调达，不致遏郁，则血脉得畅"。本病乃肝气郁结，气滞血瘀，结而生积，故治疗应理气化瘀、活血散结，方用鳖甲煎丸加减。鳖甲煎丸最早出自《金匮要略·疟病脉证并治》。现代药理研究发现，鳖甲煎丸有抑制肝癌细胞增殖、诱导肝癌细胞凋亡、阻滞肝癌细胞周期、抑制肝癌细胞侵袭转移、抑制肿瘤血管生成、改善肿瘤微环境、增强机体免疫功能等功效。①《金匮要略论注》云："鳖甲入肝，除邪养正，合煅灶灰所浸酒去痕，效以为君。小柴胡汤、桂枝汤、大承气汤为三阳主药，故以为臣。但甘草嫌其柔缓而减药力，枳实破气而直下，故去之。外加干姜、阿胶，助人参、白术养正为佐。痕必假血依痰，故以四虫、桃仁合半夏消血化痰。凡积必由气结，气利而积消，故以乌扁、葶苈子利肺气。合石韦、瞿麦消气热而化气散结，血因邪聚而热，故以牡丹、紫葳而去其血中伏火、膈中实热为使。"鳖甲破瘀消痕，软坚散结，引药入肝、胆。经药，既合其用，又合其性，故以为君。《神农本草经疏》云："鳖甲主消散者以其味兼乎平，平亦辛也，咸能软坚，辛能走散，故《本经》主心腹癥痕坚积、寒热，去痞疾、息肉、阴蚀、痔核、恶肉。"大黄苦寒泻下，辛散活血；以小柴胡汤之柴胡、黄芩、半夏疏肝解郁；桃仁活血养血；厚朴理气，合半夏则散结降逆；桂枝调温阳；射干清热解毒；旋覆花、赭石降逆下气消痰；白芍养血柔肝；郁金、茵陈清热；白花蛇舌草、半枝莲乃抗癌之品；黄芪益气扶正；枳实调理气机；甘草调和诸药。全方行气活血，益气扶正，攻补兼施。

①李楠楠，张玉峰，刘玲芳．鳖甲煎丸抗肝癌作用机制研究进展［J］．江苏中医药，2023，55（3）：72-76.

气血津液系病证

气血津液系病证

梅核气

医案 83　痰气郁结

张某之妻，女，50岁。

初诊：2020年12月1日

主诉：咽部噎塞不适5月余。

临床表现：患者自述于2014年陪同家人做高压氧治疗后，出现双侧耳朵发胀，伴堵塞感，右侧为甚；2020年6月因咽部不适、噎塞感就诊于某医院，行相关检查后，诊断为"食管炎"；2020年7月4日于本地某医院做胃镜示：慢性萎缩性胃炎。刻下见：双侧耳朵发胀，咽部噎塞感，如有物梗塞、咳吐不出、吞咽不下，胃脘部胀满，纳可，眠佳，二便调，平素情绪不宁，善太息，舌淡红，苔白腻，脉弦滑。

西医诊断：1. 癔球症

　　　　　　2. 慢性萎缩性胃炎

　　　　　　3. 食管炎

中医诊断：梅核气

证型：痰气郁结

治则：行气散结，降逆化痰，疏肝解郁

处方： 半夏厚朴汤加味

姜半夏 12g，厚朴 15g，茯苓 12g，生姜 10g，紫苏梗 10g，赤芍 12g，麸炒枳壳 15g，丹参 10g，醋香附 10g，盐川楝子 10g，柴胡 12g，浙贝母 12g，蜂房 10g，木蝴蝶 6g，射干 10g，石菖蒲 15g。

共 7 剂，每日 1 剂，水煎 600mL，分 3 次温服（每次约 200mL，餐后 1 小时口服）。

1 个月后随访得知，患者诸症明显缓解。

按语

《素问·咳论》曰："心咳之状，咳则心痛，喉中介介如梗状，甚则咽肿喉痹。"①明代孙一奎所著《赤水玄珠》中记载："梅核气者，喉中介介如梗状，又曰痰结块在喉间，咯之不出，咽之不下是也。"《金匮要略·妇人杂病》曰："妇人咽中如有炙脔，半夏厚朴汤主之。"②《千金要方》亦云："胸满，心下坚，咽中帖帖，如有炙肉，吐之不出，吞之不下，半夏厚朴汤方。"宋代杨士瀛《仁斋直指方》曰："梅核气者，窒碍于咽喉之间，咯之不出，咽之不下，如梅核之状者是也。"巢元方《诸病源候论》中云"此是胸膈痰结与气相搏，逆上咽喉之间结聚"，指出梅核气是"痰"与"气"互结所形成；"妇人性情执着，不能宽解，多被七气所伤，遂致气填

①田代华整理. 黄帝内经·素问[M]. 北京：人民卫生出版社，2005：75.

②（汉）张仲景撰；何任，何若苹整理. 金匮要略[M]. 北京：人民卫生出版社，2005：83.

胸臆，或如梅核上塞咽喉，甚则满闷欲绝"，即妇人情绪不畅，肝气郁结是导致本病的主要原因。《古今医鉴·梅核气》云："梅核气者……始因喜怒太过，积热蕴隆，乃成厉痰郁结，致斯疾耳。"《医宗金鉴》曰："此病得于七情郁气，凝涎而生……此证男子亦有，不独妇人也。"由此可见，七情所伤是此病的主要病因，气滞、痰凝导致痰气交阻，二者互结于咽部为其基本病机。患者平素情绪不宁，善太息，致肝气郁结，肝郁乘脾，脾失健运，水湿不化，聚而成痰，痰气痹阻于咽喉，发为本病，故治疗以行气散结，降逆化痰，疏肝解郁为主，方用半夏厚朴汤加味。

半夏厚朴汤为治疗梅核气的经典方剂，由半夏、厚朴、茯苓、生姜、紫苏组成。《医宗金鉴》中论述梅核气及半夏厚朴汤："此病得于七情郁气，凝涎而生，故用半夏、厚朴、生姜辛以散结，苦以降逆，茯苓佐半夏，以利饮行涎，紫苏芳香，以宣通郁气，俾气舒涎去，病自愈矣。"中土不得斡旋，气机升降失宜，则胃脘部胀满不适，方中柴胡、赤芍、枳壳相伍，合"四逆散"之意，石菖蒲芳香化湿、醒脾和胃，又配伍香附、川楝子，共奏疏肝理脾之功；射干，《神农本草经》云"味苦，平，主咳逆上气，喉痹咽痛，不得消息，散结气，腹中邪逆，食饮大热"；与木蝴蝶、浙贝母相配，化痰散结、消肿利咽；蜂房破坚结、化结硬，增强散结之功；痰气交阻，日久必瘀，故用丹参活血化瘀、凉血消痈。全方升降相宜，肝脾同调，其病乃解。现代医学研究认为，半夏厚朴汤有镇静、抗过敏、镇呕止吐、增进

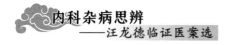

肠道功能、抗抑郁等作用。①

医案84　痰气郁结

韩某某，女，43岁。

初诊：2021年1月8日

主诉：咽部异物感1月余。

临床表现：患者诉1个月前出现咽部异物感，嗳气频作，善太息，急躁易怒，偶反酸，口干喜热饮，纳可，眠轻易醒，双下肢困重，疲乏无力，心慌气短，后背胀痛，平素恶风寒，四肢不温，大便干结，三四日一行，舌淡，苔白腻，脉弦滑。2020年12月11日于本院查腹部彩超示：胆囊体径增大，胆囊积液，并胆囊颈部结石嵌顿可能；查胃镜示：慢性非萎缩性胃炎伴胆汁反流。

西医诊断：1. 癔球症

　　　　　　2. 慢性胆囊炎

　　　　　　3. 慢性非萎缩性胃炎伴胆汁反流

中医诊断：梅核气

证型：痰气郁结

治则：行气散结，降逆化痰

处方：半夏厚朴汤加味

姜半夏12g，厚朴12g，茯苓12g，紫苏梗12g，蜜旋覆

---

①李建梅，杨澄，张伟云，等. 半夏厚朴汤醇提物对大鼠慢性抑郁模型的影响［J］. 中国中药杂志，2003（1）：59－63.

花(包煎)15g，赭石(先煎)30g，藿香12g，石菖蒲15g，柴胡12g，香附10g，鸡内金15g，瓜蒌15g，黄连6g，麸炒枳实15g，浙贝母10g，郁金12g。

共7剂，每日1剂，水煎600mL，分3次温服(每次约200mL，餐后1小时口服)。

后随访得知，患者服药后诸症大减。

按语

宋代《仁斋直指方·梅核气》一书中最早使用"梅核气"这一病名，《金匮要略》中描述其疾病特征为"妇人咽中如有炙脔"，更为准确的描述则为唐代《千金方》"咽中帖帖，如有炙脔，吐不出，咽不下"。中医认为梅核气多与情志有关，情志不畅，肝失条达，气机不和，聚湿生痰，痰气交结，上逆咽喉而发此病；或平素脾胃虚弱，或饮食不节，损伤脾胃，致脾失健运，水湿内停，聚湿生痰，土壅木郁，肝气郁结，痰气交阻于咽喉而发病。《丹溪心法》云"痰之为物，随气升降，无所不到""善治痰者，不治痰而治气，气顺则一身之津液亦随气而顺"，可见理气则为治疗梅核气的关键所在。因此，当以《金匮要略》中半夏厚朴汤行气散结、化痰降逆。《医宗金鉴·订正仲景全书·金匮要略注》卷二十三："咽中如有炙脔，谓咽中有痰涎，如同炙脔，咯之不出，咽之不下者，即今之梅核气病也。"

半夏厚朴汤，出自《金匮要略》，最早主治"梅核气"，全方由半夏、厚朴、茯苓、生姜、苏叶组成，痰气交阻为此方所治核心病机，具有行气散结，降逆化痰之功效，这正与肺脏的病理特性基本相应。梅核气得于七情郁气，凝涩而生，故用半夏、厚朴、生姜，辛以散结，苦以降逆；茯苓佐半夏，以利饮行涩；紫苏芳香，以宣通郁气，俾气舒涩去，病自愈矣。方中藿香、石菖蒲芳香化湿，伍以鸡内金，助脾运化；旋覆花、赭石、紫苏梗，三药合用，增强降逆之功；柴胡、枳实、香附、郁金相伍，疏肝理气，气行则血行，气顺则痰消。气郁痰阻，易于化热，呈"痰热交阻"之势，故用小陷胸汤清热化痰，宽胸散结。《神农本草经》记载"贝母，味辛，平，主伤寒烦热，淋沥邪气，疝瘕，喉痹，乳难，金创，风痉"，具化痰散结之功。全方共奏疏肝理气运脾，清热化痰散结之功。

医案 85　痰气郁结

赵某某，女，61 岁。

初诊：2019 年 12 月 24 日

主诉：咽部异物感半月余。

临床表现：患者诉半月前无明显诱因出现咽部不适，有异物感，咳白色黏痰，偶有后背胀痛，平素急躁易怒，无反酸嗳气、烧心，纳眠可，二便调，舌淡红，苔薄白，脉略弦。2019 年 11 月查胃镜示：浅表性胃炎伴糜烂。

西医诊断：1. 癔球症

　　　　　　2. 浅表性胃炎伴糜烂

中医诊断：梅核气

证型：痰气郁结

治则：下气开结，降逆化痰

处方：半夏厚朴汤加减

姜半夏 10g，厚朴 15g，茯苓 12g，紫苏梗 10g，生姜 10g，麸炒枳壳 15g，醋香附 10g，盐川楝子 10g，木蝴蝶 6g，炒牛蒡子 12g，陈皮 12g，姜黄 10g，羌活 10g。

共 7 剂，每日 1 剂，水煎 600mL，分 3 次温服（每次约 200mL，餐后 1 小时口服）。

二诊：2020 年 1 月 2 日

仍咽部异物感，咳少量白色黏痰，舌淡红，苔薄白，脉略弦。上方去木蝴蝶、姜黄、羌活。继服 7 剂，煎服方法同前。

后随访得知，患者服药后症状消失。

按语

梅核气是一种常见病和多发病，从证型上属"郁证"的范畴，明代虞抟在《医学正传》中首先提出"郁证"病名。中医学认为，郁证病性初起以实为主，久病转虚或虚实夹杂。其病位在肝，涉及心、脾、肾等脏腑，常因情志刺激或体质素虚易郁而使肝失疏泄、脾失健运、心失所养、脏腑阴阳气血失调所致。《诸病源候论》中对其症状进行了详细的介绍："咽中如有炙脔者……状如炙脔也。"明代《赤水玄珠》卷三："生生子曰，梅核气者，……咽之不下是也。"肝失疏泄，气机不畅，津液失于输布，积聚而生痰，日久循经上逆，痰气结于咽喉，症见咽中似有物梗阻，状如梅核，咳之不出，咽之不下，时发时止。

患者平素急躁易怒，因情志不畅，肝气郁结，肺胃失于宣降，津液不布，聚而为痰，肝之经脉从咽喉后侧上行，咽喉又为肺气出入之门户，若肝肺之气郁滞，经脉疏泄及津液布化障碍，则气滞痰凝易结咽喉而致梅核气。《金匮要略》云："妇人咽中有如炙脔，半夏厚朴汤主之。"南宋《三因极一病证方论》中则将此方用于"心腹胀满，傍冲两胁，上塞咽喉，如有炙脔，口咽不下"。清代尤怡在《金匮要略心典》中曾言："半夏厚朴汤，为二陈汤去陈皮、甘草，加厚朴、紫苏、生姜。半夏降逆气，厚朴兼散结，故主之；姜、苓宣至高之滞，而下其湿；苏叶味辛气香，色紫性温，能入阴和血。"方中半夏辛温入肺胃，化痰散结，降逆和胃，厚朴苦辛性温，下气除满，助半夏散结降逆，茯苓渗湿健脾，以助半夏化痰；生姜辛温散结，和胃止呕，且制半夏之毒；枳壳、香附、川楝子、陈皮合用，行气疏肝，助厚朴行气宽胸、宣通郁结；羌活、姜黄祛风除湿、通络止痛；木蝴蝶、牛蒡子相合，疏利咽喉；全方辛苦使郁气得疏，痰涎得化，则痰气郁结之梅核气自除。现代药理研究表明，半夏厚朴汤具有镇呕止吐、抑制炎症反应、抑制胃酸、抑制胃肠道平滑肌痉挛、调节超氧化物歧化酶水平等作用。[①]

---

①安继仁，杨新栎，宋纪显，等.半夏厚朴汤治疗呼吸系统疾病研究进展[J].中国实验方剂学杂志，2023，29(5)：236-245.

郁 病

医案 86　气阴两虚兼肝气郁结

刘某某，女，38 岁。

初诊：2020 年 11 月 10 日

主诉：心情抑郁伴眠差 1 周余。

临床表现：心情抑郁，情绪不宁，胸部满闷，胁肋胀痛，易焦虑，眠差，似睡非睡，眠轻易醒，自觉身热，纳呆，大便不爽，日二三行，舌红，苔少，脉细数。

西医诊断：神经官能症

中医诊断：郁证

证型：气阴两虚兼肝气郁结

治则：益气养阴，疏肝解郁

处方：生脉散加味

太子参 15g，麦冬 10g，五味子 10g，鸡内金 15g，山楂 15g，麦芽 15g，酒大黄 6g，柴胡 12g，白芷 10g，炒酸枣仁 10g，大枣 10g，葛根 10g，合欢皮 15g，姜半夏 12g，生姜 10g，郁金 10g。

共 7 剂，每日 1 剂，水煎 600mL，分 3 次温服（每次约 200mL，餐后 1 小时口服）。

后随访得知，患者服药后诸症大减。

按语 ✿

中医学认为，郁证是由于情志不舒、气机郁滞所引起的以心情抑郁、情绪不宁、胸胁胀痛、易怒善哭，或咽中有异物梗阻、失眠多疑等各种复杂多变症状为主的一类疾病。《灵枢·本神》载："愁忧者，气闭塞而不行。"[1]《丹溪心法·六郁》云："气血冲和，万病不生，一有怫郁，诸病生焉。故人身诸病，多生于郁。"《诸病源候论》第十三卷专列气病诸篇，其上气候记载"夫百病皆生于气。故怒则气上，喜则气缓，悲则气消，恐则气下，寒则气收聚，热则腠理开而气泄，忧则气乱，劳则气耗，思则气结，九气不同"[2]，结气候载"结气病者，忧思所生也。心有所存，神有所止，气留不行，故结于内"。

本例患者平素心情抑郁、情绪不宁，易致肝气郁结，气机不畅，故胸部满闷；又胁肋部为肝经循行所过，则胁肋胀痛；肝气横逆犯胃，木旺乘土，则纳呆；气郁化火，上扰心神，则眠差；火热之邪易于耗伤营阴气血，致阴虚不能敛阳，则自觉身热；舌红，少苔，脉细数，亦为气阴两虚之象。治疗当以益气养阴、疏肝解郁为先，以生脉散为基础方加减化裁。方中葛根、白芷醒脾，鸡内金、山楂、

---

①田代华，刘更生整理.灵枢经[M].北京：人民卫生出版社，2005：25.

②(晋)王叔和撰；贾君，郭君双整理.脉经[M].北京：人民卫生出版社，2007：184-185.

麦芽消食导滞，并伍姜枣，斡旋中土而立中宫；柴胡、半夏相合，疏肝解郁；现代药理研究表明，柴胡皂苷可逆转皮质酮诱导的小鼠抑郁样行为，具有抗抑郁作用；[①] 气不通则血不行，故配伍郁金行气活血，酒大黄活血化瘀，且可清解郁热。《本草经集注》云"酸枣仁，味酸，平，无毒，主治心腹寒热，邪结气，四肢酸疼湿痹，烦心不得眠，脐上下痛……久服安五脏，轻身，延年"，与合欢皮相伍，共行解郁安神之功。

医案 87　气机不利兼肝肾阴虚

王某某，女，49 岁。

初诊：2020 年 11 月 20 日

主诉：烦躁不安伴胸闷心慌气短 1 年余。

临床表现：患者自诉胸闷心慌气短，烦躁不安，情绪不宁，胁肋胀痛，眠轻易醒，醒后不易入睡，嗳气频作，纳可，二便调，舌淡红胖嫩有齿痕，苔略白腻水滑，脉弦细。

西医诊断：神经官能症

中医诊断：郁病

证型：气机不利兼肝肾阴虚

---

①杨久山，张楠，宋铭晶，等. 柴胡总皂苷对小鼠抑郁样行为及学习记忆障碍的改善作用［J］. 中国实验方剂学杂志，2016，22（24）：134－139.

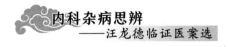

治则：疏肝理气，滋补肝肾，重镇安神

处方：小柴胡汤合二至丸加味

柴胡 12g，黄芩 12g，姜半夏 12g，党参 15g，女贞子 10g，墨旱莲 10g，煅龙骨（先煎）30g，煅牡蛎（先煎）30g，桂枝 10g，白芍 15g，蜜百合 10g，炙甘草 6g，丹参 10g。

共 7 剂，每日 1 剂，水煎 600mL，分 3 次温服（每次约 200mL，餐后 1 小时口服）。

二诊：2020 年 11 月 28 日

仍胸闷心慌气短，口干口苦，心烦易怒，眠轻易醒，醒后不易入睡，嗳气减轻，纳可，二便调，舌淡红胖嫩有齿痕，苔略白腻水滑，脉弦。上方加葛根 10g、炒酸枣仁 12g、茯神 12g，党参易太子参，丹参加至 12g。继服 7 剂，煎服方法同前。

三诊：2020 年 12 月 8 日

服药后仍胸闷心慌气短，口干口苦减轻，睡眠好转，纳可，二便调。上方去炒酸枣仁、茯神，加黄芪 30g、蝉蜕 6g。继服 7 剂，煎服方法同前。

1 个月后随访得知，患者诸症减轻。

按语

《内经知要》云："郁者，痞塞不通。"《医经溯洄集·五郁论》亦云："凡病之起也多由于郁，郁者，滞而不通。"《金匮钩玄·六郁》言："郁结，结聚而不得发越也。当升者不得升，当降者不得降，当变化者不得变化也。此为传化失常，六郁之病见矣。"《医方论》曰："凡郁病必先气病，气得疏通，郁于何郁。"可见，郁证的关键在于气机不畅，而肝主疏泄，若功能失常，影响气机之运行，从而导致郁证的产生。《证治汇补》提出"郁病虽多，皆因气不周流，法当顺气为先"，《素问·六元正纪大论》云"木郁达之"①，《杂病源流犀烛·诸郁源流》曰"诸郁，脏气病也，其原本于思虑过深，更兼脏气弱，故六郁之病生焉"，明确说明精神刺激是郁证发病的诱因，而脏腑虚衰是疾病的主因。因此，本病治疗上当以疏肝解郁、调理气机为先，方宜小柴胡汤加减。

小柴胡汤出自张仲景《伤寒论·辨太阳病脉证并治中》第96条"伤寒五六日中风，往来寒热，胸胁苦满，嘿嘿不欲饮食，心烦喜呕，或胸中烦而不呕，或渴，或腹中痛，或胁下痞硬，或心下悸，小便不利，或不渴，身有微热，或咳者，小柴胡汤主之"②，为少阳病之主方，寒热并用，攻补兼施，集辛开、苦降、甘调于一方之中，使三焦疏达，脾胃调和，内外宣通，枢机畅利。肝藏血，肾藏精，肝肾不足，则精血无以濡养肝阴；肝阳偏亢，则烦躁不安，故用二至丸滋补肝肾。方中桂芍相合为"桂枝汤"，意在调和阴阳气血，阴阳和则病自愈；龙骨、牡蛎相伍，重镇安神，并配百合清心除烦安神；气滞则血瘀，故用丹参活血化瘀。二诊加酸枣仁、茯神增强安神之功，并配伍葛根生津止渴；太子参甘润，偏于滋阴，故用太子参易党参。三诊患者睡眠好转，故去酸枣仁、茯神，加黄芪补肺脾之气；气郁日

---

①田代华整理. 素问[M]. 北京：人民卫生出版社，2005：170.

②(汉)张仲景述；(晋)王叔和撰次；钱超尘，郝万山整理. 伤寒论[M]. 北京：人民卫生出版社，2005：46.

久易于化热，故加蝉蜕疏散肝经风热。本病的病位在肝胆，正如柯琴在《伤寒论注》解释"胆气不舒，故嘿嘿"。肝失疏泄，胆失条达，枢机不运，日久则气机壅而不散，相火失常，故有心烦急躁、头晕耳鸣、默默不欲饮食等症。抑郁症之胸满、时而悲伤欲哭、纳差、烦躁、咽中有异物感等表现均可因邪气郁滞，郁而化火，化热所致。治疗上应遵循《内经》"木郁达之，火郁发之"的原则，当以和解少阳、调畅气机，使气行郁散，脏腑安和，阴阳平衡，使抑郁症患者沉默少言、精神抑郁等症状得到改善。

医案 88　肾阴亏虚

高某某，女，46 岁。

初诊：2019 年 11 月 12 日

主诉：周身潮热 5 个月。

临床表现：患者诉 5 个月前出现周身潮热、五心烦热等症，夜间为甚，伴上腹部痞满不适，反酸，无汗，平素月经紊乱，口干喜饮，纳呆，眠差，舌红，苔白腻，脉数。

西医诊断：更年期综合征

中医诊断：郁病

证型：肾阴亏虚

治则：补肾气，益肾阴

处方：左归丸加味

熟地黄 20g，麸炒山药 15g，山萸肉 15g，枸杞子 12g，菟丝子 15g，牛膝 10g，姜半夏 15g，豆蔻 10g，薏苡仁 12g，厚朴 15g，女贞子 12g，墨旱莲 15g，海螵蛸 15g，煅瓦楞子（先煎）15g。

共 7 剂，每日 1 剂，水煎 600mL，分 3 次温服（每次约 200mL，餐后 1 小时口服）。

1 个月后随访得知，患者诸症好转。

按语

《金匮要略》作为一部论述杂病的经典著作，首次提出"妇人脏躁"一词，"脏"言病位，"躁"言症状。脏躁发病为肝、脾、心三脏相互交错的结果，其中以肝、脾为关键，"肝郁"为发病的主要前提，"脾虚"为发病的重要基础，进而影响心藏神的生理功能，出现相应的神志改变。《灵枢·邪客》云："心者，五脏六腑之大主也，精神之所舍也。"[①]若气血不足，心神失养，则心神不能统御精神主宰正常的情绪反应，故有精神忧郁、悲忧善哭、喜怒无常等症状。中医理论认为，肾藏精，为先天之本，内寓阴阳，与女性生殖、孕育、生长、衰老等有关。《素问·上古天真论》载："七七，任脉虚，太冲脉衰少，天癸竭。"[②]围绝经期女性多为 50 岁左右，经年累月，年迈肾衰，肾精亏虚，天癸将竭，阴阳失衡，以致冲任气血不足，无法按时下注于胞宫，故而月经紊乱，久则经血无源而断。

---

①田代华，刘更生整理．灵枢经［M］．北京：人民卫生出版社，2005：137.

②田代华整理．黄帝内经·素问［M］．北京：人民卫生出版社，2005：2.

左归丸是滋阴补肾的代表方剂，出自明代温补名家张景岳的《景岳全书·新方八阵》，是张景岳据其真阴学说、参以个人用药体悟、由六味地黄丸化裁而来。该方具有滋阴补肾、填精益髓等功效，用于肾阴虚诸证。现代实验研究表明，中医学"肾"有类似于下丘脑－垂体－靶腺轴功能，肾阴虚表现为下丘脑－垂体－肾上腺轴（HPA）功能亢进状态，[①]左归丸能够改善 HPA 亢进状态。[②]该患者为中年女性，处于绝经年龄前后，肾气渐衰，天癸将竭，冲任亏损，精血不足，生殖机能逐渐减退以致丧失，脏腑失于濡养，使机体阴阳失于平衡所致，肾虚乃是致病之本，肾阴不足，水不涵木，肝阳上亢，治疗以补肾气、调整阴阳为主，兼泻虚火，调冲任。方中重用熟地黄滋阴补肾，为君药；山药补脾益肾，山茱萸养肝滋肾、涩精敛汗，枸杞子补肾益精，菟丝子性平、补益肾气，牛膝益肝肾、强腰膝、健筋骨，共为臣药；女贞子、墨旱莲合"二至丸"之意，补益肝肾，为佐使；半夏、豆蔻、薏苡仁、厚朴清热祛湿，消痞除满；海螵蛸、瓦楞子制酸和胃，抑制胃酸分泌。

①范少光，丁桂凤．神经内分泌与免疫系统之间相互作用的介导物质：共用的生物学语言[J]．生理科学进展，1995(2)：175－183.

②蔡定芳，刘彦芳，陈晓红，等．左归丸对单钠谷氨酸大鼠下丘脑－垂体－肾上腺轴的影响[J]．中国中医基础医学杂志，1999(2)：25－28.

痰 饮

医案 89 中阳不足

于某某，男，67 岁。

初诊：2020 年 11 月 24 日

主诉：肠鸣伴矢气 1 年余。

临床表现：患者诉 1 年前无明显诱因出现肠鸣音活跃，夜间尤甚，伴口中黏腻不爽，矢气频作，嘈杂不安，小腹胀满，大便黏腻，日一二行，平素痰多，纳呆，眠可，舌淡青，苔水滑，脉弦紧。

西医诊断：功能性消化不良

中医诊断：痰饮

证型：中阳不足

治则：温阳化饮

处方：苓桂术甘汤加味

茯苓 12g，桂枝 10g，麸炒白术 15g，炙甘草 6g，海螵蛸 15g，浙贝母 10g，煅瓦楞子（先煎）15g，陈皮 10g，厚朴 12g，丹参 10g，炙淫羊藿 12g，干姜 10g，制吴茱萸 10g，盐小茴香 15g。

共 7 剂，每日 1 剂，水煎 600mL，分 3 次温服（每次约 200mL，餐后 1 小时口服）。

二诊：2020 年 12 月 1 日

大便好转，但仍肠鸣矢气。上方去海螵蛸、煅瓦楞子。继服 7 剂，煎服方法同前。

1 个月后随访得知，患者诸症减轻。

按语 ✿〜

痰饮是体内水液代谢障碍产生的病理产物，并可继发成为病因，痰饮证候复杂多变，主要涉及肺、脾、胃、肾等脏腑。《黄帝内经》中并无详细的记载，在书中以"饮"代以论述，如《素问·脉要精微论》中所述："溢饮者渴暴多饮，而易入肌皮肠胃之外也。"[①]东汉张仲景在《金匮要略·痰饮咳嗽病脉证并治第十二》中将广义痰饮分为痰饮、悬饮、溢饮及支饮，曰"其人素盛今瘦，水走肠间，沥沥有声，谓之痰饮；饮后水流在胁下，咳唾引痛，谓之悬饮；饮水流行，归于四肢，当汗出而不汗出，身体疼重，谓之溢饮；咳逆倚息，短气不得卧，其形如肿，谓之支饮"[②]，狭义"痰饮"，即"其人素盛今瘦，水走肠间，沥沥有声"。《金匮要略·痰饮咳嗽病脉证并治第十二》言："夫病人饮水多，必暴喘满。"[②]此处强调先天禀赋不足，脾胃阳虚运化无力，饮水过后，脏腑难以承受则导致水液外溢而积为痰饮，据此，张仲景提出"病痰饮者，当以温药和之"的治疗法则，

---

①田代华整理．黄帝内经·素问[M]．北京：人民卫生出版社，2005：32.

②(汉)张仲景撰；何任，何若苹整理．金匮要略[M]．北京：人民卫生出版社，2005：43-44.

被后世沿用至今。痰饮病属本虚标实之证,本虚为阳气不足,标实属水饮内停,阳气不足,水停成饮,饮为阴邪,易伤阳气;又因饮邪得温则行,得温则化,故温阳化饮为仲景常规治法,此法既不专补碍邪,亦不过燥伤正,以平调为主,代表方剂为苓桂术甘汤。

苓桂术甘汤出自《伤寒论》和《金匮要略》,相关原文有三:其一,《伤寒论·辨太阳病脉证并治中》第 67 条"伤寒若吐、若下后,心下逆满,气上冲胸,起则头眩,脉沉紧,发汗则动经,身为振振摇者,茯苓桂枝白术甘草汤主之"[1];其二,《金匮要略·痰饮咳嗽病脉证并治第十二》"心下有痰饮,胸胁支满,目眩,苓桂术甘汤主之";其三,《金匮要略·痰饮咳嗽病脉证并治第十二》"夫短气,有微饮,当从小便去之,苓桂术甘汤主之,肾气丸亦主之"。该方温而不热,利而不峻,配伍严谨,以"温"与"合"祛除体内痰饮水湿。方中陈皮、厚朴行气燥湿;海螵蛸、浙贝母、瓦楞子制酸和胃;淫羊藿、干姜、吴茱萸、小茴香共奏补火暖土之功,增强温化痰饮之力。

医案 90　中阳不足,　湿滞脾胃

张某某,女,56 岁。

初诊: 2020 年 11 月 24 日

---

[1](汉)张仲景述;(晋)王叔和撰次;钱超尘,郝万山整理.伤寒论[M].北京:人民卫生出版社,2005:41.

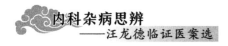

主诉：口中黏腻4月余。

临床表现：患者诉时值盛夏，恣食生冷寒凉后出现口中黏腻不爽，伴胃脘部痞满不适，肠鸣音亢进，纳眠可，舌淡，苔白腻，脉沉紧。

西医诊断：慢性浅表性胃炎

中医诊断：痰饮

证型：中阳不足兼湿滞脾胃

治则：温阳化饮，燥湿健脾

处方：苓桂术甘汤合平胃散加味

茯苓12g，桂枝10g，麸炒白术12g，陈皮10g，厚朴12g，石菖蒲15g，制吴茱萸6g。

共7剂，每日1剂，水煎600mL，分3次温服（每次约200mL，餐后1小时口服）。服药后口中黏腻明显好转，继服7剂，巩固疗效。

1个月后随访得知，患者诸症减轻。

按语 🌿

《素问·经脉别论》高度概括了人体津液代谢的生理变化过程"饮入于胃，游溢精气，上输于脾，脾气散精，上归于肺，通调水道，下输膀胱，水精四布，五经并行"[1]，《素问·逆调论》又云"肾者水脏，主津液"[2]，说明人体津液代

---

①田代华整理. 黄帝内经·素问[M]. 北京：人民卫生出版社，2005：45.

②田代华整理. 黄帝内经·素问[M]. 北京：人民卫生出版社，2005：68.

谢主要责之于肺、脾、肾三脏，可通过脾的输布、肺的通调、肾的气化相互协调下将津液输布全身，有用部分被吸收至脏腑起到濡养作用，其余部分产物通过汗液、尿液等途径及时排出，防止其聚集于体内而引发疾病产生。《四圣心源·痰饮根原》曰："痰饮者，肺肾之病也，而根原于土湿。肺肾为痰饮之标，脾胃乃痰饮之本……阳衰土湿，则肺气壅滞，不能化水，肾水凝瘀，不能化气。气不化水，则郁蒸于上而为痰；水不化气，则停积于下而为饮。"[①]叶天士认为三焦阳气虚衰是导致痰饮病的主要病机，上焦心肺宣发卫气，卫阳为一身阳气之本，卫阳不足，寒邪外侵后便引动内饮；中焦阳气不足，无力健运阴浊水液，而导致痰饮停聚；下焦主出，阳气虚弱，水气排泄失常，则饮犯上逆，治疗遵从仲景温化法，以"开太阳"为基本原则。[②] 患者恣食寒凉损伤脾胃阳气，运化无力，聚湿为饮，故口中黏腻；又因饮邪趋下，走于肠间，于肠中作祟，故沥沥有声，治疗当以温阳化饮、燥湿健脾，方用苓桂术甘汤合平胃散加味。

赵以德《金玉函经二注·卷十二》有云："痰饮由水停也，得寒则聚，得温则行；况水行从乎气，温药能发越阳气，开腠理，动水道也。"苓桂术甘汤出自《伤寒杂病论》，方中茯苓为君药，渗湿健脾、祛痰化湿，消已聚之痰饮；饮为阴邪，非温药不化，得温使开，得阳使运，故以辛温

---

①（清）黄元御著；菩提医灯主校. 四圣心源[M]. 北京：中国医药科技出版社，2016.

②魏栋梁. 叶天士论治痰饮病特色探析[J]. 江西中医药大学学报，2020，32(6)：11-13.

之桂枝为臣，温阳以化痰饮。茯苓、桂枝配伍，一利一温，有温阳化气、利水渗湿之效。佐以白术健脾燥湿，助茯苓培土制水、健脾祛湿，白术与茯苓相须为用，体现治生痰之源以治本；桂枝与白术同用，体现温阳健脾之功。甘草用处有三：一与桂枝合用辛甘化阳，生化人体之阳气；二与白术配伍补脾益气，培土制水；三兼佐使之用，调和诸药。令桂术甘汤作为张仲景温阳化饮治疗"痰饮病"的代表方，药仅四味，但配伍严谨，令后人仰止。方中陈皮、厚朴与白术相伍，合"平胃散"之意，功用燥湿健脾和胃；石菖蒲芳香醒脾化湿，吴茱萸温中散寒，二药相合，温化相得，增强祛湿除饮之力。

医案 91　中阳不足

刘某某，男，28 岁。

初诊：2021 年 10 月 8 日

主诉：口干喜饮 4 年余。

临床表现：患者诉 4 年前出现口干喜饮，但饮水不解，伴唇干皲裂，经治疗后未见明显缓解。刻下见：口干喜饮，伴胃脘部胀满不适，嗳气酸腐，平素畏寒，大便溏薄，纳眠可，舌淡，苔白腻，脉沉弦。

西医诊断：慢性浅表性胃炎

中医诊断：痰饮

证型：中阳不足

治则：温阳化饮

处方：苓桂术甘汤加味

茯苓 12g，桂枝 10g，麸炒白术 12g，炙甘草 6g，干姜 10g，海螵蛸 12g，白芍 10g，葛根 10g，乌梅 10g，五味子 10g。

共 7 剂，每日 1 剂，水煎 600mL，分 3 次温服（每次约 200mL，餐后 1 小时口服）。

1 个月后随访得知，患者诸症减轻。

按语

现存较早的中医古籍中，如《黄帝内经》《五十二病方》《难经》中均无"痰"字，而《黄帝内经》已有"饮""溢饮""饮发""饮积""水饮"之说。后汉张仲景《金匮要略》始有"痰饮"名称，并立专篇加以论述，有广义、狭义之分，广义之痰饮，指痰饮、悬饮、溢饮、支饮四类，为诸饮之总称；狭义之痰饮，是专指饮停肠胃的病证。清代尤在泾所著《金匮要略心典》曰："谷入而胃不能散其精，则化而为痰，水入而脾不能输其气，则凝而为饮，其平素饮食所化之精津，凝结而不布，则为痰饮。痰饮者，痰积于中，而饮附于外也。"①尤氏认为，谷物经口到达胃，而胃的腐熟运化功能失调，由谷物所化之精停积成痰；暴饮水浆或水入于胃而脾气不足，运化输布功能不足，水液停聚成饮，"痰"与"饮"虽名不同但性质属于同类，因"痰"由食物所化，"饮"为水液所成，表现为"痰"质稠而"饮"清稀。《仁斋直指方》曰：

---

①（清）尤在泾著；李云海，张志峰，等校注.金匮要略心典［M］.北京：中国医药科技出版社，2014：76 - 78.

"血气和平，关络条畅，则痰散而无；气脉闭塞，脘窍凝滞，则痰聚而有""水之与饮，同出而异名也。人惟脾土有亏，故平日所饮水浆不能传化，或停于心下，或聚于胁间，或注于经络，或溢于膀胱，往往因此而致病矣"。① 可见痰的形成与"气脉闭塞，脘窍凝滞"有关，而饮则多因"脾土有亏，水浆不化"，从而从病因病机角度阐明了痰饮的形成。

《金匮要略·痰饮咳嗽病脉证并治第十二》有云"凡食少饮多，水停心下，甚者则悸，微者短气"②，指出饮病由渐而得，患者中焦阳虚，脾不健运，胃纳不佳，故"食少"，又因气化失常，津液停聚，津不上承而口渴，故"饮多"，因此治疗当以温阳化饮，方用苓桂术甘汤加味。苓桂术甘汤在《伤寒论》和《金匮要略》中均有论述，《伤寒论》中主治太阳伤寒，本应汗解反用吐下，使中上焦阳气受伤，形成心脾阳气虚而水气上冲之证，《金匮要略》中认为病因可不限于外感或治疗不当，凡脾阳虚停水均可用之，故苓桂术甘汤有健脾燥湿、温中降逆、化气行水、平冲蠲饮之功效，擅长治水气上冲、痰饮内留等证。方中干姜温中散寒，增强化饮之力；海螵蛸制酸和胃；白芍、五味子、乌梅与甘草相伍，酸甘化阴；葛根生津止渴，《神农本草经读》言"叶天士曰：葛根气平……辛甘以升腾胃气，气上则津液生也"。

---

①（宋）杨士瀛编；盛维忠，王致谱，等校注. 仁斋直指方论［M］. 福州：福建科学技术出版社，1989：246，256.

②（汉）张仲景撰；何任，何若苹整理. 金匮要略［M］. 北京：人民卫生出版社，2005：44.

汗　证

医案92　湿滞脾胃

毛某某，男，62岁。

初诊：2020年8月11日

主诉：夜间汗出多1月余。

临床表现：患者诉1个月前出现汗出多，夜间尤甚，伴疲乏无力，口干喜饮，纳眠可，二便调，舌淡红，苔白厚腻，脉濡细。

西医诊断：自发性多汗症

中医诊断：汗证

证型：湿滞脾胃

治则：健脾化湿，调和营卫

处方：平胃散加味

苍术15g，厚朴12 g，姜半夏12g，茯苓12g，天麻12g，广藿香12g，石菖蒲15g，丹参12g，郁金10g，夏枯草12g，川芎10g，荆芥6g，防风10g。

共7剂，每日1剂，水煎600mL，分3次温服（每次约200mL，餐后1小时口服）。

后随访得知，患者服药后诸症减轻。

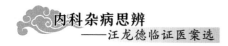

按语

    汗，为人体津液的一种，《灵枢·决气》曰："腠理发泄，汗出溱溱，是谓津。"①既为津液，则来源同为饮食水谷。汗虽属津液，却是代谢产物，所以汗液的产生亦离不开津液的代谢，《素问·经脉别论》有云："饮入于胃，游溢精气，上输于脾，脾气散精，上归于肺，通调水道，下输膀胱，水精四布，五经并行。"②饮食水谷入于脾胃，经运化而成水谷之精，脾胃为中焦之枢纽，散精作用而将水谷之津液灌至四周，上输于肺，肺的宣发功能又可将津液布至肌肉皮毛孔窍，从而产生汗出。《素问·阴阳别论》曰："阳加于阴谓之汗。"③阳气的推动作用，使腠理孔窍打开，从而津液从皮毛孔窍排出而为汗液。汗出有生理性汗出与病理性汗出之分，《灵枢·五癃津液别》曰："天暑衣厚则腠理开，故汗出。"④此提及的便为生理性汗出，正常人体的状态常表现为阴平阳秘，阴阳平衡是维持人体正常运转的基础，正常的生理性汗出，一方面可濡养肌肤毛窍，另外亦有维持人体阴阳平衡的功能。汗液的产生为阳气对阴液的蒸腾

———————————

    ①田代华，刘更生整理．灵枢经［M］．北京：人民卫生出版社，2005：75.

    ②田代华整理．黄帝内经·素问［M］．北京：人民卫生出版社，2005：16.

    ③田代华整理．黄帝内经·素问［M］．北京：人民卫生出版社，2005：45.

    ④田代华，刘更生整理．灵枢经［M］．北京：人民卫生出版社，2005：82.

而成，人体阴阳平衡，则汗出平和，若阴阳平衡关系被打破，则汗出异常形成病理性汗出，即所谓的汗证。患者系老年男性，脾胃虚弱，运化失职，水谷精微聚而生湿，使得津液不能正常输布而外溢于体外，发为本病，故治以健脾化湿、调和营卫，方用平胃散加味。平胃散为治疗湿阻中焦之基础方，苍术燥湿健脾，厚朴下气除满，半夏燥湿化痰，茯苓淡渗利湿；天麻润而不燥，善治内风夹痰郁；郁金行气解郁，配伍丹参、川芎活血散瘀，使得有形实邪得去，津液输布如常；藿香、石菖蒲芳香化湿；夏枯草，微辛而甘，散结之中，兼有和阳养阴之功；荆芥、防风固肌表、实营卫。诸药合用，脾健则津液输布如常，湿化则痰消热退，营卫和则津液不外散，使得阴阳变化处于动态平衡之中，阴液内敛则诸证自消。

医案 93　心脾两虚

邹某某，女，28 岁。

初诊：2021 年 1 月 8 日

主诉：多汗半年余。

临床表现：患者诉半年前无明显诱因出现多汗，与活动无关，汗出后畏寒甚，伴心悸，四肢不温。晨起眼睑及脚踝肿胀不适，每于行经时双下肢水肿较甚，面部痤疮，大便干结，纳可，眠差，舌质淡苔白，脉细。肾功能未见明显异常。

西医诊断：自发性多汗症

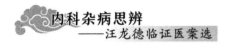

中医诊断：汗证

证型：心脾两虚

治则：益气养血，补益心脾

处方：归脾汤加味

麸炒白术 30g，太子参 15g，黄芪 30g，当归 12g，茯神 15g，蜜远志 10g，炒酸枣仁 10g，木香 10g，龙眼肉 10g，炒柏子仁 10g，盐泽泻 12g。

共 7 剂，每日 1 剂，水煎 600mL，分 3 次温服（每次约 200mL，餐后 1 小时口服）。

二诊：2021 年 1 月 15 日

出汗较前缓解。效不更方，继服 7 剂，煎服方法同前。

1 个月后随访得知，患者诸症好转。

按语

汗证是指由于阴阳失调、营卫不和、腠理不固而引起人体的津液外泄致使以全身或局部出汗异常过多为主要症状的一种病证。汗证是汗出异常的病证，汗出异常包括无汗及多汗，无汗在历代医籍中的记载并不多，常为其他疾病发生的伴随症状。《伤寒杂病论》中提及"无汗"多为因病而无汗或者是当汗出而无汗两类，观点为后世所推崇，在治疗无汗多注重原发疾病的治疗。[①] 多汗的研究临床上较为常见，分类方法多样，按汗出特点可分为自汗、盗汗、战汗、狂汗、漏汗、绝汗、冒汗等，汗出程度分微汗、大汗、

---

① 柴瑞震.《伤寒论》"汗证"的辨证[J]. 中医药通报，2008（2）：26－29.

汗出不止，按照汗出部位可划分为全身性汗出和局部性汗出，全身性汗出多为自汗、盗汗，而局部性汗出多见的有头汗、手足汗、额汗、胸汗、背汗、腋汗等。[①]《难经·八难》曰："气者，人之根本也。"气是维持人体生命活动最基本的物质，具有推动、温腹、防御、固摄作用，在气的生成过程中，脾胃的运化功能尤其重要。《灵枢·邪客》有云："营气者，泌其津液，注之于脉，化以为血。"[②]《灵枢·营卫生会》又有"夺血者无汗，夺汗者无血"[③]。血主要由营气和津液所组成，而津液来自脾胃运化的水谷精气，津液通过代谢化为汗排出体外，故有"津血同源""汗血同源"之说，说明脾为胃行其津液的功能正常，汗液的排泄功能才能正常。若素体虚弱，心气怯弱，气不摄津，津液外泄故汗出不止，或久病失养，脾失运化，不能化生水谷之精微上升于肺，致使肺卫不固，营阴外泄则汗液自出，故治疗当以益气养血、补益心脾，方用归脾汤加味。

归脾汤首载于宋·严用和之《济生方》第四卷，用治"思虑过度，劳伤心脾，健忘怔忡"之证，原方药物记载为："白术、茯神、黄芪、龙眼肉、炒枣仁各一两，人参、木香各半两，甘草二钱半"，后元代危亦林在《世医得效方》中对本方有所发挥，增补其治疗脾不统血、气血妄行所致吐血

---

①韩苗苗. 治疗汗证方剂的配伍规律研究［D］. 南京：南京中医药大学，2018.

②田代华，刘更生整理. 灵枢经［M］. 北京：人民卫生出版社，2005：55.

③田代华，刘更生整理. 灵枢经［M］. 北京：人民卫生出版社，2005：135.

下血之证，由此，本方作为补益心脾、益气摄血之剂传于后世。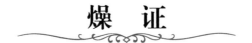① 至明代，薛己在本方基础上加入当归、远志两味药物，增强其养心安神之功，用于"失血少寐、发热盗汗、嗜卧少食、惊悸怔忡、月经不调、赤白带下、疮疡不敛"等症，均获良好疗效。方中以黄芪、白术、人参、甘草益气健脾；酸枣仁、远志、茯神宁心安神，当归、龙眼肉补血养心；木香行气醒脾，佐使补气血之药，使合方流动活泼，补而不滞，以姜、枣为引，调和脾胃，以资生化，更能发挥其补益气血、健脾养心之功，脾气得复，气能摄津，则汗出止。方中炒柏子仁养心安神，盐泽泻利水消肿，兼顾次症。

燥 证

医案94 肝郁血热

李某某，男，72岁。

初诊：2020年11月28日

主诉：口燥咽干1年余。

临床表现：患者诉1年前出现口舌干燥，鼻燥咽干，

---

① 冯巧. 归脾汤证治规律研究［D］. 郑州：河南中医学院，2015.

眼睛干涩，伴反酸，潮热，头晕，四肢僵硬，急躁易怒，平素倦怠乏力，动后更甚，眠轻，多梦易醒，醒后不易入睡，纳可，二便调，舌淡红，苔中白腻，脉弦数。既往糖尿病、高血压病史。

西医诊断： 干燥综合征

中医诊断： 燥证

证型： 肝郁血热

治则： 疏肝理气，解郁清热，健脾和营

处方： 丹栀逍遥散加味

牡丹皮12g，栀子10g，当归10g，白芍15g，柴胡12g，茯苓12g，麸炒白术12g，薄荷（后下）6g，石膏15g，盐知母10g，海螵蛸15g，浙贝母10g，煅瓦楞子（先煎）15g，郁金10g，黄芪15g，盐川楝子10g，醋香附10g，蜜旋覆花（包煎）15g，麸炒枳壳15g。

共7剂，每日1剂，水煎600mL，分3次温服（每次约200mL，餐后1小时口服）。

二诊： 2020年12月5日

诸症减轻，仍感口燥咽干，头晕乏力，潮热多梦，舌淡红，苔中白腻，左脉沉弦，右脉沉弦紧数。上方去茯苓、枳壳、白术，加丹参10g，牡丹皮加至12g，黄芪加至30g。继服7剂，煎服方法同前。

后随访得知，患者服药后诸症大减。

按语 ❀〰

干燥综合征以眼干、口干等症状为主要临床表现，故属中医"燥证"范畴，《素问·阴阳应象大论》云"燥胜则

干"。《灵枢·刺节真邪》曰"阴气不足则内热……舌焦唇槁，腊干嗌燥"。刘完素在《素问玄机原病式·六气为病·燥类》中言："诸涩枯润，干劲皴揭，皆属于燥。"燥性干涩，易伤津液，正所谓津充则润，津亏则燥。患者平素急躁易怒，为肝郁气滞之象，若气郁日久，则化火伤津；且木旺克土，脾胃受损，则气血乏源；又因津伤化燥，无以内溉脏腑，外润孔窍，伤及各脏腑组织故见燥证。故治疗当以疏肝理气，解郁清热，健脾和营要，方用丹栀逍遥散加减。

丹栀逍遥散出自明代薛己的《内科摘要》，本方是在宋代《太平惠民和剂局方》中所载之名方"逍遥散"的基础上加牡丹皮、栀子而成，原方有疏肝解郁，养血健脾之功，加入牡丹皮、栀子，兼有清郁热之效。方中牡丹皮、栀子清肝泄热，《本草汇言》曰"牡丹皮，清心，养肾，和肝，利包络，并治四经血分伏火……凡一切血气为病，统能治之"，《神农本草经疏》曰"栀子……清少阴之热，则五内邪气自去……此药味苦气寒，泻一切有余之火"。柴胡辛散燥邪，疏解肝郁，《药鉴》言"在脏主调经生血，在经主气上行经……能提下陷阳气，以泻三焦之火，此其能除手足少阳寒热也……与白芍同用，能抑肝而散火"；当归辛温活血，《日华子本草》言"治一切风，一切血，补一切劳，去恶血，养新血，及主症癖"；白芍养血和营，《本草备要》曰"泻肝火，酸敛汁，肝以敛为泻，以散为补，安脾肺，固腠理"；三药合用，一气一血，调和阴阳。茯苓、白术健脾益气，化生气血，《景岳全书》言白术"能益气和中，补阳生血，暖胃消谷，益津液，长肌肉，助精神，实脾胃"；《本草纲目》曰"茯苓气味淡而渗，其性上行，生津液开腠理，滋水之源而下降，利小便"。薄荷辛凉，入肝，可宣表疏肝，《本草蒙筌》言："浮而升，阳也……清六阳会首，驱诸热生风，退骨蒸解劳乏，善引药入荣卫。"方中配伍石膏、知母，乃取"白虎汤"清解郁热之意；海螵蛸、浙贝母、瓦楞子三药相合以制酸止痛；川楝子苦寒入肝，可行气泄热，清泄肝火；郁金苦寒，入肝，可条达肝气以解郁，还能清降火热；枳壳辛苦，可行气宽中；香附辛散，入肝脾二经，可疏肝解郁，理气宽中；黄芪甘温，可生津养血，补气升阳，合茯苓、白术以健脾；旋覆花苦降辛开，入肺、脾、胃经，可行气降逆。二诊患者仍口燥咽干，头晕乏力，故加大牡丹皮用量，以清热凉血；增黄芪之量，益气补虚；气滞则血不行，故加丹参活血祛瘀。诸药合用，令肝气得疏，郁热得解，血虚得养，脾弱得复，阴阳平衡，则燥自消。

医案95　湿热中阻

周某某，女，53岁。

初诊： 2020年12月8日

主诉： 口干舌燥1月余。

临床表现： 患者诉1个月前出现口干舌燥，伴五心烦热，眼睛干涩，心烦易怒，反酸时作，饮食不慎则腹泻不止，舌淡红，苔根白厚而干，脉滑数。既往慢性结肠炎病史5年。查胃镜示：慢性非萎缩性胃炎；幽门螺杆菌检测为阴性。

西医诊断： 干燥综合征

中医诊断： 燥证

证型：湿热中阻

治则：清热化湿

处方：清中汤加味

黄连 6g，栀子 12g，陈皮 12g，姜半夏 12g，茯苓 12g，广藿香 12g，佩兰 15g，石菖蒲 15g，海螵蛸 15g，浙贝母 15g，煅瓦楞子（先煎）15g，薄荷（后下）6g，甘草 6g，盐小茴香 15g，十姜 10g，草豆蔻 10g，菊花 6g。

共 7 剂，每日 1 剂，水煎 600mL，分 3 次温服（每次约 200mL，餐后 1 小时口服）。

二诊：2020 年 12 月 15 日

口干目涩明显缓解，五心烦热好转，舌淡，苔白，脉滑数。效不更方，继服 7 剂，煎服方法同前。

1 个月后随访得知，患者无不适。

按语

关于"燥证"的记载，最早可追溯到《素问·至真要大论》，"金燥受邪，肺病生焉"。王肯堂于《证治准绳》中言："阴中伏火……在外则皮肤皴揭，在上则咽鼻焦干，在中则水液衰少而烦渴，在下则肠胃枯涸，津少不润而便难。"故伤于燥邪，易致津液亏耗。津与液源于饮食水谷，由脾胃所生，布散于肌肤孔窍，濡养脏腑形体。《灵枢·决气》云："腠理发泄，汗出溱溱，是谓津""谷入气满，淖泽注于骨，骨属屈伸，泄泽，补益脑髓，皮肤润泽，是谓液"。[1] 胃受

---

[1] 田代华，刘更生整理．灵枢经[M]．北京：人民卫生出版社，2005：75.

纳腐熟水谷，游溢精气，津液乃有所成；脾气散精，灌溉四傍，津液得以输布周身。若素体脾胃虚弱，运化不足，则津液停聚中焦，酿生水湿痰浊之邪，日久化热，湿热相搏，进一步困遏脾胃，津液无以输布于外，四肢孔窍失于濡养，而为燥证，治疗当以清热化湿为主，方用清中汤加味。

清中汤，出自《医宗金鉴》，由黄连、栀子、陈皮、半夏、茯苓、草豆蔻、甘草组成，主治湿热中阻之证。方中黄连、栀子苦寒，清热利湿，《本草蒙筌》言黄连"味厚气薄，可升可降……治诸火邪"，《神农本草经》言栀子"味苦，主五内邪气，胃中热气"，二药相配，既可清利湿热之邪，又能清泻三焦火邪，泻心火而除烦。陈皮辛温归脾，可行气燥湿，且有健脾之能，《本草纲目》曰："橘皮为二经气分之药，但随所配而补泻升降也。"半夏辛温燥烈，可燥湿化痰，《本草纲目》言："其体滑而味辛性温也。涎滑能润，辛温能散亦能润……所谓辛走气，能化液，辛以润之是矣。"茯苓味甘而淡，甘能补脾，淡能渗湿，药性平和，利水而不伤正，《药性赋》曰："利窍而除湿，益气而和中。"草豆蔻辛温，可宣化湿邪，行气宽中，《神农本草经疏》言："豆蔻……辛能破滞，香能入脾，温热能祛寒燥湿。"甘草甘平，既可补脾又能清热，其药性和缓，有调和诸药之能，《景岳全书》称其："祛邪热，坚筋骨，健脾胃，长肌肉，随气药入气，随血药入血，无往不可。"湿去则脾运自健，故方中更以藿香、佩兰、石菖蒲芳香化湿；小茴香性温、干姜守而不走，二者相伍为用，既温化水湿，又防苦寒伤阳；菊花、薄荷轻清上浮，疏散郁热，两药共入肝经，可清肝明

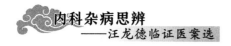

目；对药海螵蛸、浙贝母、瓦楞子共奏制酸止痛之功。全方升降相宜，寒温并用，标本兼顾。

医案 96　肝肾阴虚

魏某某，女，53 岁。

初诊：2019 年 10 月 19 日

主诉：眼睛干涩伴头晕耳鸣 1 月余。

临床表现：患者诉 1 个月前无明显诱因出现眼睛干涩，伴头晕耳鸣，五心烦热，腰膝酸软，心悸，盗汗，纳可，眠轻易醒，大便干结，舌暗红，少苔，脉细数。

西医诊断：干燥综合征

中医诊断：燥证

证型：肝肾阴虚

治则：滋补肝肾，养血润燥，活血化瘀

处方：桃红四物汤合二至丸加味

炒桃仁 12g，红花 12g，当归 12g，白芍 12g，生地黄 12g，川芎 10g，女贞子 15g，旱莲草 15g，丹参 15g，白术 12g，地骨皮 12g，浮小麦 30g，醋香附 12g，土茯苓 12g，赤芍 12g，龙血竭 3g，煅龙骨（先煎）30g。

共 7 剂，每日 1 剂，水煎 600mL，分 3 次温服（每次约 200mL，餐后 1 小时口服）。

二诊：2019 年 10 月 26 日

诸症明显缓解，仍眼干，盗汗，纳呆，舌红，少苔，脉细数。上方加鸡内金 15g，山楂 15g。继服 14 剂，煎服方

法同前。

后随访得知，患者服药后诸症大减。

按语

《素问·阴阳应象大论》曰："燥胜则干。"李杲言："气少作燥，甚则口中无涎。泪亦津液，赖气之升提敷布，使能达其所，溢其窍。今气虚津不供奉，则泪液少也，口眼干燥之症作矣。"故虚则燥证自起。清代《黄帝素问直解·痹论》曾言："热合于燥……燥痹逢热，则筋骨不濡，故纵。纵，弛纵也。弛纵则痛矣。"燥邪可导致筋骨关节疼痛。《景岳全书·水肿论治》曰："盖水为至阴，故其本在肾。"肾主水藏精，可生髓化血。《张氏医通·虚损》曾言"血之源头在乎肾"，还可调节全身津液。肝为"血海"，藏血之脏，开窍于目。《张氏医通·诸血门》曰："气不耗，归精于肾而为精；精不泄，归精于肝而化清血。"精血同源，肝肾同源，二者互滋互制。若肾精不足，气化无力，津液输布失司，则燥象丛生；若肝肾不足，则精血乏源，目窍失于荣养，则见眼干涩痛，自觉状如磨砂，甚则视物不明，即所谓"肝受血而能视"。若燥邪伤下焦肝肾真阴、精血，单纯养阴生津恐难收全功，故治当以滋补肝肾、养血填精为要。《灵枢·营卫生会》曰："夺汗者无血""夺血者无汗"。津血同源，血可化津，津能生血。若燥邪日久，津液枯涸，则营血不足，致血行艰涩，日久成瘀。《黄帝内经》云："血实宜决之。"瘀血去则新血生而气机畅，津液布达无碍，燥气自去，此即"瘀去则不渴"之机理，故治疗之时加以活血化瘀之品。治疗当以滋补肝肾、养血润燥为主，兼以活血化瘀，方用桃红四物汤合二至丸加减。

桃红四物汤首载于元代王好古所著之《医垒元戎》中，名为加味四物汤，全方养血而不滞血，活血而不破血，补中有行，破中有收，诸药合用，达到活血行气、扶正祛邪之功效。[①]生地黄为君，甘寒质润，入肝肾二经，善于养阴生津，可降虚火，泻伏热，《洁古珍珠囊》中曰："凉血，生血，补肾水真阴。"当归甘温，可补血活血，《本草正》言："当归，其味甘而重，故专能补血，其气轻而辛，故又能行血，补中有动，行中有补，诚血中之气药，亦血中之圣药也。"白芍味酸，入肝，可酸敛肝阴，养血柔肝，还有止汗之功，《本草备要》言"补血，泻肝，涩敛阴"，共为臣药。川芎辛温行散，通利血脉，活血行气，《本草汇言》称其"下调经水，中开郁结"，为"血中气药"。桃仁味苦，红花辛温，入心肝血分，善泄血滞而祛瘀，《本草蒙筌》言桃仁"逐瘀血止痛，生新血通经。盖苦以破气，甘能生新血故也"；《本草纲目》称红花"活血润燥，止痛散肿，通经"，共为佐使。现代研究表明，桃红四物汤具有改善血液状态、调节免疫作用，调节子宫平滑肌，抗氧化以及补充微量元素等的药理作用。[②]二至丸出自明代吴旻辑的《扶寿精方》，由女贞子、墨旱莲组成，因"女贞子冬至日采收为佳，旱莲草夏

①刘立，段金廒，宿树兰，等.用于妇科血瘀证痛经的四物汤类方——桃红四物汤的研究进展[J].中国中药杂志，2015，40(5)：814-821.

②王佐梅，肖洪彬，李雪莹，等.桃红四物汤的药理作用研究进展[J].现代中医药，2021，41(2)：22-28.

至日采收为上"而得名。①《医方集解》记载"二至丸，补腰膝，壮筋骨，强阴肾，乌髭发，价廉而功大"。方中女贞子性味甘凉，功善滋补肝肾，还可清肝明目，清退虚热；墨旱莲甘寒，可补肝肾之阴，还可凉血，《本草纲目》言："乌髭发，益肾阴。止血排脓，通小肠，敷一切疮……益智。"地骨皮甘寒，入肝、肾，可凉血退热，除骨蒸，还可清泄火热之邪而生津止渴；浮小麦酸敛入肺而止汗，还可治劳热骨蒸；白术甘温补虚，补气健脾，生用则燥湿利湿之力更彰；土茯苓，据《玉楸药解》记载，味甘气平，燥土建中，最养脾胃，与白术相配，健脾益气，以生气血；丹参苦寒，入肝，可活血化瘀，祛瘀生新；龙血竭活血散瘀；赤芍味苦性平，除血痹，破坚积，与丹参、龙血竭相伍，并行活血化瘀之功。配伍龙骨，重镇安神。气行则血行，血不行则气不利，故加香附以理气行滞，调和气血；疏肝解郁，行气宽中。二诊纳呆，故以鸡内金、山楂健运脾胃，消食化滞。

---

①王浩，庄威，薛晓鸥．中药复方二至丸考源、沿革及现代药理研究进展[J]．辽宁中医药大学学报，2017，19(12)：93-97.

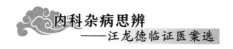

虚 劳

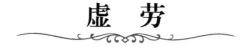

医案 97　气血两虚兼气郁

刘某某，男，54 岁。

初诊： 2018 年 8 月 3 日

主诉： 疲乏无力 4 月余。

临床表现： 患者诉 4 个月前因"结肠恶性肿瘤"行"右半结肠切除术"，腹正中见一长约 10cm 纵行切口，术后持续化疗，肠镜示：溃疡性结肠炎，距肛门 30cm 处糜烂。刻下见：疲乏无力，少气懒言，四肢倦怠，面色萎黄，精神抑郁，全腹疼痛，嗳气，多汗，纳呆，眠可，二便调，舌质暗，苔薄白，脉弦细。

西医诊断： 结肠恶性肿瘤（术后）

中医诊断： 虚劳

证型： 气血两虚兼气郁

治则： 补中益气，疏肝解郁，行气止痛

处方： 当归补血汤加味

黄芪 60g，当归 10g，太子参 15g，西洋参 15g，煅牡蛎（先煎）30g，泽兰 12g，柴胡 12g，姜半夏 10g，赤芍 12g，丹参 12g，醋乳香 10，盐小茴香 15g，紫苏梗 12g，威灵仙

15g，蜜旋覆花（包煎）12g，赭石（先煎）15g，紫苏梗 12g，厚朴 12g，牛膝 12g，苍术 15g，仙鹤草 20g，陈皮 12g，龙血竭 3g，甘草 10g

共 7 剂，每日 1 剂，水煎 600mL，分 3 次温服（每次约 200mL，餐后 1 小时口服）。

二诊：2018 年 9 月 11 日

乏力症状较前缓解，现反酸，左少腹部灼痛，小腹硬痛，大便干结，咽部异物感，测空腹血糖 6.5mmol/L，舌质暗，苔薄白，脉弦细。上方黄芪减至 50g，盐小茴香减至 12g，加路路通 12g、瓜蒌 15g。继服 7 剂，煎服方法同前。

三诊：2018 年 10 月 30 日

上述症状有所反复，见左下腹坠痛，嗳气频作，疲乏无力，痰多质黏，舌红白厚，脉弦。上方去盐小茴香，加浙贝母 10g、蒲黄 10g、五灵脂 10g、升麻 10g、麸炒枳壳 15g。继服 7 剂，煎服方法同前。

四诊：2018 年 11 月 6 日

反酸、嗳气较前明显减轻，左下腹坠痛较前缓解，纳可，二便调，舌暗红，苔薄白，脉弦。上方去赭石、路路通、苍术。继服 7 剂，煎服方法同前。

五诊：2018 年 11 月 13 日

腹部偶有刺痛，便意频，不成型，舌暗红，苔薄白，脉细。上方去威灵仙、龙血竭，加盐小茴香 12g。继服 7 剂，煎服方法同前。

1 个月后随访得知，患者症状均明显缓解。

按语

虚劳，又称虚损。① 虚者，即气血阴阳亏虚，损者，即五脏六腑损害。本病是由于两脏或多脏劳伤，气血阴阳中两种或多种因素虚弱为主要病机，以慢性虚弱型症候为主要表现的病证。《素问·宣明五气篇》曰："久视伤血，久卧伤气，久坐伤肉，久立伤骨，久行伤筋，是谓五劳所伤。"《景岳全书·杂证谟·虚弱》指出：色欲过度者多成劳损，劳倦不顾者多成劳损，少年纵酒者多成劳损，疾病误治及失于调理者，病后多成虚损等四种原因可导致虚劳。《素问·三部九候论》曰："虚则补之。"《素问·阴阳应象大论》曰："形不足者，温之以气，精不足者，补之以味。"《难经·十四难》曰："损其肺者，益其气；损其心者，调其荣卫；损其脾者，调其饮食，适其寒温；损其肝者，缓其中；损其肾者，益其精，此治损之法也。"该患者结肠恶性肿瘤术后，大病暴疾，邪气太盛，脏气过伤，正气虚弱，气血俱损，短期难复，加之失于调理，正气日耗，积虚成劳，患者气血不足，治疗以补气生血为主，方以当归补血汤加味。

当归补血汤主要由黄芪和当归两味药物组成，其出自《内外伤辨惑论》，该方由五倍量黄芪配伍一倍量的当归。原书以治疗血虚发热似白虎之症，后世将其作为补气生血

---

①周仲瑛. 中医内科学[M]. 北京：中国中医药出版社，2007：428 - 429.

的代表方。^① 方中黄芪大补脾肺之气，以资化源，使机体气旺血生。配以少量当归养血和营，阳生阴长。黄芪配伍当归^②，可有效增强黄芪中黄芪甲苷在人体中的活性，保证黄芪甲苷发挥最佳的临床疗效，体现了当归补血汤药物配伍的合理性、科学性。因患者术后气血亏虚，正气未复，故表现为疲乏无力，少气懒言，四肢倦怠，方中用太子参和西洋参代替人参，大补已伤之中气。正气虚耗，表虚不固，因而多汗，故加牡蛎，与黄芪相伍，益气固表。五脏虚损，肝之疏泄失职，气机阻滞，瘀血内生，故全腹疼痛，配伍柴胡、泽兰、赤芍、乳香、丹参、威灵仙、牛膝以行气止痛，活血祛瘀；为防患者术后出血，故加以仙鹤草、龙血竭以收敛止血，消肿止痛；患者嗳气频作，故加旋覆花、赭石、紫苏梗降逆除嗳；脾胃乃气血生化之源，脾胃虚弱，痰湿易生，故加苍术、厚朴、陈皮以燥湿健脾，行气和胃。

医案98　中气下陷

闫某，男，77岁。

初诊：2021年1月22日

主诉：疲乏伴嗜睡1月余。

①穆成吉，张峰，国鹰，等.当归补血汤的研究进展[J].世界最新医学信息文摘，2019，19(43)：110-111.

②薄华本，王辉，沈晗，等.当归补血汤含药血清制备方案[J].广东药学院学报，2015，31(4)：486-489.

临床表现：患者于 2020 年 8 月因"间断上消化道出血10 年，黑粪伴呕血 4 小时"就诊于本地某医院，诊断为：急性上消化道出血；贲门胃体恶性肿瘤。行放疗、化疗后症状明显缓解。1 个月前无明显诱因出现疲乏嗜睡，每于进食时咽部噎塞不适，自觉口中有腥味上泛，眼睑、口唇发白，大便略干，排便无力，舌淡，苔黄白相间，根部黄厚，脉数无力，重按无根。

西医诊断：胃恶性肿瘤

中医诊断：虚劳

证型：中气下陷

治则：升阳举陷，健脾益气

处方：升陷汤合四君子汤加味

黄芪 60g，柴胡 12g，升麻 15g，桔梗 12g，太子参 30g，白术 30g，陈皮 10g，砂仁（后下）6g，姜半夏 12g，赤芍15g，半枝莲 30g，白花蛇舌草 30g，炙甘草 6g。

共 14 剂，每日 1 剂，水煎 600mL，分 3 次温服（每次约200mL，餐后 1 小时口服）。

1 个月后随访得知，患者症状好转，余无不适。

按语

虚劳一病，最早可追溯到《黄帝内经》中关于"虚""损""劳"的论述，即有"邪气盛则实，精气夺则虚"，奠定后世"正气不足者为虚"之虚证提纲。张仲景将"虚劳"作为病名与血痹合而成篇，察脉辨证，并根据病因病机确立了治法方药。《金匮要略》大黄䗪虫丸证中有关于"五劳"造成"虚极羸瘦"的记载，薯蓣丸证中提及"虚劳诸不足，风气百疾"。因此，虚劳因"五劳"内虚及"风气"外袭而致病。癌症为一大消耗性疾病，损伤人体气血津液，且癌毒与体内痰、湿、瘀互结，缠绵难消，作为有形病理产物必然阻滞气机，妨碍血行，加之癌毒耗伤正气，致正气虚弱，气虚无力行血，则瘀血内生。该患者患病多年，素体已虚，气血津液亏损，治以"扶正"为主，如《景岳全书·积聚》曰"积聚渐久，元气日虚……愈攻愈虚，则不死于积而死于攻矣"，因而治疗当以扶正为主，祛邪为辅。汪龙德主任医师在临床中善用张锡纯之升陷汤治疗气虚下陷之证，方中大剂黄芪补中益气，升阳固表，是为君；升麻、柴胡、桔梗升阳举陷，是为臣；白术、太子参、砂仁健脾益气，陈皮、半夏燥湿健脾，四药相合，助黄芪恢复脾胃运化功能；辅以赤芍活血化瘀，半枝莲、白花蛇舌草清热解毒、抗癌散结。

医案 99 脾胃虚弱

杨某某，男，37 岁。

初诊：2019 年 10 月 12 日

主诉：疲乏无力 1 月余。

临床表现：患者诉 1 个月前出现疲乏无力，食欲不振，伴面色无华，饮食油腻后恶心欲吐，嗜睡，二便调，舌淡，苔水滑，脉较弱。患者 4 年前因"胃穿孔"行"胃大部切除术"；贫血 10 余年。

西医诊断：1. 缺铁性贫血

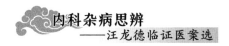

2. 胃大部切除术后

中医诊断：虚劳

证型：脾胃虚弱

治则：健脾益气

处方：香砂六君子汤加味

木香 10g，砂仁（后下）6g，陈皮 12g，姜半夏 12g，茯苓 12g，白术 12g，太子参 15g，当归 12g，黄芪 30g，柴胡 12g，升麻 12g，鸡内金 15g，山楂 15g，麦芽 15g。

共 14 剂，每日 1 剂，水煎 600mL，分 3 次温服（每次约 200mL，餐后 1 小时口服）。

二诊：2019 年 10 月 19 日

服药后症状缓解。上方去柴胡、升麻。继服 14 剂，煎服方法同前。

1 个月后随访得知，患者症状消失，余无不适。

按语

《素问·玉机真脏论》云："脾为孤脏，中央土以灌四旁。"脾胃居于中州，斡旋上下，以灌四旁；脾主升清，胃主降浊，治中央且营四末，为全身气机之枢纽，调节气机升降。[1]《素问·平人气象论》云"人以水谷为本"，《中藏经·论胃虚实寒热生死逆顺脉证之法第二十七》云"胃气壮，五脏六腑皆壮也"，指出脾胃运化功能对人体生命与健康的重要性。脾胃健，则气血、阴阳俱荣，脾胃衰，化源无力，

---

①陈丽伊.仲景论治虚劳的学术思想与方证的文献研究［D］.北京：北京中医药大学，2015.

则机体各部俱衰。因此，补益脾胃是临床治疗虚劳的重要方法之一。患者中年男性，久病耗伤气血，脾胃虚弱，故现疲乏无力、食欲不振等症，治以健脾益气，方用香砂六君子汤加味。

香砂六君子汤为治疗脾胃虚弱的基础方，由六君子汤加木香、砂仁而成。方中以太子参益气健脾，补中养胃为君；白术为臣，助太子参补脾益气；佐以茯苓健脾渗湿，陈皮、半夏行气燥湿，加之木香、砂仁辛温走窜、醒脾化湿；当归、黄芪益气补血，对药柴胡、升麻升举阳明清气，鸡内金、山楂、麦芽消食助运。纵观全方，健脾益气，兼化痰湿，标本兼顾，则病可愈。

医案100　气血亏虚

邓某某，女，50岁。

初诊：2019年12月24日

主诉：疲乏半年余。

临床表现：患者诉半年前无明显诱因出现疲乏无力，伴面色萎黄，心慌气短，精神欠佳，食欲不振，眠可，二便调，舌淡，苔薄白，脉细。既往内痔7年余，于2019年9月行"内痔套扎术"。

西医诊断：内痔（术后）

中医诊断：虚劳

证型：气血亏虚

治则：补气养血

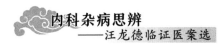

处方：八珍汤加味

熟地黄 12g，当归 12g，白芍 12g，川芎 10g，党参 15g，茯苓 15g，白术 10g，柴胡 12g，升麻 10g，白芷 10g，鸡内金 15g，山楂 15g，麦芽 15g。

共 7 剂，每日 1 剂，水煎 600mL，分 3 次温服（每次约 200mL，餐后 1 小时口服）。

二诊：2019 年 12 月 31 日

乏力减轻，舌淡，苔薄白，脉细。效不更方，继服 14 剂，煎服方法同前。

1 个月后随访得知，患者精神好转，余无不适。

按语

八珍汤最早见于明代薛己著的《正体类要》，[①] 由补气之四君子汤合补血之四物汤组成气血双补之八珍汤，主治气血两虚证。四君子加减具有良好的补益脾气的作用、四物汤加减具有良好的养血活血，两方合用，共奏气血双补之功。[②]《证治准绳·疡医》记载"脓出而反痛，或脓清稀，气血俱虚也，八珍汤"，《景岳全书》亦有记载"若血气俱虚者，五福饮、八珍汤，或十全大补汤"，可见该方具有补益气血的功效，可用于各种原因导致的气血亏虚证。患者罹患慢性疾病，病程较长，日久损耗气血，气血不足无以上荣头

①潘洪平．八珍汤的药理研究和临床应用[J]．中成药，2003(11)：90-92.

②杜俊蓉，白波，余彦，等．当归挥发油研究新进展[J]．中国中药杂志，2005(18)：1400-1406.

目，故见面色萎黄；无以濡养四肢百骸，故见倦怠乏力，治以补气养血，方用八珍汤加味。方中党参与熟地黄相配，益气养血，共为君药；白术、茯苓健脾渗湿，助党参益气补脾，当归、白芍养血和营，助熟地黄滋养心肝，共为臣药；川芎为佐，活血行气，使地、归、芍补而不滞；鸡内金、山楂、麦芽健脾消食以助化气血；柴胡、升麻相伍，可升脾胃清气；白芷醒脾和胃，助茯苓、白术化湿。

医案101 脾肾阳虚

白某某，男，34岁。

初诊：2019年2月12日

主诉：间断头晕耳鸣3月余，加重1周。

临床表现：患者诉3个月前因劳累后出现头晕不适，伴耳中蝉鸣，每于劳累后上述症状加重，休息后可缓解，平素体弱畏寒，少气懒言，口苦，饮食生冷为甚，食欲不振，眠可，大便不成形，舌淡白，苔薄白，脉细无力。

西医诊断：眩晕综合征

中医诊断：虚劳

证型：脾肾阳虚

治则：补中益气，温阳健肾

处方：补中益气汤加味

炙黄芪30g，柴胡15g，升麻10g，法半夏12g，天麻10g，当归12g，川芎10g，丹参12g，路路通12g，蝉蜕6g，牛膝12g，盐杜仲12g，麸炒山药30g，盐小茴香30g，酒萸肉 12g。

共 7 剂，每日 1 剂，水煎 600mL，分 3 次温服（每次约 200mL，餐后 1 小时口服）。

二诊：2019 年 3 月 19 日

症状明显缓解，近日饮食辛辣刺激后出现腹泻。上方去当归，加麸炒白术 15g、茯苓 15g。继服 14 剂，煎服方法同前。

1 个月后随访得知，患者无不适。

按语

《黄帝内经》认为肾主封藏，为先天之本、阴阳之根。《素问·至真要大论》云："诸湿肿满，皆属于脾。"脾虚运化不及，则水湿停留，先天、后天相互配合，才可使机体强健。《灵枢·卫气》认为"上虚则眩"，《灵枢·口问》说："上气不足，脑为之不满，耳为之苦鸣，头为之苦倾，目为之眩。"《景岳全书·眩晕》言："头眩虽属上虚，然不能无涉于下。盖上虚者，阳中之阳虚也；下虚者，阴中之阳虚也。阳中之阳虚者，宜治其气，如四君子汤……归脾汤、补中益气汤。"明代张景岳在《内经》"上虚则眩"的理论基础上，对下虚致眩做了详尽论述。患者劳倦内伤，中气不足，气血生化乏源，无以上濡清窍，发为本病，治以补中益气汤加味治疗。

补中益气汤，首载于《内外伤辨惑论》，[1] 由"金元四大家"之一李东垣所创，"内伤脾胃，百病由生"是李东垣的著

---

①王方，蔡林. 补中益气汤的临床研究进展[J]. 黔南民族医专学报，2021，34(1)：27-29.

名学术观点，突出了脾胃在机体中的重要地位。李东垣谓"伤其内为不足，不足者补之""以辛甘温之剂，补其中而升其阳，甘寒则泻其火则愈矣"，提出"降阴火""升阳气"，如此可使元气充足，热邪潜藏，补中益气汤应运而生。此方为健脾益气、甘温除热的代表方，是李东垣学术思想的具体体现。方中以黄芪为君药，性味微温，主入肺脾二经，补益肺脾之气，兼具升提之功，伍以柴胡、升麻升阳举陷；山药与半夏、天麻相伍，健脾祛痰化饮；当归、川芎、丹参相合，养血活血；山萸肉、牛膝、杜仲、小茴香并走下焦，补肾助阳；蝉蜕、路路通祛风通络。

心系病证

心系病证

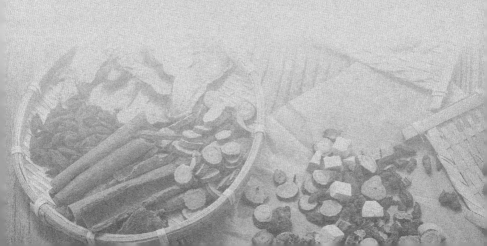

不 寐

医案102 心脾两虚

王某某，女，18岁。

初诊：2021年1月30日

主诉：失眠1月余。

临床表现：患者诉1个月前出现入睡困难，伴疲乏无力，偶有头晕头痛，恶心不适，精神欠佳，食欲不振，平素烦躁易怒，舌淡红，苔薄白润，脉细弱。

西医诊断：睡眠障碍综合征

中医诊断：不寐

证型：心脾两虚

治则：补气健脾，滋阴养血

处方：归脾汤加味

黄芪15g，麸炒白术15g，党参15g，当归10g，茯神15g，蜜远志10g，炒酸枣仁10g，龙眼肉15g，石菖蒲15g，白芷10g，蜜百合12g，盐益智仁15g，姜半夏12g，大枣10g。

共7剂，每日1剂，水煎600mL，分3次温服（每次约200mL，餐后1小时口服）。

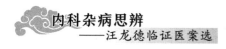

二诊：2021 年 2 月 8 日

服药后诸症减轻。继服 7 剂，煎服方法同前，并嘱患者平素注意劳逸结合，保持心情舒畅。

1 个月后随访得知，患者症状基本消失。

按语

《灵枢·邪客》云："今厥气客于五脏六腑，则卫气独卫其外，行于阳不得入于阴，行于阳则阳气盛，阳气盛则阳跷陷，不得入于阴，阴虚故目不瞑。"[①]《难经》载："老人血气衰，肌肉不滑，荣卫之道涩，故昼日不能精，夜不得寐也。"《医宗必读·不得卧》则将不寐的病因分为五个方面："一曰气虚……一曰阴虚……一曰痰滞……一曰水停……一曰胃不和。"《类证治裁·不寐论治》言："阳气自动而之静则寐，阴气自静而之动则寤。不寐者，病在阳不交阴也。"《景岳全书·杂证谟·不寐》曰："寐本乎阴，神其主也，神安而寐，神不安则不寐。其所以不安者，一由邪气之扰，一由营气不足耳。"

《素问·灵兰秘典论》曰："心者，君主之官也，神明出焉。"[②]祖国医学认为，心主神明，神安则寐，神不安则不寐。该患者平素思虑过度，伤及心脾，心阴虚则心血耗伤，不能濡养心神，致心神不宁，难以成眠；脾虚则失于健运，

---

①田代华，刘更生整理. 灵枢经［M］. 北京：人民卫生出版社，2005：136.

②田代华整理. 黄帝内经·素问［M］. 北京：人民卫生出版社，2005：17.

水谷精微生成及转输障碍，致使筋肉失养，神疲乏力；患者舌淡红，苔薄白润，脉细弱，辨证为心脾两虚证，投以归脾汤补益气血，健脾养心。归脾汤原载宋代严用和《济生方》，由人参、白术、黄芪、茯苓、龙眼肉、酸枣仁、木香、炙甘草组成。明代薛立斋在《校注妇人良方》中在严用和原方基础上增加了当归、远志两味，形成了现今归脾汤的全部成分。清代汪昂《医方集解》在归脾汤治劳伤心脾诸症之外，提出还可用于"惊怀盗汗食少，……妇人经带"等症。[①] 方中黄芪补中益气；白术益气健脾；党参可益气养血、补脾益肺；当归养血活血；酸枣仁养心益脾；茯苓宁心安神；远志宁神定志；龙眼肉养心补血；木香行气理脾；炙甘草调和诸药。诸药合用，共奏健脾养心、益气补血之效。方中石菖蒲与白芷相伍，醒神益智，百合、益智仁、大枣安神助眠，半夏和胃降逆止呕。诸药配伍，心脾得补，气血得养，则寐自安。

医案 103　心肾不交

王某某，女，54 岁。

初诊：2020 年 1 月 4 日

主诉：入睡困难半年余。

临床表现：患者诉半年前出现入睡困难，长期服用艾

---

①张晶，徐新刚．归脾汤［M］．北京：中国中医药出版社，2005，08：16

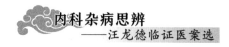

司唑仑片，伴心烦不寐，心悸多梦，易于惊醒，每晚平均睡眠时长 4~5 小时，倦怠乏力，潮热盗汗，纳食欠佳，二便调，舌红少苔，脉细数。

西医诊断：睡眠障碍

中医诊断：不寐

证型：心肾不交

治则：滋阴降火，交通心肾

处方：六味地黄丸合交泰丸加味

熟地黄 15g，麸炒山药 15g，盐泽泻 10g，茯苓 12g，牡丹皮 10g，黄连 10g，肉桂 3g，黄芪 30g，当归 12g，蜜远志 10g，炒酸枣仁 10g，龙眼肉 10g，蜜百合 15，首乌藤 10g。

共 7 剂，每日 1 剂，水煎 600mL，分 3 次温服（每次约 200mL，餐后 1 小时口服）。

二诊：2020 年 1 月 11 日

睡眠较前改善，但易于惊醒，伴见潮热盗汗，舌红少苔，脉细数。上方加煅龙骨 30g，煅牡蛎 30g，女贞子 15g，旱莲草 15g。继服 7 剂，煎服方法同前。

三诊：2020 年 1 月 18 日

睡眠明显改善，每晚平均睡 6~7 小时，乏力、盗汗减轻，舌淡红，苔薄白，脉细数。上方去山药、泽泻、肉桂，黄连减至 6g。继服 7 剂，煎服方法同前。

1 个月后随访得知，患者睡眠基本正常，精神状态可，无潮热盗汗。

按语

患者系更年期女性，内分泌失调，加之工作劳累，心血暗耗，心血不足失于濡养，肾阴亏虚，水火不济，心肾失交，心神不安而发为不寐。正如《景岳全书·不寐》所说："无邪而不寐者，必营气之不足也，营主血，血虚则无以养心，心虚则神不守舍。"故治疗以滋阴降火、交通心肾为原则，方选六味地黄丸合交泰丸加味。六味地黄丸是钱乙从《金匮要略》的肾气丸减去桂枝、附子而成，原名"地黄丸"，用治肾怯诸证。张山雷《小儿药证直诀笺正》说："仲阳意中谓小儿阳气甚盛，因去桂附而创设此圆，以为幼科补肾专药。"现代医学研究表明，六味地黄丸能够改善糖尿病大鼠的肾功能，降低血糖和提高抗氧化能力，[1] 改善学习记忆损伤，[2] 调节血脂代谢和改善血管内皮功能，[3] 治疗骨质疏松等。[4] 方中熟地黄滋补肾阴，益精填髓生血，为主药；辅以山萸肉补益肝肾，涩精敛阴；山药补脾阴而固精；丹皮清泄肝火为佐药，精敛阴；茯苓、泽泻清热利尿，泻火利湿为使药。全方调补肝肾，补而不腻，滋补肾阴，补泻结合，标本兼顾，补寓于泻。六味地黄丸滋补肾阴，交泰丸交通心肾、引火归原，加黄芪、当归补益心脾，酸枣仁、龙眼肉、首乌藤、蜜百合、远志养心安神。全方共奏滋阴降火、

①陶鹏宇.六味地黄丸通过 PI3k/mTOR/AKt 通路防治糖尿病肾病的研究[D].上海：上海中医药大学，2019.

②伍昆.六味地黄丸通过调节中枢糖代谢改善慢性应激联合 LPS 诱导大鼠学习记忆损伤[D].衡阳：南华大学，2018.

③严璐佳.六味地黄丸对高血脂模型大鼠的血管保护作用及其机制研究[D].福州：福建中医药大学，2013.

④刘兴兴，郭怡鲲，艾奇，等.基于网络药理学和分子对接技术分析六味地黄丸治疗骨质疏松症的作用机制[J].天然产物研究与开发，2021，33(9)：1593-1602，1538.

交通心肾之功。二诊时患者多梦易醒，盗汗乏力，故加龙骨、牡蛎以镇静安神，女贞子、旱莲草滋补肝肾。三诊时患者睡眠明显改善，减去山药、泽泻、肉桂，继服以巩固疗效。

医案 104 痰热内扰

赵某某，女，36 岁。

初诊：2021 年 9 月 24 日

主诉：失眠 4 月余。

临床表现：患者诉 4 个月前出现入睡困难，自行服用"盐酸曲唑酮（每晚口服 50mg）""劳拉西泮（每晚口服 0.5mg）"后稍有好转，但停药后仍入睡困难，伴口干，嗳气频作，大便干结，两三日一行，舌淡苔黄腻，脉弦滑。

西医诊断：睡眠障碍

中医诊断：不寐

证型：痰热内扰

治则：清热化痰，和中安神

处方：黄连温胆汤加味

黄连 6g，陈皮 12g，姜半夏 12g，茯苓 12g，麸炒枳实 15g，竹茹 6g，蜜旋覆花（包煎）15g，赭石（先煎）30g，紫苏梗 12g，海螵蛸 15g，浙贝母 10g，煅瓦楞子（先煎）15g，广藿香 15g，佩兰 15g，石菖蒲 15g，胆南星 6g，厚朴 12g，黄芩 12g，瓜蒌 30g。

共 7 剂，每日 1 剂，水煎 600mL，分 3 次温服（每次约

200mL，餐后 1 小时口服）。

后随访得知，患者服药后睡眠明显改善。

按语

《景岳全书·不寐》将不寐病机概括为有邪、无邪两种类型，并归纳总结了不寐的病因病机及辨证论治方法。李中梓《医宗必读》指出不寐的病因有气虚、阴虚、水停、胃不和、痰滞五种，并根据病因的不同采用不同的治法。不寐的病机总属阳盛阴衰，阴阳失交。《景岳全书·述古》云："痰火扰乱，心神不宁……火炽痰郁而致不眠者多矣。"唐荣川《血证论·卧寐》云："盖以心神不安，非痰即火。"脾胃受损，酿生痰热，痰热上扰，胃气失和，不得安卧。本例患者，饮食不节，伤及脾胃，运化失司，水湿停聚，郁久化热，化为湿热，热邪蒸灼津液，炼湿成痰，痰热上扰心神，故见虚烦不眠，治以清热化痰、和中安神，选方黄连温胆汤加味。方中半夏、陈皮燥湿化痰；茯苓健脾渗湿，以杜生痰之源；枳实行气消痰；胆南星、竹茹清热化痰除烦，加以浙贝母增强清热化痰之功；黄连、黄芩相合，善清上中焦之热，现代药理研究表明，黄连主要的化学成分有香豆素、有机酸、生物碱、甾体、黄酮以及挥发油等，具有抗菌、消炎、调血脂、抗氧化以及降血糖等作用；[①] 黄芩的现代药理研究表明，黄芩苷、黄芩素、汉黄芩苷、汉黄芩素是黄芩的主要的化学成分，具有抗炎、抗氧化、抗结肠

---

① 黄玲.黄连化学成分及有效成分药理活性的研究进展[J].中西医结合心血管病电子杂志，2020，8(17)：136-137.

癌、抗免疫和保护肾脏的作用。① 方对药旋覆花、赭石、紫苏梗降逆除嗳；海螵蛸、浙贝母、瓦楞子制酸和胃；厚朴与对药藿香、佩兰、石菖蒲相合，芳香醒脾，行气化湿；瓜蒌润肠通便。

医案 105　脾虚湿阻

党某，女，65 岁。

初诊：2021 年 7 月 31 日

主诉：失眠 2 月余。

临床表现：患者诉 2 个月前无明显诱因出现入睡困难，梦多易醒，醒后不易入睡，精神欠佳，倦怠乏力，头部困重，腿软乏力，口干，纳呆，便溏，日一行，舌淡，苔白，脉弦细。

西医诊断：睡眠障碍

中医诊断：不寐

证型：脾虚湿阻

治则：健脾燥湿，解郁安神

处方：平胃散加味

苍术 15g，陈皮 12g，白芷 10g，党参 15g，广藿香 12g，佩兰 15g，石菖蒲 15g，鸡内金 15g，山楂 15g，麦芽 15g，厚朴 12g，姜半夏 12g，醋香附 12g，盐川楝子 10g，麸炒枳

---

①黄玉普，吴大章，王森．黄芩的药理作用及其药对研究进展[J]．中国药业，2022，31(15)：129－133.

壳 15g，葛根 12g，磁石 30g，蜜百合 30g，酸枣仁 12g，茯神 15g，柴胡 12g，升麻 10g。

共 7 剂，每日 1 剂，水煎 600mL，分 3 次温服（每次约 200mL，餐后 1 小时口服）。

1 个月后随访得知，患者症状基本消失。

按语

《灵枢·口问》曰："阴气积于下，阳气未尽，阳引而上，阴引而下，阴阳相引，故数欠。"[1]《素问·逆调论》曰："胃不和则卧不安。"[2]《保婴撮要·不寐》曰："若胃气一逆，则气血不得其宜，脏腑不得其所，不寐之症，由此生焉。"《素问·逆调论》云："阳明者胃脉也，胃者六腑之海，其气亦下行，阳明逆不得从其道，故不得卧也。"[2]若脾胃气机升降功能紊乱，胃失和降，可导致全身气机失常，使得"阳不入阴"，从而影响睡眠功能。脾胃虚弱，运化失常，痰湿内生，阻滞中焦，"阳气不入阴中"，发为不寐。故治疗以健脾燥湿、解郁安神为先，方用平胃散加味。平胃散出自《太平惠民和剂局方》，由苍术、厚朴、陈皮、甘草组成，生姜、大枣为引，功善健脾燥湿，且可实土以抑木，使营血生化有源。方中党参健脾益气；半夏、厚朴，行气燥湿；枳壳、香附、川楝子疏肝解郁，使肝气得以条达，血充则

①田代华，刘更生整理．灵枢经［M］．北京：人民卫生出版社，2005：70.

②田代华整理．黄帝内经·素问［M］．北京：人民卫生出版社，2005：68.

肝柔；酸枣仁、茯神相合，养心安神；葛根生津止渴，百
合清心安神；鸡内金、山楂、麦芽健脾消积；对药藿香、
佩兰、石菖蒲与白芷相合，醒脾化湿；磁石重镇安神；柴
胡、升麻，升阳除湿，健运脾胃。

心　悸

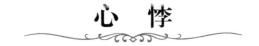

医案106　阴阳两虚

王某某，女，59岁。

初诊：2022年5月9日

主诉：间断性心慌2年，加重伴乏力2个月。

临床表现：患者自诉2年前无明显诱因出现心悸，活
动后明显，伴全身乏力，失眠，多梦，易惊醒，醒后难以
再次入眠，遂就诊于当地医院，经治疗后症状未见明显好
转，刻下见：心悸，活动后明显，伴全身乏力，偶胸闷，
失眠多梦，易惊醒，醒后难以再次入眠，畏寒肢冷，纳呆，
二便调，舌淡红，苔白滑，脉细。查心电图及心脏彩超均
无明显异常。

西医诊断：心脏神经症

中医诊断：心悸

证型：阴阳两虚

治则：益气滋阴，温阳复脉

处方：二仙汤加味

炙淫羊藿 15g，仙茅 10g，盐巴戟天 10g，黄柏 10g，盐知母 10g，柴胡 12g，白芍 15g，当归 10g，白术 15g，陈皮 12g，炙甘草 6g，茯神 12g，黄芪 15g。

共 7 剂，每日 1 剂，水煎 600mL，分 3 次温服（每次约 200mL，餐后 1 小时口服）。

二诊：2022 年 5 月 16 日

心悸、乏力、畏寒肢冷好转，情绪较前稳定，仍有失眠，多梦易醒，精神欠佳，偶感活动后劳累，纳差，二便调，舌淡红、苔白，脉细。上方去柴胡、陈皮，加盐小茴香 10g、桂枝 10g、高良姜 15g、干姜 10g。继服 14 剂，煎服方法同前。

三诊：2022 年 5 月 30 日

心悸、乏力明显改善，夜寐、食纳好转，二便调。效不更方，继服 14 剂，煎服方法同前。

1 个月后随访得知，患者无不适。

按语

中医学中并无"心脏神经症"病名的记载，但根据其临床症状可将其归属于"心悸""怔忡"等范畴，现代医家认为本病病机多为肝郁脾虚、心肾不交等。《伤寒明理论·悸》载："其气虚者，由阳气内弱，心下空虚，正气内动而为悸也。"阳气虚衰，胸阳不振，亦可致心悸。本案患者为年轻女性，因家庭琐事较多，常急躁易怒，长期心神困扰，又因情志伤肝，气机郁滞，耗伤肝血，心失所养，产生心悸，而肝血与肾精相互充养、相互转化，肾精的生成依赖肝血补充，肝血损耗肾精无以得生，导致阳气渐衰，阴液不足，冲任失调，故见全身乏力、失眠多梦、畏寒肢冷，结合舌脉，辨为阴阳两虚证，治以温阳，佐以滋阴。予以二仙汤加减治疗，以仙茅、淫羊藿为君药，再配伍巴戟天温肾阳，肾中真阳不衰，上升产生心中之火，而君火充盛，相火自安，不使真阴耗伤，各安其位，还使心肾相交、水火相济；巴戟天为臣药，三者性味皆辛而性温，归肝、肾经，合用可温肾补阳；知母、黄柏为臣药，味苦、咸，性寒，皆可入肾经、泻相火而滋肾阴，同时佐制补阳药物的辛温燥烈之性；当归为使药，性甘味厚，补血活血，兼具攻补之效，调理冲任之功，后世医家推崇其为血家之圣药。全方集寒热补泻于一方，组方体现"阴中求阳，阳中求阴"之古训，而《伤寒论·辨发汗后病脉证并治》第69条载："发汗过多，其人叉手自冒心，心下悸，欲得按者，属桂枝甘草汤。"桂枝入心经，温通心阳，炙甘草补益心气，扶助心阳。黄芪健脾益气，白术健脾燥湿，茯神健脾宁心，且诸药均为甘味，主入脾经，能够起到补脾以滋心阴、养心血的作用。柴胡功善疏肝解郁，白芍养血柔肝，缓急止痛，可防攻伐太过伤及肝体。阳气充盈则推动血液运行，情志正常则气机调畅，阳气上升，心神可得濡养，心神安宁，心悸自消，故疗效满意。

医案107 气血两虚

苗某某，男，66岁。

初诊：2019年8月9日

主诉：胸闷心慌3月余，加重1周。

临床表现：患者3个月前无明显诱因出现胸闷、心慌，伴头晕、疲乏，活动后尤甚，休息后可自行缓解，未予治疗。1周来自觉心慌较前加重，发作次数较前增多，头晕乏力，发作时伴有双下肢麻木无力，易汗出，畏寒，纳可，寐欠佳，不易入睡，睡中易醒，醒后难以入睡，二便调，舌淡，裂纹舌，苔白，脉细数。心电图示：窦性心动过速、偶发房性早搏。血常规、生化检查未见明显异常。

西医诊断：1. 窦性心律失常

2. 心动过速

3. 阵发性房性早搏

中医诊断：心悸

证型：气血两虚

治则：补血养心，益气安神

处方：归脾汤加味

黄芪30g，党参15g，麸炒白术15g，当归12g，茯神12g，蜜远志12g，炒酸枣仁12g，五味子10g，桂枝10g，淡附片（先煎）6g，炙甘草6g，大枣10g。

共7剂，每日1剂，水煎600mL，分3次温服（每次约200mL，餐后1小时口服）。

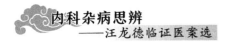

二诊：2022 年 8 月 16 日

胸闷、心慌稍有减轻，疲乏、畏寒、汗出、寐差等症状明显改善，舌淡红，舌面裂纹，苔薄白，脉细。效不更方，继服 7 剂，煎服方法同前。

三诊：2022 年 8 月 23 日

心慌感减轻，发作次数减少，无汗出、畏冷，双下肢无麻木感，口稍干，夜间睡眠改善，舌中横裂纹渐浅，且脉象较前有力，脉能振指，脉速正常，是气血回复之佳兆，阳虚之象消失，渐有阴伤之象。上方去淡附片，加白芍 15g、玉竹 12g。继服 7 剂，煎服方法同前。

四诊：2022 年 8 月 30 日

服药后症状消失。舌淡红，苔薄白，脉应指有力。复查心电图示：窦性心律，大致正常心电图（心率 78 次/分），早搏消失。效不更方，继服 7 剂，煎服方法同前。

1 个月后随访得知，患者症状消失，余无不适。

按语

《说文解字》解释"悸"即心动。《黄帝内经》中无"心悸"病名，但有与悸相似之惊、惕、惊狂、惊恐等名，对病因提出"三阳积并""气并于""诸病……惊骇，皆属于火"，临床症状描述如"心中憺憺大动""心怵惕"等。心悸首见于《伤寒论》《金匮要略》，如"心动悸""心下悸""心中悸"等。"心主血脉""心为五脏六腑之大主"。外邪侵袭，内舍于心，或七情内伤，气血违和，心失所养，均可引发心病，使心之气血阴阳耗损，血脉运行不畅，从而影响肺、肾、脾及其他内脏。① 心悸是由于各种原因导致心神失养或心神受扰，从而出现以心中悸动不安，甚则不能自主为主要临床表现的一种病症。患者初诊胸闷心慌、头晕乏力、夜寐差、肢体麻木、畏寒、易汗出，舌淡，舌中裂纹，苔白，脉细数。气血不足，心失所养，则见心悸；脑失所养，则见头晕；心藏神，心失所养，神不守舍，则夜寐不安；血虚生风，见肢体麻木；阳虚肢体失去温煦，故见畏冷；汗为心之液，心阳受损，气虚不摄而见汗出，四诊合参，乃为气血不足，兼有阳虚之明据。血为阴，阴不得阳不化；气主煦之，气虚不能温煦，气有余便是火，气不足就是寒。以归脾汤加桂枝、附子，气血双补、温通心阳。气血得充，心得所养，脑得其营，心阳得升，诸症可平。方中党参、附子配伍，党参甘平，益气强心，附子辛热，助阳强心，二药合用，相辅相成，温阳益气，强心救逆之效增强。汪龙德主任医师认为，气血不足之人不宜峻补，宜少用人参，故此医案用党参，以防峻补太过；桂枝、甘草相合，桂枝色赤入心，气味辛温，上补心阳之虚，温养血脉之寒，两者配伍，辛甘化阳，益气暖胸，温通血脉，气血运行畅通，心肌得养，心悸自安。一诊后胸闷、心慌未明显改善，但畏寒、汗出等症状明显好转，治疗有效，继续原方巩固治疗；二诊后心悸感减轻，发作次数减少，阳虚症状消失，但有口干之象，考虑为辛燥太过，故三诊时去大热之附子（淡附片），加白芍、玉竹养阴生津，且方中桂枝、白芍配

---

① 杜啸天，石贵军，车思桦，等．基于扶阳思想浅议《伤寒论》心悸证治［J］．中西医结合心脑血管病杂志，2023，21（6）：1148－1150.

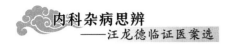

伍，芍药倍桂枝以缓急止痛；四诊时患者诸症皆除，舌中横裂纹浅，舌淡红，苔薄白，脉应指有力。复查心电图提示窦性心律，大致正常心电图，早搏消失。本案患者一派本虚之象，病位在心，涉及脾胃，以益气补血、养心安神、温通心阳之法治之，最终获得良效。

胸痹心痛

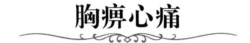

医案108　痰浊闭阻

张某某，女，62岁。

初诊：2021年3月23日

主诉：反复胸闷痛3年余，加重伴咳痰2天。

临床表现：患者3年前无明显诱因出现胸部闷痛，遂就诊于本地某医院，查24小时动态心电图提示：窦性心律，平均心率60次/分，最慢心率42次/分，最快心率107次/分，总心搏数88 789次，未见＞2秒停搏，房性早搏17个。冠状动脉造影示：主动脉及冠脉硬化性改变，左前降支中段浅肌桥，左回旋支（LCX）近中段多发钙化斑块，管腔轻微狭窄，间断口服"稳心颗粒、丹参滴丸、参松养心胶囊（具体剂量不详）"，上述症状反复发作。刻下见：间断胸部闷痛，气短，活动后及夜间明显，伴倦怠乏力，咳吐痰涩，纳呆，眠可，小便调，大便稀溏，舌淡，苔白腻，脉滑。

西医诊断： 冠状动脉粥样硬化性心脏病

中医诊断： 胸痹心痛

证型： 痰浊闭阻

治则： 宣肺化痰，通阳泄浊

处方： 瓜蒌薤白半夏汤加减

瓜蒌15g，薤白15g，姜半夏12g，麸炒枳实15g，党参15g，陈皮12g，川芎10g，石菖蒲15g，丹参10g，甘草6g。

共7剂，每日1剂，水煎600mL，分3次温服（每次约200mL，餐后1小时口服）。

二诊： 2022年3月29日

胸闷痛症状缓解，咳痰减少，倦怠乏力好转，无纳呆，二便正常，患者诉食欲不佳。上方加酸枣仁15g，炒麦芽15g。继服7剂，煎服方法同前。

1个月后随访得知，患者无不适。

按语

"胸痹"一名，首见《黄帝内经》。《素问·藏气法时论》言"心病者，胸中痛，胁支满，胁下痛，膺背肩胛间痛，两臂内痛"，《灵枢·厥病》云"真心痛，手足清至节，心痛甚，旦发夕死，夕发旦死"，论述了胸痹病的症状及真心痛的危急程度。《金匮要略·胸痹心痛短气病脉证治第九》云"脉当取太过不及，阳微阴弦，即胸痹而痛，所以然者，责其极虚也。今阳虚知在上焦，所以胸痹、心痛者，以其阴弦故也"，将胸痹病机概括为阳微阴弦，病为本虚标实之证。

《灵枢·本脏》云"肺大则多饮，善病胸痹……"，指出痰饮停留于肺，侵袭心脉，引起胸痹心痛。① 其本为心阳脾阳不足、气血运行受阻，概因饮食不节，过食肥甘、或生冷、或辛热之品，碍脾伤胃，脾阳困阻，中焦运化无力，痰壅湿盛，犯扰心胸，心阳受遏，气机不畅，心脉痹阻，遂成胸痹；或因肝气郁结，烦恼压力，忧思伤脾，肝郁乘脾，水运失司，聚生为痰，痰浊中阻，复损脾阳，痰浊上扰，困郁心阳，心脉痹阻，发为胸痹。胸痹一病的发生，虚实夹杂，实者多因寒、瘀、滞、痰为主，虚者多见脏腑阴阳亏虚，心脉失养。其实者，寒邪致病，与季节气候密不可分，寒为阴邪，易袭阳位，心在五脏属阳中之阳，气候寒冷，阳气受损，温煦无力，阴邪上犯心阳，寒凝血脉，导致胸闷胸痛、心悸频发；寒凝郁遏阳气，血脉凝滞，血行不利，脉络失养，心脉痹阻，发为胸痹；饮食不节，滋腻伤脾，脾失健运，痰湿内生，痰瘀互结，壅塞心脉，心阳失旷，而发胸痹。其虚者，非独心也，与五脏六腑皆相关，劳倦内伤，气虚不能行血，血脉不充，可发胸痹；年老体虚，肾阴亏虚，心血失荣，肾阳虚衰，君火失用，心脉痹阻而痛。虚实瓜蒌二者，互为因果，相互转化，日积月累，发作趋于频繁。根据不同证候，治以辛温通阳或温补阳气，立瓜蒌薤白半夏汤等方。本例患者平素脾胃亏虚，运化失司，痰浊停聚，方选瓜蒌薤白半夏汤加减。方中瓜蒌性寒，味甘，归肺、大肠、胃经，可清热化痰、活血化瘀；薤白性温，味辛、苦，归心、肺、胃、大肠经，可通阳行气、

---

① 钟永圣. 黄帝内经选解[M]. 北京：新华出版社，2018：57.

散滞消痞；半夏性温，味辛，归脾、胃、肺经，可除湿涤痰、止呕散结；党参性平，味甘，归脾、肺经，可补血益气；石菖蒲性温，味苦，归心、胃经，可豁痰理气、活血散风；枳实性微寒，味苦，归脾、胃经，可破气消积、化痰散痞。诸药合用，共奏活血化瘀、通阳泄浊、行血理气之功效。《证类本草》云丹参："主心腹邪气，止烦满，益气，去心腹痼疾，结气。"[1]丹参中主要成分丹参酮ⅡA具有抗心肌缺血、抗心律失常、抗凝血功能、调节血脂水平，以及抗动脉粥样硬化的作用，对心血管系统有保护作用。川芎为血中之气药，善走行于头目、血海，根据气血理论，气为血之帅，气滞引起血瘀，瘀血日久又致气滞，川芎与丹参配伍活血之功显著，祛瘀之力增强，使气血畅行，两药共奏养血活血、理气化瘀之效。甘草取调和诸药之效。

医案109　血脉瘀滞

路某某，女，49岁。

初诊：2021年4月4日

主诉：胸闷胸痛心悸1年余，加重半年。

临床表现：患者1年前无明显诱因出现胸闷胸痛、心悸，每次持续约1分钟，休息后可缓解，缓解后自觉疲劳汗出，周身无力。刻下见：胸部闷痛，呼吸困难，心慌，自

---

[1] 何文娟，刘秀菊，孙倩，等．丹参主要活性成分对瑞格列奈体外代谢性相互作用影响[J]．中国中西医结合杂志，2024，44（1）：91 - 95.

觉心跳至咽喉部，有紧束感，左侧胸部疼痛，每天发作数次，每次持续 1 分钟左右，可因劳累、活动诱发，白日发作次数较多，呈刺痛，缓解后疲劳，周身无力，汗出，咳嗽，咳少量黄色黏痰，偶夹血丝，口干喜饮，夜间口苦，纳寐不佳，二便调。舌淡紫，苔薄白，脉沉细涩。查冠脉造影示：右肺下叶后基底段小斑块片状磨玻璃影，考虑局限性间质性改变；主动脉及冠脉硬化性改变；左前降支（LAD）近中段多发钙化斑块，管腔轻度狭窄；左回旋支（LCX）中段钙化斑块，管腔轻微狭窄。

西医诊断： 冠状动脉粥样硬化性心脏病

中医诊断： 胸痹心痛

证型： 血脉瘀滞

治则： 活血化瘀，行气止痛

处方： 血府逐瘀汤加减

黄芪 30g，桂枝 10g，赤芍 12g，厚朴 10g，炒苦杏仁 10g，炒桃仁 10g，红花 10g，麸炒枳实 15g，柴胡 12g，桔梗 6g，川芎 10g，川牛膝 10g，醋延胡索 10g，姜半夏 10g，干姜 10g，甘草 6g。

共 14 剂，每日 1 剂，水煎 600mL，分 3 次温服（每次约 200mL，餐后 1 小时口服）。

二诊： 2022 年 4 月 18 日

服药后胸闷胸痛、心悸等症状较前明显减轻，稍有胸闷，颈项部偶有紧束感，时有头晕，心慌，易疲劳，阵发性心烦，发热，自汗、盗汗，口干、口苦，晨起喉间有少量黄黏痰易咳出，纳可，厌油腻，嗜睡，二便调，舌暗红，苔薄黄，脉弦。上方去赤芍、醋延胡索，加煅牡蛎 15g。继服 14 剂，煎服方法同前。

　　1 个月后随访得知，患者症状基本消失，余无不适。

按语

　　《素问·痹论》载"心痹者，脉不通"，提示该病的病位在心，病机的关键是脉络痹阻。《针灸甲乙经·动作失度内外伤发崩中瘀血呕血唾血第七》云"胸中瘀血，胸胁楛满，膈痛"，指出血瘀致心痛。《素问·举痛论》所云"寒气入经而稽迟，泣而不行，客于脉外则血少，客于脉中则气不通，故卒然而痛……脉泣则血虚，血虚则痛，其俞注于心，故相引而痛"，即后世所谓不荣则痛，不通则痛。《儒门事亲·凡在下者皆可下式十六》云："然积聚陈莝于中，留结寒热于内，留之则是耶？逐之则是耶？《内经》一书，惟以气血通流为贵。世俗庸工，惟以闭塞为贵。又止知下之为泻，又岂知《内经》之所谓下者，乃所谓补也。陈去而肠胃洁，癥瘕尽而荣卫昌。不补之中，有真补者存焉。"故而人体内脉道的充盈需要气与血相互协作。若气虚无力推动血液运行，则易成瘀，阻于脉道。此案患者中老年男性，轻度肥胖，素体多虚，以胸闷、胸痛、心悸为主诉，常于劳累或活动后发作，疼痛性质为刺痛，舌淡紫，脉沉细涩，可辨证为心血瘀阻证。常于胸痛发作后出现疲劳汗出，周身乏力，可知素体气虚，气虚则无以充身，卫气虚则不固，无以敛汗；初期患者胸闷、胸痛症状较轻，未予以重视，久而久之，气虚则血液无以运行，血液停滞则血瘀，瘀阻心脉则胸痛。平素患者情绪易激动，肝气郁结，肝旺化火，可见口干、口苦。脾阳虚则完谷不化，兼有阴虚火旺（夜间烦躁，盗汗，身热）。故对血府逐瘀汤进行加减，柴胡、枳实疏肝解郁、破气消积；桃仁、红花活血化瘀；川芎，性温，味辛，为血中之气药，具有通十二经脉以调和气血之功效，故其能活血化瘀，用于血瘀诸证。现代医学研究证实，川芎含有以川芎嗪和阿魏酸为主要有效成分的化学物质；赤芍清热凉血、散瘀止痛；怀牛膝活血通经、引火下行；桔梗上行、宣肺平喘、引诸药上行；延胡索行气活血、止痛。汪龙德主任医师善用桂枝通阳、活络，合赤芍平调阴阳，甘草调和诸药，且患者素有气虚，以黄芪补益心肺之气，气盛则血液正常运行。干姜温补脾阳，助中焦之气缓缓升发；厚朴、杏仁降气平喘；半夏燥湿化痰。全方共奏行气活血、通阳止痹之效。患者二诊时胸闷胸痛症状明显好转，结合患者自汗盗汗、嗜睡等症状，去赤芍、延胡索，以防清泄太过，加用牡蛎收敛固涩。若临证中伴有寐差、心悸、善惊易恐等症状，酌加生龙骨、生牡蛎以重镇收敛安神；远志、柏子仁、酸枣仁、五味子、珍珠母以养心安神，使心有所依；若忧思伤脾，食欲不振者，可酌加健脾开胃之品，如鸡内金、焦山楂、麦芽；若心胸烦闷伴舌尖红者，可加清心除烦之品，如栀子、蒲公英、葛根、淡豆豉；若见畏寒肢冷者，可加辛温通阳之品，如桂枝、淫羊藿、小茴香、高良姜；若伴有眩晕，可加平肝息风之品，如益母草，桑寄生、天麻、钩藤；若血脂增高，可加焦山楂、决明子。

其他病证

其他病证

医案 110　腰痛

达某某，女，25 岁。

初诊：2018 年 9 月 15 日

主诉：间断腰痛 3 年，加重伴手足心热 2 个月。

临床表现：患者诉 3 年前无明显诱因出现腰部酸困疼痛，劳累后加重，查腰椎正侧位 DR 示：腰椎骨质增生，于多家医院就诊治疗，疗效欠佳，之后反复发作。2 个月前上述症状加重伴见腰膝酸软，手足心热，平素畏寒，痰多，四肢困重，倦怠乏力，纳可，眠差，大便调，小便清长，舌淡红，苔薄白，脉细无力。

西医诊断：腰椎骨质增生

中医诊断：腰痛

证型：肾气亏虚

治则：补益肝肾

处方：肾气丸加味

熟地黄 12g，山萸肉 12g，麸炒山药 15g，泽泻 10g，茯苓 12g，牡丹皮 10g，黄芪 15g，仙茅 10g，桂枝 10g，白芍 10g，盐杜仲 10g，防风 10g，炙淫羊藿 12g，苍术 15g，陈皮 10g，厚朴 12g，姜半夏 10g，煅龙骨(先煎)15g，煅牡蛎(先煎)15g，五味子 10g。

共 14 剂，每日 1 剂，水煎 600mL，分 3 次温服(每次约 200mL，餐后 1 小时口服)。

二诊：2018 年 10 月 9 日

症状明显缓解，近日双手指腹可见针尖样水疱伴瘙痒。上方去山药、仙茅、桂枝、淫羊藿，加地肤子12g、石菖蒲15g、白芷10g。继服14剂，煎服方法同前。

3个月后随访得知，患者无不适。

按语

《素问·脉要精微论》指出"腰者，肾之府，转摇不能，肾将惫矣"[①]，《灵枢·五癃津液别》言"虚故腰背痛而胫酸"[②]，《景岳全书·腰痛》亦云"腰痛之虚证十居八九"，《七松岩集·腰痛》指出"然痛有虚实之分，所谓虚者，是两肾之精神气血虚也，凡言虚证，皆两肾自病耳"，对腰痛常见病因和分型作了概括。《证治汇补·腰痛》指出："唯补肾为先……久痛宜补真元，养血气。"历代医家都认为肾亏体虚是腰痛的重要病机。[③] 本例患者平素畏寒，腰膝酸软，倦怠乏力，小便清长，脉细无力，为肾阳不足，治宜补肾助阳，"益火之源，以消阴翳"，故以肾气丸加味治疗。肾气丸首见于《金匮要略》，方中桂枝辛甘而温，合以淫羊藿、仙茅温通阳气，补肾阳，助气化；《景岳全书》云"善补阳者，必于阴中求阳，则阳得阴助，而生化无穷"，故重用熟地黄滋阴补肾生精，配伍黄芪、山茱萸、山药、白芍补肝

---

①田代华整理. 黄帝内经·素问[M]. 北京：人民卫生出版社，2005：31.

②田代华，刘更生整理. 灵枢经[M]. 北京：人民卫生出版社，2005：82.

③杨海俊，唐丹，高祖玲. 腰痛的中医治疗进展[J]. 中国中医急症，2022，31(10)：1865-1868，1872.

养脾益精，阴生则阳长。泽泻、茯苓、厚朴、半夏、陈皮健脾利湿行气，配桂枝又善温化痰饮；丹皮活血散瘀，伍桂枝则可调血分之滞。龙骨、牡蛎、五味子收敛固涩。诸药合用，助阳之弱以化水，滋阴之虚以生气，使肾阳振奋，气化复常，则诸症自除。二诊诸症大减，双手指腹见针尖样水疱，《疡科心得集》指出"湿毒疮……此因脾胃亏损，湿热下注，以致肌肉不仁而成，又或因暴风疾雨，寒湿暑热侵入肌肤所致"①，故加地肤子、石菖蒲、白芷以健脾化湿，祛风止痒。现代药理研究表明，地肤子可以通过调控前列腺素－内过氧化物合酶的生成或释放，从而调节花生四烯酸代谢，减少炎症介质的产生，干预湿疹的发病过程，以改善患者相关症状。②

医案 111　头痛

房某某，男，47 岁。

初诊：2019 年 12 月 17 日

主诉：头痛 5 天。

临床表现：患者自述 5 天前无明显诱因出现头痛，位置不定，偶有眩晕，疲乏无力，自觉口中异味，纳可，眠差，舌红，苔黄腻，脉弦。既往慢性支气管炎病史 1 年。

---

①周莹莹，张琼，张迁，等．中药外洗法治疗手部湿疹研究概述［J］．陕西中医，2022，43（2）：265－268.

②李磊，吴东良，阎玥，等．基于网络药理学探讨徐长卿－紫草－地肤子治疗湿疹的作用机制［J］．现代中医药，2022，42（1）：40－47.

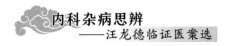

西医诊断： 头痛

中医诊断： 头痛

证型： 风痰上扰

治则： 化痰息风，健脾祛湿

处方： 半夏白术天麻汤加减

姜半夏 12g，白术 12g，天麻 10g，陈皮 12g，钩藤（后下）10g，夏枯草 15g，藁本 10g，石菖蒲 15g，广藿香 15g，佩兰 15g，茯苓 12g，川芎 10g，黄芩 10g，柴胡 12g，苍术 15g，葛根 15g。

共 7 剂，每日 1 剂，水煎 600mL，分 3 次温服（每次约 200mL，餐后 1 小时口服）。

二诊： 2019 年 12 月 24 日

头痛乏力较前好转，但口中仍有异味，纳可，眠差，舌胖大有齿痕，苔白腻，脉弦滑。上方加金银花 15g，连翘 15g，蒲公英 15g。继服 10 剂，煎服方法同前。

1 个月后随访得知，患者无不适。

按语

汉代《阴阳十一脉灸经》中首现"头痛"病名，[1]《黄帝内经》中详细提到风与头痛的关系，并且提出头痛相关病名"头风"。《素问·风论》云："风气循风府而上，则为脑风。风入系头，则为目风，眼寒。"[2]《素问悬解·骨空论》云：

---

①赵永烈，王谦，王良叶，等.《黄帝内经》中头痛理论探讨[J]. 辽宁中医药大学学报，2014，16(7)：76 - 78.

②田代华整理. 黄帝内经·素问[M]. 北京：人民卫生出版社，2005：84.

"风从外入，令人振寒，汗出，头痛，身重，恶寒，治在风府，调其阴阳。不足则补，有余则泻。"①《诸病源候论》已认识到"风痰相结，上冲于头"可致头痛。脾湿生痰，湿痰壅遏，引动肝风，风痰上扰清空所致。风痰上扰，蒙蔽清阳，故眩晕、头痛；痰阻气滞，升降失司，故胸膈痞闷。李东垣在《脾胃论》中说"足太阴痰厥头痛，非半夏不能疗；眼黑头旋，风虚内作，非天麻不能除"，遂以半夏白术天麻汤化痰息风、健脾祛湿。方中半夏燥湿化痰，降逆止呕；天麻、川芎平肝息风，而止头眩，两者合用，为治风痰眩晕头痛之要药，共为君药；白术、茯苓、苍术与对药藿香、佩兰、石菖蒲相伍，健脾祛湿，杜生痰之源，共为臣药；陈皮理气化痰，黄芩清热燥湿，夏枯草清肝火散郁结，钩藤、藁本平肝息风，诸药合用，使痰祛风消，眩晕头痛止。二诊症状好转，但口中仍有异味，《诸病源候论·口臭候》："口臭，由五脏六腑不调，气上胸膈。然腑脏气臊腐不同，蕴积胸膈之间，而生于热，冲发于口，故令臭也。"中医认为口臭主要责之与脾，与湿、热、虚病理因素相关，《景岳全书》"口臭由于胃火者，宜清胃饮……皆可内清其火"②，提出胃火口臭，治以清解体内邪火，使火去则臭味消，故加金银花、连翘、蒲公英以清热解毒。现代药理研究表明，

①田代华整理．黄帝内经·素问［M］．北京：人民卫生出版社，2005：111.
②宋昌娟，赵旦娅，赵俊，等．陆为民教授治疗口臭经验［J］．中医临床研究，2022，14（1）：113-115.

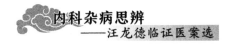

金银花具有抑菌作用，可明显改善口中异味。①

医案 112 鹘眼凝睛

李某，男，39 岁。

初诊：2021 年 1 月 16 日

主诉：眼球突出 3 年余，伴充血 2 周。

临床表现：患者诉 3 年前因眼部不适就诊于本地某医院，行相关检查后诊断为"甲状腺相关眼病"，治疗后症状无缓解。2018 年在外院经"激素冲击"后，症状有所缓解，但眼压仍高，之后规律口服"强的松""环孢素"（具体剂量不详），控制良好。刻下见：眼睛发胀，强光刺激后易流泪，口干口苦，心烦易怒，纳呆，大便干结，小便色黄，眠可，舌淡红，苔黄，脉弦数。

西医诊断：甲状腺相关性眼病

中医诊断：鹘眼凝睛

证型：肝郁化火

治则：疏肝解郁，清热凉血

处方：丹栀逍遥散加味

牡丹皮 12g，栀子 12g，当归 12g，白芍 15g，柴胡 12g，茯苓 12g，白术 12g，郁金 10g，醋香附 12g，虎杖 15g，龙胆 6g，薄荷（后下）6g，决明子 20g，密蒙花 10g，青葙子

---

①张天翼，郭蕴泽，肖雨涵，等. 金银花提取物用于抑制青少年口臭的疗效研究[J]. 临床口腔医学杂志，2021，37(5)：275 - 278.

10g，夏枯草 20g，菊花 6g。

共 7 剂，每日 1 剂，水煎 600mL，分 3 次温服（每次约 200mL，餐后 1 小时口服）。

二诊：2021 年 1 月 23 日

症状明显改善。效不更方，继服 14 剂，煎服方法同前。

1 个月后随访得知，患者症状基本消失。

按语

甲状腺相关性眼病，又称为甲状腺相关免疫性眼眶病，是一种自身免疫反应引起的慢性、多系统损害的疾病，大多临床上表现为甲状腺功能亢进。[①] 本病属于祖国医学"鹘眼凝睛"的范畴，该病名首见于《世医得效方》，[②] 云："轮硬而不能转侧，此为鹘眼凝睛。"该患者平素情志不遂，肝气郁结，久而化火，火性上炎，肝火循经上攻头目，气血上涌络脉，发为本病；肝胆相为表里，肝热传胆，胆气循经上溢，则口苦；热盛耗津，故见便秘尿黄，故治疗当以疏肝解郁、清热凉血，投以丹栀逍遥散加味。方中牡丹皮、栀子消除内生邪火；柴胡疏肝解郁，使"木郁达之"；茯苓、白术健脾益气，以培土荣木；白芍泻肝火以平抑肝阳；当归补肝血可使肝阴得养。"肝喜调达而恶抑郁"，遣以香附、

---

①欧路雨. 甲状腺相关眼病严重度分级和分期现状及存在的问题[J]. 中华实验眼科杂志，2022，40(11)：1114 - 1118.

②富苏，孙睦，许菲. 中医药治疗甲状腺相关眼病的研究进展[J]. 中国中医眼科杂志，2022，32(10)：837 - 840.

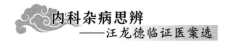
郁金、薄荷疏肝解郁；肝火上炎，以虎杖、龙胆清泻肝火；方中薄荷、决明子、密蒙花、青葙子、夏枯草、菊花均为清肝明目之常用药。

医案 113　痤疮

张某某，女，24 岁。

初诊：2019 年 12 月 7 日

主诉：颜面部红色丘疹 2 月余。

临床表现：患者诉 2 月前颜面部出现红色小丘疹，额头、口周尤甚，平素喜食辛辣之品，渴喜冷饮，伴口气不正，大便黏腻，小便黄，舌红，苔黄腻，脉滑数。幽门螺杆菌检测为阴性。

西医诊断：痤疮

中医诊断：痤疮

证型：湿热内蕴

治则：清热除湿，凉血解毒

处方：三仁汤加味

炒苦杏仁 10g，麸炒薏苡仁 20g，豆蔻 10g，姜半夏 12g，厚朴 12g，通草 6g，滑石粉（包煎）20g，淡竹叶 6g，枇杷叶 6g，金银花 15g，连翘 12g，菊花 6g，薄荷（后下）6g，地肤子 15g，马齿苋 15g，苦参 12g，蝉蜕 6g。

共 7 剂，每日 1 剂，水煎 600mL，分 3 次温服（每次约 200mL，餐后 1 小时口服）。

二诊：2019 年 12 月 14 日

颜面部丘疹颜色变暗，数量减少，口气不正改善，大便排出不畅，舌红，苔黄腻，脉滑数。上方去豆蔻、通草，加瓜蒌 15g、枳实 15g。继服 7 剂，煎服方法同前。

三诊：2019 年 12 月 21 日

颜面部丘疹明显减少，无新发，舌淡红，苔白腻，脉滑。上方去枇杷叶、马齿苋、苦参，加茯苓 12g。继服 7 剂，煎服方法同前。

1 个月后随访得知，患者症状基本消失。

按语

患者系青年女性，喜食辛辣刺激之品，久则湿热内生，熏蒸肌肉皮肤，加之青春期生机旺盛，营血日渐偏热，血热外壅，气血郁滞，蕴阻肌肤，而发痤疮。对于痤疮的认识最先出现在汉代，《黄帝内经》载曰："汗出见湿，乃生痤疿……劳汗当风，寒薄为皶，郁乃痤。"[1]诸代医家认为痤疮的发生，总不离肺、肝、脾、肾，与热、湿、瘀关系密切。《湿热病篇》曰："太阴内伤，湿饮停聚，客邪再至，内外相引，故病湿热。"湿化而热无所附，热清而湿无所存，故治疗当以清热除湿、凉血解毒，方用三仁汤加味。方中苦杏仁、白豆蔻、薏苡仁合用，能宣上、畅中、渗下而具清利湿热，宣畅三焦气机之功；通草、滑石、淡竹叶、地肤子、苦参清热除湿，使湿热浊邪从小便而去；半夏、厚朴、陈皮行气化湿；枇杷叶、金银花、连翘、马齿苋清热解毒；

---

①李皓月，王远红，姜德友，等．痤疮源流简述[J]．中国麻风皮肤病杂志，2019，35(2)：112 - 114.

菊花、薄荷、蝉蜕疏散风热，祛风止痒。二诊病情减轻，大便不畅，故减去豆蔻、通草，加瓜蒌、枳实以导致通便，使湿热浊邪从大便而出。三诊明显减轻，加茯苓以增强健脾化湿之力。

医案 114　肺疫

王某，男，52 岁。

初诊： 2021 年 10 月 28 日

主诉： 发热 3 天，新型冠脉病毒核酸检测阳性 1 天。

临床表现： 患者 2021 年 10 月 28 日以"新型冠脉病毒肺炎"收住入院。疫苗未接种。患者发热，体温 38.6℃，胸闷，气短，呼吸困难，咳嗽咳痰，痰少而粘，夹有血丝，色黄不易咯出，咽干，汗出较多，乏力，纳呆，大便三日未解，小便色黄，舌质红，苔黄厚，舌下络脉粗大、迂曲，脉滑细数。血常规：白细胞（WBC）1.64 × 10^9/L，淋巴细胞（L）0.37 × 10^9/L，中性粒细胞（N）1.04 × 10^9/L，血小板（PLT）73 × 10^9/L；血沉：48mm/h；生化：乳酸脱氢酶（LDH）295U/L↑，肌酸激酶（CK）394U/L，α-羟丁酸脱氢酶（HBDH）228U/L；肝功 + 肾功 + 心肌酶：尿酸（UA）200μmol/L↓，总蛋白（TP）51g/L↓，白蛋白（ALB）34.1g/L↓，球蛋白（GLB）16.9g/L，谷丙转氨酶（ALT）81U/L↑，谷草转氨酶（AST）69U/L↑。胸部 CT：双肺多叶段病变，符合新型冠脉病毒肺炎表现；双肺多叶段病灶密度增高，范围增大。既往有高血压病史，最高可达

190/110mmHg。

西医诊断：新型冠状病毒肺炎

中医诊断：肺疫

证型：湿热郁肺

治则：清肺通络，化瘀解毒

处方：清肺通络方

蜜麻黄 9g，炒苦杏仁 9g，石膏 20g，胆南星 6g，葶苈子 15g，炒桃仁 9g，赤芍 15g，射干 9g，薏苡仁 15g，蜜紫菀 15g，蜜百部 15g，水蛭 3g，酒大黄 6g，甘草 10g。

共 7 剂，每日 1 剂，水煎 600mL，分 3 次温服（每次约 200mL，餐后 1 小时口服）；当体温达 38.5℃ 时，每隔 6 小时口服安宫牛黄丸 1 丸；当体温达 38℃ 时可每隔 6 小时再服安宫牛黄丸 1 丸。

二诊：2021 年 11 月 6 日

服药后仍时伴有发热，发热时体温 38.4℃，咳嗽咳白痰，痰中带血，胸闷气短，呼吸困难，口干，上半身汗多等症状，舌暗，苔薄黄，脉细数。血常规：WBC $2.44 \times 10^9/L$，L $0.70 \times 10^9/L$，N $1.50 \times 10^9/L$，PLT $82 \times 10^9/L$，血沉 55mm/h；生化：LDH 375U/L、CK 1153U/L；肌红蛋白：190.98ng/mL。胸部 CT 示：双肺多叶段病变，各病灶范围均不同程度进展。

证型：痰热阻肺兼有肺气虚

治则：清热化痰，益气养阴

处方：麻杏石甘汤合千金苇茎汤加减

蜜麻黄 10g，炒苦杏仁 10g，石膏 30g，人参 30g，前胡 15g，葶苈子 20g，蜜紫菀 15g，清半夏 10g，蜜百部 20g，

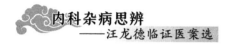

丹参 20g，黄芪 30g，桔梗 15g，薏苡仁 30g，炒桃仁 12g，冬瓜子 30g，甘草 6g。

共 5 剂，每日 1 剂，水煎 600mL，分 3 次温服（每次约 200mL，餐后 1 小时口服）。

三诊： 2021 年 11 月 12 日

服药后患者仍有咳嗽，痰黄白相间，伴胸闷气短，舌胖大舌质嫩，边有齿痕，苔白厚腻微黄，脉弦细。

证型： 痰浊阻肺

治则： 宣肺透邪，清热化浊

处方： 宣肺化浊方加减

蜜麻黄 6g，连翘 15g，蜜前胡 9g，法半夏 12g，酒大黄 10g，陈皮 6g，酒黄芩 6g，丹参 12g，炒决明子 15g，茯苓 12g，槟榔 10g，麸炒苍术 12g，广藿香 6g，羌活 9g。

共 3 剂，每日 1 剂，水煎 600mL，分 3 次温服（每次约 200mL，餐后 1 小时口服）。

四诊： 2021 年 11 月 15 日

患者服药后仍有咳嗽，痰黄白相间，以白痰为主，胸闷气短，大便质稀。舌胖大舌质淡，边有齿痕，苔白厚腻微黄，脉弦细。

证型： 肺脾两虚

治则： 健脾益肺，固本培元

处方： 益肺健脾方加减

炙黄芪 15g，党参 6g，陈皮 9g，当归 9g，柴胡 6g，桔梗 6g，麸炒白术 15g，炒白芍 9g，砂仁（后下）3g，麦芽 15g，炙甘草 6g。

共 7 剂，每日 1 剂，水煎 600mL，分 3 次温服（每次约

200mL，餐后 1 小时口服）。

服药后患者偶有咳嗽，咳白痰，无胸闷气短，继服上方治疗，并嘱患者放松情绪，适当活动，多饮水。

1 个月后随访得知，患者症状消失。

按语

新型冠状病毒肺炎（Corona Virus Disease 2019，COVID -19，以下简称"新冠肺炎"）是人体感染新型冠状病毒而引起的一种急性呼吸道传染病，该疾病主要由飞沫、密切接触、气溶胶传播，传播极为迅速，临床表现以发热、咳嗽、乏力等为主要症状，具有传染性强、传播迅速等特点。实验室检查发现新冠肺炎患者外周血白细胞总数及淋巴细胞计数正常或减少。患者 CT 显示为两肺、胸膜下多发磨玻璃影，部分患者甚至出现网格影。[1] 新冠肺炎最常见的并发症即急性呼吸窘迫综合征（acute respiratory distress syndrome，ARDS），患者一旦发生 ARDS，病情往往进展迅速，且呈现高病死率。[2] 新冠肺炎导致的死亡病例多为老年患者，因其常伴有基础性疾病、免疫力低下、组织器官功能退化等问题，这些因素与并发症、ARDS 等是导致患者死亡的重要原因，其中糖尿病为首要因素，其次为高血压及其他心血管

---

[1]秦志强，马刚，钟晓刚. 新型冠状病毒肺炎诊断和抗病毒治疗现状［J］. 中国临床新医学，2020，13（5）：429－435.

[2]陆婧，雷宇，顾佳颖，等. 新型冠状病毒肺炎死亡病例临床特征分析［J］. 天津医药，2020，48（6）：465－469.

疾病。① 在国家卫生健康委员会办公厅和国家中医药管理局办公室制订的《新型冠状病毒肺炎诊疗方案》中，明确指出新型冠状病毒肺炎属于中医"疫病"的范畴。《素问·刺法论》有言："五疫之至，皆相染易，无问大小，病状相似。"《温病条辨》载："家家如是，若疫使然。"《说文解字》对于"疫"的解释为"疫，民皆疾也"。

中医认为，该病内有脏腑气血虚弱在先，外有"疫疠之气"侵犯入体而发病，在体内与湿、热、痰、瘀、毒相合为标，并进一步导致气血受损，脏腑功能失调，标实与本虚相合为"所得"。随着病邪由表入里，由浅入深，引起机体正邪相搏，虚实消长，机体内环境发生变化，且多种病理产物兼夹，导致病机传变，变证丛生，病势复杂，病情缠绵。

初期疫毒炽盛，正气不足，"湿、热、毒、虚"交争为患，以发热，中等热度症状为主，出现胸闷，气短，呼吸困难，咳嗽、乏力，纳呆等症状，疫毒袭肺，耗津伤气，肺失宣降则干咳、胸闷，气短；早期湿热困脾，使脾阳不振，运化无权，则乏力，纳呆。肺与大肠相表里，疫毒侵袭，湿热内蕴，阻滞中焦，故可见患者便秘，小便色黄等症状，舌质红，苔黄厚，均佐证湿热邪毒炽盛。故初期治疗以清热化湿排毒为主，给予清肺通络方以清肺通络、泻火解毒。

清肺通络方是根据国家卫生健康委员会《新型冠状病毒

①秦志强，马刚，钟晓刚. 新型冠状病毒肺炎诊断和抗病毒治疗现状[J]. 中国临床新医学，2020，13（5）：429－435.

感染的肺炎诊疗方案（试行第四版）》以及甘肃地区疾病的特点，由麻杏石甘汤（蜜麻黄、杏仁、生石膏）化裁而来，具有清肺通络、化瘀解毒的功效，用于治疗因温热郁闭引起的高热不退，胸痛、喘息气短，呼吸急促，大便不畅或黏滞不畅，小便短赤等。方中蜜麻黄宣肺解表平喘，又寓"火郁发之"之意，兼解表散邪，《神农本草经》云："主中风、伤寒头痛，温疟。发表出汗，去邪热气，止咳逆上气，除寒热，破症坚积聚。"《本草正》云："麻黄以轻扬之味，而兼辛温之性，故善达肌表，走经络，大能表散风邪，祛除寒毒。"生石膏解肌清热、除烦止渴，以清泻肺胃之热以生津，《神农本草经疏》云："石膏……辛能解肌，甘能缓热，大寒而兼辛甘，则能除大热，故《本经》主中风寒热，热则生风故也。"两药相辅，可清泄肺热、透热生津、清热宣肺止咳。石膏倍于麻黄制麻黄温热之性，使整方不失为辛凉之剂，麻黄得石膏则宣肺平喘而不助热。杏仁祛痰、止咳、平喘，以降利肺气而平喘咳，与麻黄相配则宣降相因，与石膏相伍则清肃协同；射干开结消痰、解毒利咽；胆南星清热化痰；薏苡仁除湿祛风、兼能运脾化湿；葶苈子泻肺化痰利水；桃仁破血行瘀、润燥滑肠，《用药心法》云"桃仁，苦以泄滞血，甘以生新血，故凝血须用，又去血中之热"；赤芍清热凉血活血；水蛭破血逐瘀通经，与桃仁、赤芍相配清血之热兼以化瘀以通肺络。大黄以清热泻火，解毒通便；紫菀与百部合用以宣肺降气平喘，诸药相伍，解表与清肺并用、以清为主，宣肺与降气结合、以宣为主，兼以化痰祛湿、逐瘀通络，共奏清肺通络、化瘀解毒之功。因湿热疫邪火热之性酷烈，热愈炽则毒愈盛，热毒深入营血，不仅耗伤营阴，而且熏蒸煎熬，更使血液黏稠，血液不能畅行；同时热入血分，与有形之血相搏，留滞于脉络之中，导致瘀热互结，阻遏气机。因此，在宣肺祛痰的基础上加桃仁、赤芍、水蛭以活血凉血、化瘀通络，使血液流动，气机畅行，有利于患者肺部气体交换，改善胸闷缺氧的临床表现。

中期随着病情加重，疫戾湿毒由表入里，由卫分渐入气分，正邪交争剧烈，出现身热不退；脾胃居于中焦，处中而受，则阳明不降，脾失升清，气机壅滞，津液不行，水不上乘，则见口干；湿浊不化，久居成痰，痰湿蕴久化热成毒，痰、湿、毒搏结，盘踞中州，阳气布达受碍，痰邪上犯于肺，清阳阻滞，则咳嗽多痰，胸闷气短；肺与大肠相表里，肺热郁结，热移大肠，下窍闭塞而见大便秘结；痰毒内陷，则见舌暗，苔薄黄，脉细数。汪龙德主任医师认为早期到中期的病机由湿温犯肺胃转化为痰毒内陷中焦。故"攻"以祛痰化湿解毒为先，同时重视脾土，遵循《景岳全书》"化痰当先治脾"的理论："盖脾主湿，湿动则为痰……故痰之化，无不在脾。"故以麻杏石甘汤合千金苇茎汤加减以清热化痰平喘、健脾益气。

麻杏石甘汤原方出自《伤寒论》，由麻黄、杏仁、石膏及甘草4味中药配伍而成，是《伤寒论》中治疗温病邪热壅肺、汗出而喘之要方。如《伤寒论》63条云："发汗后，不可更行桂枝汤，汗出而喘，无大热者，可与麻黄杏仁甘草石膏汤。"新冠肺炎中期的临床表现以发热、干咳、乏力为主，少数伴有腹泻、汗出等症状，其主要临床表现及病毒感染的病因来看，都与麻杏石甘汤的主治和病机极为契合，故新冠肺炎诊疗方案中选用麻杏石甘汤为主来治疗确诊患者。仲景原方石膏用量即为麻黄的 2 倍，张锡纯用此方则恒以石膏分量 10 倍于麻黄，在该诊疗方案中石膏与麻黄的剂量比例都在 2~5 倍，充分说明了，古人的实践经验对现代临床同样具有指导与借鉴价值。现代药理学研究亦显示，麻杏石甘汤中的各种活性成分具有抗炎、抗过敏、缓解支气管痉挛和舒张支气管平滑肌等作用。[①]

《千金》苇茎汤是由唐代名医孙思邈等所收集的方剂，是清肺化痰、逐瘀排脓的著名经方，该方的药物组成及配伍相对简易，由桃仁、薏苡仁、冬瓜仁、苇茎组成，是中医治疗肺痈、热毒壅滞、痰瘀互结证的名方，多应用于肺系疾病的治疗。在麻杏石甘汤合千金苇茎汤加减方中，麻黄辛温，能够起到平肺喘、发寒散邪等功效；而石膏辛甘大寒，能够起到清热解肌和泻肺平喘等功效；二者合用，能够有效发挥宣肺清肺功效。杏仁具有沉降肺气、平喘等功效；加紫菀、百部以润肺下气止咳；黄芪补脾益气，配以人参以扶正祛邪；薏苡仁与葶苈子合用以清肺热而排脓、下利水湿而祛邪，使湿热去则痰不生。配以丹参凉血活血，可预防肺间质纤维化；桃仁、冬瓜子皆润燥之品，一则行其瘀，一则化其浊；方虽平淡，其散结通瘀、化痰除热之力实无所遗。桔梗与前胡合用以宣降肺气祛痰，诸药合用能够起到补足正气、泻热平喘等功效。现代药理学研究也

---

①屈云飞，方伟，靳云洲，等．麻杏石甘汤加减联合西医常规治疗普通型新型冠状病毒肺炎 40 例［J］．河南中医，2020，40（5）：666 - 669.

表明，麻杏石甘汤合千金苇茎汤具有抗菌抗炎、解热、化痰止咳、促进炎性反应吸收等功效。

宣肺化浊汤出自《甘肃省中医药预防新冠肺炎方（2021版）》，由蜜麻黄、连翘、前胡、法半夏、麸炒苍术、广藿香、羌活、酒大黄、陈皮、黄芩 10 味中药组成。此方宣肺透邪、清热化浊，可用于新冠病毒密切接触人员的预防，也可用于新冠肺炎德尔塔病毒轻症患者的治疗。该病由外邪经口鼻入内，肺先损，影响脾、肾、胃、心，终使诸多脏器亏虚，功能紊乱，痰、淤、虚贯穿于整个疾病的发展过程，脾乃生痰之处，肺乃储痰之器，脾肾乃阳虚也，水道不畅，聚水成痰，肺宣发失调为咳嗽，胀满于胸中，运输失调，痰水饮互相胶固，形成痰浊阻肺证。宣肺化浊汤方中大黄与连翘合用以清热化浊解毒；麻黄与决明子合用以宣肺平喘，利水消肿；前胡宣散风热，降气化痰，常与半夏联用治疗湿阻气滞之症；茯苓有利水渗湿、补益心脾之效，陈皮、槟榔以健脾开胃，燥湿化痰；黄芩与丹参合用以清热燥湿，清心除烦；苍术燥湿健脾，祛风散寒，广藿香和羌活同用以祛湿化浊解毒，二者合用具有较好的止痛效果；诸药合用可共奏润肺化痰、止咳平喘、宣肺化浊之效。网络药理学研究显示黄芩、连翘、前胡、羌活、陈皮 5 味中药中的 6 种成分：naringenin、OnjixanthoneI、bicuculline、acacetin、baicalein、pachypodol 可能是治疗新冠肺炎德尔塔病毒的主要活性成分，其具有抗病毒、抗炎、抗氧化、神经保护等作用，且其通过核心靶点调节细胞生长、分化、凋亡、自噬，对新冠肺炎德尔塔病毒发挥潜在治疗作用。①

COVID-19 的后期肺气损伤较重，肺主气、司呼吸的功能尚未完全恢复，故气短；湿热疫邪困脾日久，胃气未舒，脾气未醒，脾气亏虚，脾运化水谷精微与水液的功能仍较弱，气血生化乏源，此时湿热余邪与气阴两虚并存，以肺脾气虚为主，宜以补肺健脾、扶助正气为主，予益肺健脾方减治疗。该方由补中益气汤加减而来，组方为炙黄芪、党参、陈皮、当归、柴胡、桔梗、白术、白芍、砂仁、生麦芽、甘草，共 11 味药。主用于经治后症状缓解以及核酸转阴的 COVID-19 患者，在防止其向肺纤维化发展上发挥着重要作用。益肺健脾方可补益肺气、健脾运脾，"脾胃一虚，肺气先绝"，脾为肺之母，故后天之本强健则肺不得侵，培土以生金，达到肺脾双补的功效。方中炙黄芪甘温，入脾肺二经，益正气、壮脾胃为君。党参补脾养胃、润肺生津、健运中气，令脾运而不燥、润肺不犯寒凉；患者病久耗气，气不布津聚而生湿，药用白术，土旺则能健脾燥湿；肺脾气虚、湿邪壅滞，可见咳嗽、纳差等症状，砂仁暖肺醒脾，芳香化湿；气乱于胸，清浊相干，用陈皮以理之，且散甘药之滞，四药共为臣药。肺为主气之脏，桔梗引药上行，故能使诸气下降；患者病久多伴情志失调，柴胡疏肝解郁调畅气机；当归、白芍养血和阴，生麦芽消食和中，振奋食欲，五药共为佐药。甘草益气补虚，调和药

①郭凯丽，袁盼盼，薛妙，等. 基于网络药理学和分子对接技术探讨宣肺化浊汤防治新冠肺炎德尔塔变异病毒的作用机制[J]. 现代中医药，2023，43(1)：48-55.

性，为使之品。全方扶正不留邪，肺脾功能得复，气血津液生化有源，湿热余邪可出，机体免疫力增强，从而促进核酸转阴，防止复发。网络药理学研究发现，益肺健脾方化合物可通过分泌 TGF － β 信号通路对肺纤维化产生作用。[①] 而大量研究已经证实 TGF － β 家族中的分泌转化生长因子 β1 是与细胞纤维化有重要关联的细胞因子，是多个器官纤维化的关键调节器。同时通过采用分子对接技术对复方中药动学性质较好的关键化合物与肺纤维化密切相关的药物开发重磅靶点整合素 αvβ6 的亲和能力进行评估，获得益肺健脾方中能够靶向肺纤维化成药性靶点的化合物。这对中医药对于该病后期的治疗提供了重要线索。

医案 115　肺疫

融某，男，52 岁。

初诊： 2021 年 10 月 28 日

主诉： 咳嗽伴全身肌肉酸痛 2 天，新型冠状病毒核酸检测阳性。

临床表现： 患者于 2021 年 10 月 28 日以"新型冠状病毒肺炎"由集中隔离点收住入院。伴有发热恶寒，体温 39℃，无汗，肌肉酸痛，头痛，以两侧及前额为重，咽痒微痛，

---

①靳晓杰，王燕如，王玉，等. 基于网络药理学、分子对接和化学信息学方法探索益肺健脾方治疗肺纤维化的物质基础[J]. 中国现代应用药学，2020，37(8)：897－906.

咳嗽咳黄痰，口干口渴，恶心，疲乏倦怠，纳呆，睡眠欠安，小便黄，大便调。舌红，苔黄厚，脉浮数。血常规：WBC 1.86×10^9/L↓，L 0.66×10^9/L↓，N 1.02×10^9/L，PLT 86×10^9/L↓；生化：TP 51g/L↓，ALB 40.2g/L，GLB 10.8g/L↓，LDH 179U/L，HBDH 158U/L，CK 40U/L，肌酸激酶同工酶（CK－MB）8.6U/L，钾（K^+）4.3mmol/L；胸部 CT：双肺多叶段外围异常密度灶，符合新型冠状病毒肺炎影像学表现。

西医诊断：新型冠状病毒肺炎

中医诊断：肺疫

证型：痰热壅肺

治则：辛凉解表，宣肺化痰

处方：清肺排毒汤加减

蜜麻黄9g，石膏30g，炒苦杏仁9g，桂枝10g，姜半夏9g，茯苓15g，白术9g，陈皮6g，柴胡12g，黄芩6g，生姜10g，麸炒枳实6g，蜜紫菀9g，蜜款冬花9g，射干6g，山药12g，广藿香9g，炙甘草6g。

共3剂，每日1剂，水煎600mL，分3次温服（每次约200mL，餐后1小时口服）。

二诊：2021年11月2日

患者在服药后仍伴有发热，体温不高，肌肉酸痛，头痛甚（后项及两侧），乏力，咳嗽咳黄痰，便溏，舌红苔黄，脉弦数。

证型：邪热壅肺

治则：辛凉宣泄，解肌发表

处方：麻杏石甘汤合柴葛解肌汤加减

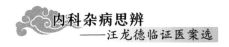

蜜麻黄 10g，炒苦杏仁 10g，石膏 40g，北柴胡 30g，黄芩 10g，葛根 30g，白芷 15，羌活 15，前胡 15g，人参 15g，芦根 30g，川芎 20g，薄荷（后下）10g。

共 5 剂，每日 1 剂，水煎 600mL，分 3 次温服（每次约 200mL，餐后 1 小时口服）。

三诊：2021 年 11 月 7 日

服药后无发热，头痛、身痛明显缓解，仍有咳嗽咳痰，夜间明显，活动后有胸闷气短，失眠，焦虑，舌红，苔薄黄。血常规：WBC $4.58 \times 10^9/L$，L $1.43 \times 10^9/L$，N $2.84 \times 10^9/L$，PLT $120 \times 10^9/L$；核酸：采用鼻咽和口咽拭子单管双采经医院和疾控中心双检核查结果：N 基因 35.1；O 基因 >40（阴性）。复查胸部 CT：双肺病灶无吸收；双肺胸膜炎较前减轻。

证型：邪热壅肺

治则：宣肺透邪，清泻肺热

处方：麻杏石甘汤加味

蜜麻黄 10g，炒苦杏仁 10g，石膏 30g，柴胡 15g，黄芩 10g，白芷 15g，前胡 15g，人参 15g，炒牛蒡子 15g，射干 12g，蜜紫菀 15g，蜜百部 15g。

共 2 剂，每日 1 剂，水煎 600mL，分 3 次温服（每次约 200mL，餐后 1 小时口服）。

四诊：2021 年 11 月 9 日

服药后干咳痰少，自觉仍有胸闷气短，活动后加重，大便未解，舌红，苔黄白相间、微厚，脉濡。

证型：痰浊阻肺

治则：宣肺透邪，清热化痰

处方：宣肺化浊方

蜜麻黄 6g，连翘 15g，前胡 9g，姜半夏 9g，陈皮 10g，黄芩 6g，炒苦杏仁 10g，桑白皮 15g，桑叶 10g，白术 30g，广藿香 6g，羌活 9g。

共 3 剂，每日 1 剂，水煎 600mL，分 3 次温服（每次约 200mL，餐后 1 小时口服）。

1 个月后随访得知，患者状态良好，无复发情况。

按语

新冠肺炎的病因有内、外因之分，外因责之于厉气（疠气）入侵，吴又可在《温疫论·伤寒例正误》中也记载了"疫者，感天地之疠气也"，明确指出"厉气、疠气"是疫病的病因。内因责之于人体正气不足，《黄帝内经·素问》言："正气存内，邪不可干""邪之所凑，其气必虚"。疫病的发生多由感染疫毒所致，具有普遍的致病性，但正气强之人也可不发病，由此可知，体质因素是外感疾病发生发展的重要内因。叶天士《温热论》云"温邪上受，首先犯肺，逆传心包，肺主气属卫……"①，认为外感温邪有顺传与逆传两种表现形式，其预后是完全不同的。外感温邪，首先犯及卫表，侵袭肺脏，若外邪过重或正气不足，疾病可出现逆传心包的重症变化。吴鞠通在《温病条辨·上焦》中记载："温

①黄英志. 叶天士医学全书·温热论[M]. 北京：中国中医药出版社，1999：341.

疫者，厉气流行，多兼秽浊，家家如是，若役使然也。"对于该病的病机，不同医家有着不同的见解。仝小林等认为 CO-VID－19 由寒湿裹挟戾气侵袭人群而为病，且"寒湿疫"之戾气倾向于"燥"邪，病机核心为寒湿疫毒闭肺困脾，病位在肺脾，可波及心、肝、肾等其他脏腑。[①] 刘清泉、张伯礼等人认为湿毒疫邪是本病的主要病因，多有"夹湿或夹湿热之邪"的倾向，病位在肺脾[②]，核心病机集中在"湿、热、毒、瘀、闭、虚"等证候要素。由上可知该病病机以"寒湿"为主，与"毒、瘀、虚、热（火）、痰、滞、结、燥、气不摄津"等相关。病位以肺为主，其次为脾，重者可逆传心包或横逆肝肾，与大肠亦密切相关。

本患者在初期湿热疫毒侵袭，邪正交争剧烈则发热，脾主肌肉，湿毒困脾、热毒侵袭则肌肉酸痛，当以清肺排毒汤辛凉解表、宣肺化痰。治疗初期脾胃损伤较重，气阴亏虚，不能驱邪抗邪，中期实火与虚热同发，热毒炽盛。毒、热、湿郁肺，津液耗伤，症状突显，经前期治疗，湿毒渐弱，脾肺正气来复，故以麻杏石甘汤合柴葛解肌汤加减以辛凉宣泄、解肌发表。邪气入上焦影响太阴肺经的宣发肃降，焦膜不畅，少阳郁热，出现发热，但是多数热不甚，若久不解，会内陷下焦厥阴，进而生风动血。故以麻

---

①仝小林，李修洋，赵林华，等. 从"寒湿疫"角度探讨新型冠状病毒肺炎的中医药防治策略［J］. 中医杂志，2020，61（6）：465－470，553.

②王玉光，齐文升，马家驹，等. 新型冠状病毒肺炎中医临床特征与辨证治疗初探［J］. 中医杂志，2020，61（4）：281－285.

杏石甘汤健脾化湿之品，以达到畅通中焦、恢复中焦之升清降浊的功效，调达少阳，疏解宣畅，火郁发之，使邪有出路。治疗后期患者正虚无力驱邪，疫戾余邪留恋，故用宣肺化浊方以宣肺透邪、清热化痰。

清肺排毒汤是中国中医科学院特聘研究员葛又文根据COVID-19的核心病机，结合《伤寒杂病论》中的经典方剂麻杏石甘汤、小柴胡汤和五苓散和《金匮要略》中的射干麻黄汤等创新化裁而成的治疗方剂，可用于治疗 COVID-19轻型、普通型和重型患者。清肺排毒汤以麻杏石甘汤为君方，治疗毒邪入里化热，壅遏于肺，肺失宣降而导致的咳嗽、发热。麻黄发表散寒，宣肺平喘；石膏清热泻火，除烦止渴。麻黄得石膏，宣肺平喘而不助热；石膏得麻黄，清解肺热而不凉遏。二药相配，一辛温，一辛寒，宣肺兼顾清肺，共奏透邪之效。麻杏石甘汤属辛凉之剂，所以遵经方原量，石膏应倍于麻黄。但在临床中要结合患者发热情况调整石膏用量。根据《中西医结合救治新型冠状病毒感染的肺炎中使用"清肺排毒汤"推广方案》中的"备注"中提醒：如患者不发热，则生石膏的用量要小，发热或壮热可加大生石膏用量。杏仁降气止咳平喘，与麻黄相配一升一降，与石膏相伍清肃同用。甘草调和诸药，既能益气和中，又可与石膏相合生津止渴，并能调和与寒热宣降之间。以五苓散为臣温阳化气，利水渗湿，茯苓利水渗湿；白术补气健脾又可燥湿利水，与茯苓相配实脾利水；桂枝既能温化水饮，又可疏表散邪，解除太阳表证，表里同治，与茯苓相配，温化水饮，通阳利水。山药顾护胃气，山药虽可益气，但并非大补之品，因此并无助邪之虞。同时又加用枳实宽中下气，符合吴又可达原饮之溃邪下达之意；加入陈皮、藿香共奏理气、醒脾、化痰之效。以射干麻黄汤为佐使方宣肺祛痰，下气止咳。方中射干清热解毒，消痰利咽；麻黄发表散寒，宣肺平喘；半夏燥湿化痰，降逆止呕；紫菀与款冬花温肺下气，止咳化痰。现代药理学研究亦表明，各个经方具有抗病毒、抗炎、解热、调节免疫等多种药理学作用。[①]

在六经辨证体系中，太阳主一身之表，外感六淫邪气侵袭人体，首犯太阳，故见头痛、恶寒、身热等；邪气郁闭于肺，肺气宣降失常则咳喘；邪气入里化热，与体内潴留日久之痰浊交结于气道，故见咳痰色黄、口干咽干、咽痛等症状，故用麻杏石甘汤合柴葛解肌汤加减以辛凉宣泄、解肌发表。方中葛根清邪内热，柴胡疏散透邪，共为君药；黄芩、石膏清泄肺热，羌活、白芷辛散解表俱为臣药；川芎祛风止痛；前胡以宣散风热，降气化痰，芦根以清热除烦；兼以人参扶正去邪；诸药共奏透邪清热之效。

---

①姚瑞元，杨帆，薛付忠，等．从"经方"角度探讨清肺排毒汤的应用[J]．时珍国医国药，2022，33（11）：2707－2709.

换一种方式温暖你

（初心、情怀、担当）

　　从医三十余载，要从自己成千上万个病案中讲述印象最深或对从医生涯有影响的医案，把理论运用到实践，再把实践提炼上升为理论的东西，对同道者和后来者能有所启迪，不是一件容易的事，很需要静下心来。

　　古人云，不为良相，便为良医。当然，良相对于社会发展来说，起着举足轻重的作用，世间可以没有良医，但不能缺少良相。既然不能成为良相，那就做一名好医生，既医身也医心，世态炎凉，我想换一种方式温暖你，温暖每一位给予我信任的患者朋友。

　　一路走来，历经岁月洗礼，从一个懵懂无知的少年，成长为别人眼中的消化内科专家，有过百思不得其解的困惑，也有过顿悟后的喜悦，有过为了一例疑难医案彻夜不眠的思考，也有过面对患者真诚的感谢而悄然泪下的感动。

　　实践和理论相辅相成，一直是我对自己的最基本要求。虽长期从事消化系统疾病的中医药防治研究，但我临床更重视对脾胃病和肝胆疾病的中西医结合诊治，治病求因，举一反三，多考虑一步总是不错的。要求自己必须熟练掌握胃肠镜检查诊断及各类内镜下的治疗操作，当然，这个，我也做到了。勤求古训、博采众长；亦不故步自封，借鉴西医的各项必要检查，结合患者脉象、舌象及其他临床表现，尽量不放过任何细节，给予患者精心治疗。在长期的临床实践中，形成了一套自己的思想体系和治疗经验。在经典方剂的基础上，根据病情需要，药味及用量有增有减，但行医之初，用量多数情况下是略多于教科书的，大约是太年轻的缘故吧。勤于实践，善用药对，重视配伍，不断摸索而追求更优的方案。我认为脾胃病发生无不责之于升降，脾之运化，有赖于肝之疏泄及肾中阳气的温煦、生化与肾阴的濡润、滋养，提出脾胃病的诊断四诊合参，突出问诊，舌诊优先。在治疗中，注重调畅气机，用药顺应脏腑升降特点，使脾胃升降如常，注意从肝肾调理，肝脾肾同治，重在健脾运脾，谨守辨证论治原则，结合现代医学检查结果，灵活用药，攻补兼施，气血并重，防治结合，既重视身体调理，也重视心理调护。

　　疾病的发生、发展与转归，受到时令、地域、个体差异的影响，表现出复杂多变的特点。因此这需要抓住疾病的本质，治病求本。现代医学也认为，人体在整体水平、器官水平、组织水平、细胞和基因水平以及自然和社会环境都是自稳状态，并提出"生物－心理－社会"医学模式，这恰是对中医"阴平阳秘"状态的最好印证。人有"两本"，一为先天之本——肾，二为后天之本——脾胃。因此，"治病求本"在一定程度上，是"治病求于脾胃"。脾胃居于中焦，脾胃强弱，主导疾病；预后转归，取决于脾胃；治疗疾病，自当立足于脾胃。因此我在治疗脾胃病时，从"本"出发，顾护胃气，激发患者自身潜力，依靠药物与自愈能力，共同达到扶正祛邪、阴阳和合的治疗目的。

大医精诚，医心至仁，医心至诚。希望医学带给人们更多温暖。人们时常用"有时是治愈，常常是帮助，总是去安慰"表述医生的职业特征，医路漫漫，有很多的疾病目前我们还束手无策。学无止境，本书抛砖引玉，希望和同道一起攻坚克难，也希望我的学生和后来者居上，有更多的突破！

做一件事容易，一辈子做一件事，需要数十年如一日的坚持和坚韧不拔的毅力。曾经在青春岁月里立下了悬壶济世的心愿，一路前行，用初心守护健康，成就愿世间多一份温暖的情怀，医患同心，彼此信任，彼此成全。

这是我的骄傲！

汪龙德

甲辰龙年春节